« C’est dans votre tête ! »

Psychologisation de la maladie et des symptômes

Enjeux éthiques

Éducateurs et Préventions

Collection dirigée par Pascal Le Rest et Karim Sanogo

Les éducateurs travaillent dans l'ombre et contribuent dans le quotidien à la résolution de situations complexes, souvent dramatiques et douloureuses. Présents dans tous les secteurs du travail social (protection de l'enfance, handicap, psychiatrie, exclusion, prison, etc.), ils sont au contact des usagers sur les différents temps de la journée (jour, soirée, nuit) ce qui les amène à partager un quotidien chargé en émotion. Tous, avec courage et détermination, luttent à l'aide d'outils spécifiques, de méthodes et de pratiques de terrain élaborées pour améliorer les conditions de vie des usagers et de leurs familles et prévenir des risques de récidive, d'inadaptation, de désaffiliation, de rupture scolaire ou familiale.

La collection veut donner la parole aux éducateurs et aux travailleurs sociaux pour mettre en lumière leur finesse d'intervention, les lignes de force qui sous-tendent l'étayage des préventions et transmettre la mémoire des pratiques.

Dernières parutions

Harouna DIARRA, *Accueillir pour accompagner les jeunes, Regards croisés sur les coulisses de la Mission Locale Nord Vienne*, 2024.

Christine MAUREY, *Secondes chroniques d'une assistante sociale en milieu médico-social. « Conversation avec Arlette »*, 2024.

Colette TRUBLET, Patrick MACQUAIRE, *Il faut imaginer Bécassine et Isidore heureux. Les tribulations de deux acteurs du développement social et culturel*, 2023.

Aurélie BRETON, *Salariés aidants : quand l'entreprise s'en mêle. Une enquête d'ingénierie sociale*, 2023.

Anaëlle COUILLET, *La démocratie sanitaire en psychiatrie. Entre enjeux relationnels et institutionnels*, 2023.

François BÉLORGEY, *Travail vécu et accompagnement spécialisé*, 2023.

Karim SANOGO, *l'éducateur spécialisé Confronté à l'« incasabilité », Une enquête à l'épreuve du lien*, 2020.

Anaïs Guilbaud, Faustine Hélie
et Laurence Roux

« C'est dans votre tête ! »

Psychologisation de la maladie et des symptômes

Enjeux éthiques

Préface de Catherine Tourette-Turgis

L'Harmattan

5-7, rue de l'École-Polytechnique ; 75005 Paris

http://www.editions-harmattan.fr/

ISBN : 978-2-336-55166-1
EAN : 9782336551661

Auteures :

Anaïs Guilbaud est diplômée d'un master en psychologie clinique et psychopathologie depuis une quinzaine d'années et plus récemment d'un diplôme universitaire « Éthique, soin, santé et société ». Actuellement psychologue clinicienne au sein du Pôle Personnes Âgées du Centre Hospitalier d'Angoulême, elle est par ailleurs la vice-présidente du comité d'éthique de l'établissement.

Faustine Hélie est diplômée d'un master en communication des entreprises et des institutions de la Sorbonne Nouvelle, alliant sociologie des organisations, anthropologie, psychologie sociale, philosophie et éthique. Spécialisée dans la transformation des organisations, elle développe des compétences psychosociales et des dispositifs de médiation, prévention et restauration des conflits. Elle est cofondatrice de l'Association #ApresJ20 Covid Long France.

Laurence Roux est docteure en sciences sociales, diplômée en anthropologie, en psychologie clinique et pathologique, et titulaire d'un diplôme universitaire « Éthique, soin, santé et société ». Elle est cheffe de projet en santé publique, chercheuse associée au LEPS de Paris 13, et également présidente de « À chacun son savoir ».

Remerciements et contributions

Anaïs Guilbaud

Nous remercions chaleureusement toutes les personnes qui nous ont apporté leurs témoignages pour cet écrit, directement ou indirectement. Plus particulièrement, merci aux témoins anonymes dont vous retrouverez les entretiens en annexe : Marie, Gabrielle, Alice, Dorothée, Katarina, Stefan et Isobel, merci pour le temps passé à nous raconter vos expériences et pour la richesse de nos échanges.

Merci à la direction du Centre Hospitalier d'Angoulême ainsi qu'à son comité d'éthique et à la commission éthique du Pôle Personnes Âgées pour leur soutien dans cette démarche réflexive.

Merci à l'Espace éthique Île-de-France, par l'intermédiaire de son codirecteur Fabrice Gzil, de Sébastien Claeys et de tous les enseignants qui m'ont transmis leur passion pour l'éthique ainsi qu'à l'Espace de Réflexion Éthique Nouvelle-Aquitaine, dont je rends un immense hommage à son ancien président Roger Gil et à ses collaborateurs, avec qui j'ai eu grand plaisir à travailler.

Merci à Caroline Aumaréchal, Céline Baudemont et Marie Gravereaux, mes premières lectrices, pour vos retours toujours constructifs et bienveillants.

J'ai également une pensée pour Thomas, victime collatérale des mécanismes que nous tentons de dénoncer.

Faustine Hélie

Nous exprimons notre profonde gratitude à tous les patients qui ont accepté de partager leur témoignage, ainsi qu'à ceux qui ont fait entendre leur voix dans les médias. Leurs récits sont essentiels, et nous espérons qu'ils contribueront à repenser notre système de santé en intégrant davantage la dimension éthique, tant sur le plan relationnel que sur le plan institutionnel.

Nous remercions les collectifs et associations, en France et à l'international, qui militent pour la reconnaissance de leurs maladies.

En tant que cofondatrice, je remercie toute l'équipe de bénévoles de l'association #ApresJ20 Covid Long France pour leur implication et leur investissement sans faille, ainsi que leur travail mené en partenariat avec une pluralité d'acteurs et de professionnels de la santé.

Une mention particulière va à Annabelle Boudet, Sandrine Rebour-Poudevigne et Véronique Hervé, bénévoles de l'association, pour leur soutien, leur engagement indéfectible et leurs expertises, tant en sciences humaines, économiques et sociales qu'en matière de soins et d'accompagnement. J'apprécie également leur sensibilité et leur goût pour l'art, qui ont enrichi nos échanges et l'expérience de la maladie de manière singulière, créative et inspirante.

Nous remercions également Hélène Meunier, psychologue de formation, diplômée d'état d'ingénierie sociale, pour son éclairage sur la question des inégalités structurelles sociales et de santé ainsi que les rapports entre l'économie et les politiques de santé publique.

Je tiens à adresser toute ma reconnaissance à Eric Guedj, professeur de biophysique et de médecine nucléaire, ainsi que ma gratitude pour son regard bienveillant, ses qualités pédagogiques et ses recherches en neurosciences, véritables sources d'inspiration pour mieux comprendre les apports des neurosciences dans les enjeux de santé publique.

À mes enfants, qui m'ont rappelé que la vulnérabilité est une force et que toute parole mérite d'être entendue avec justesse.

Laurence Roux

Je tiens à remercier toutes les associations de patients et du champ social avec qui j'ai collaboré ou collabore encore, de leurs témoignages, de leur expertise expérientielle qui participe à l'amélioration du système de santé. Une mention spéciale à Jean-Paul Vasseur, vice-président de la FFAAIR et président de Calais Respire, à Valérie Gisclard, présidente de l'UNSED, Nadine Randon, présidente de Fibromyalgie SOS, avec qui les échanges ont toujours été particulièrement fructueux et dont le soutien est indéfectible. Enfin, un grand merci au philosophe Yannis Constantinides dont les cours à l'Espace éthique Île-de-France ont été un enrichissement et à ses encouragements quant à la rédaction de ce livre.

« Je décris mes symptômes le plus cliniquement possible. Mais, comme dans les langues mal maîtrisées, il y a toujours un moment où le discours dérape [...] Je ne parle pas de la maladie comme les médecins. Je parle de la maladie réelle, vivante, vulgaire. Je vois bien que ce n'est pas la même chose. La maladie des médecins est ordonnée, elle se manifeste par le biais de symptômes spécifiques selon un protocole clairement défini. La maladie vulgaire n'en fait qu'à sa tête, se permet des réactions non répertoriées, transgresse les lois auxquelles elle devrait obéir. Elle n'est pas prise au sérieux, bien sûr. »

Claire Marin, *Hors de moi* (207)

SOMMAIRE

PRÉFACE

Il est des souffrances qui échappent aux outils de mesure traditionnels et qui, faute d'être objectivables, restent parfois en marge du soin. La crise sanitaire de 2020 a révélé une telle réalité : celle des patient.es atteint.es de Covid Long, adultes comme enfants, qui ont dû affronter non seulement la maladie, mais aussi l'incertitude médicale et le manque de reconnaissance de leurs symptômes. Parmi les phrases qui ont marqué cette période, il en est une qui résonne avec une violence particulière pour de nombreux malades : « Mais c'est dans votre tête ! ». Cette phrase, prononcée parfois par des soignants, des proches, des collègues, et relayée par des représentants institutionnels, traduit une tendance à psychologiser les symptômes. Elle s'inscrit dans une longue histoire où des maladies ou encore certaines douleurs inexpliquées ont d'abord été reléguées au domaine du psychique avant d'être enfin reconnues pour leur réalité biologique. Ce livre est porté par trois auteures aux parcours complémentaires : trois voix, trois ancrages, une même détermination. Ensemble, elles conjuguent l'analyse, la réflexion éthique et l'expérience du terrain pour donner à voir, à comprendre et à agir. Lire les témoignages ou les extraits d'histoires vécues réunis dans cet ouvrage est une expérience bouleversante. Chaque récit porte en lui la trace d'une lutte intime et collective : celle d'hommes, de femmes, de parents et d'enfants qui, confrontés à l'incertitude médicale, ont vu leur parole remise en question, leur douleur psychologisée, leurs symptômes attribués à l'angoisse plutôt qu'à une réalité physiologique. Ce que ces patient.es ou proches ont enduré n'est pas seulement la maladie, mais aussi l'isolement, le doute et parfois même l'accusation d'être responsables de leur propre état. Cette situation n'est ni le fruit d'un manque de volonté ni d'une indifférence des soignants. Elle reflète les limites d'un système de santé, où la médecine, faute de marqueurs diagnostiques clairs, se trouve démunie. Mais elle nous rappelle aussi une leçon essentielle : la reconnaissance du patient ne devrait jamais être conditionnée à la capacité d'un test à valider son vécu. L'histoire nous l'a montré à maintes reprises : les maladies transmissibles et virales ont toujours occupé une place marginale dans les préoccupations de la démocratie en santé. Alors que la santé publique s'est structurée autour de la prévention et du contrôle des maladies infectieuses, la voix des malades, elle, a souvent été reléguée au second plan. Le VIH, la tuberculose, l'hépatite, et plus récemment le Covid Long, partagent un point commun : ces maladies ont été marquées par un manque de reconnaissance institutionnelle des patients et par des inégalités d'accès aux soins. Pendant longtemps, la lutte contre ces pathologies s'est faite sans intégrer pleinement les savoirs expérientiels des malades et sans leur donner une place dans les décisions qui les concernent directement. La crise de la COVID-19 a mis en évidence de manière frappante cette réalité. Les patient.es atteint.es de Covid Long ont dû se battre pour faire reconnaître leur maladie dans un contexte où la priorité était ailleurs : la gestion immédiate de la pandémie, la vaccination, les hospitalisations en soins intensifs. Leur vécu a été mis en attente, parfois ignoré, car il ne correspondait pas aux indicateurs classiques de la santé publique. Ce décalage entre les priorités institutionnelles et la réalité des patients révèle une forme de discrimination systémique. Il souligne que certaines souffrances sont plus audibles que d'autres, que certaines maladies, faute de marqueurs clairs et de traitements établis, peinent à trouver leur place dans le débat médical et politique. Au-delà de la crise sanitaire, la gestion du Covid Long a mis en lumière une défaillance majeure de la démocratie en santé. Pourtant promue comme un principe fondamental du système de soins, la participation des patients et de la société civile a été largement ignorée dans les prises de décisions. Ceux qui souffraient de symptômes du Covid Long, de fibromyalgie, d'Ehlers-Danlos, d'endométriose ou d'autres affections complexes similaires ont souvent dû lutter seuls pour faire reconnaître leur maladie, parce que rarement entendus, encore plus rarement consultés. Cette absence d'écoute retarde non seulement les réponses médicales, mais accentue aussi la détresse et l'isolement des malades.

La crise épidémique provoquée par le SARS-CoV-2 aurait dû être l'occasion de renforcer le dialogue entre patients, scientifiques et décideurs, mais au lieu de cela, les patient.es ont été relégués au silence. Ce constat soulève une question essentielle : comment un système de santé peut-il prétendre être démocratique s'il ne reconnaît pas la voix de celles et ceux qui en dépendent ? La démocratie en santé ne peut être un principe de façade. Elle doit être un engagement réel, les patients doivent être partie prenante des décisions qui les concernent. Ce livre ne se contente pas de témoigner. Il est un manifeste pour une médecine plus juste, une médecine qui ne se réfugie pas derrière ses limites pour nier ce qu'elle ne sait pas encore expliquer. Il est un plaidoyer pour une transformation profonde des pratiques, afin que plus jamais un patient ne se sente abandonné ou réduit au silence. Les voix qui s'élèvent ici ne cherchent pas à désigner des responsables, mais à faire entendre une réalité qui doit être prise en compte pour bâtir un système de santé plus inclusif, plus attentif et plus apte à répondre aux défis de demain. Cet ouvrage a été écrit par des actrices de l'intérieur qui mènent une lutte collective pour faire reconnaître cette réalité, aux côtés d'associations de patients ou dans des lieux de vie, de soins et de décision. Mais le combat est loin d'être terminé : c'est pourquoi ce livre interroge, interpelle, engage. Il place chaque lecteur face à une question essentielle : et moi, que puis-je faire pour que cela ne se reproduise pas ? Car les maladies réduites à l'expression « C'est dans la tête » ne sont pas une fatalité, elles révèlent les failles d'un système. L'urgence d'une prise de conscience et d'une action collective est donc nécessaire pour que plus jamais une maladie ne soit niée, minimisée ou laissée aux marges. L'histoire racontée ici est celle d'une responsabilité partagée.

Pr Catherine Tourette-Turgis (émérite)
Fondatrice de l'Université des Patient·es-Sorbonne
Titulaire de la chaire compétences et vulnérabilités,
Sorbonne Université

INTRODUCTION

Écoutez simplement votre entourage, et vous comprendrez l'ampleur de ce phénomène dont le constat est confirmé par nombre d'associations de patients : le fait de ne pas être entendu dès lors que l'expression de ses symptômes n'entre pas dans le cadre de la maladie telle qu'elle a été décrite. Que cela soit pour les personnes touchées par le Covid Long, sur lequel nous ferons un *focus* tout au long de cet essai, ou encore de l'endométriose, de la fibromyalgie, des maladies de peau ou de celles qui sont source de douleurs, des maladies hormonales, rares, en somme des maladies « invisibles », et la plupart du temps chroniques, des affections que l'on découvre ou que l'on ne connaît pas (encore)… souffrant de symptômes qui ne s'expliquaient pas, nous sommes nombreux à nous être entendu dire un jour : « C'est sûrement le stress… Reposez-vous. Buvez plus d'eau. Mangez mieux. Et faites du sport. »

En ce sens, la pluralité des verbatims, qui illustrent cet essai d'exemples concrets, ne représente que quelques cristaux de glace sur la surface d'un iceberg colossal. Certains sont issus d'entretiens réalisés spécifiquement pour cette étude, vous les retrouverez dans leur intégralité en annexe de ce plaidoyer ; d'autres proviennent de nos expériences personnelles, associatives, de la littérature, de témoignages collectés dans les médias, ou au cours de séminaires et de rencontres dédiés aux personnes malades et à leur entourage. Ces propos, vous pourriez les entendre dans la bouche de vos voisins, de vos amis, de votre famille… Vous-mêmes avez peut-être été confrontés à ces situations qui sont loin d'être exceptionnelles. Elles se situent au carrefour d'un ensemble de dysfonctionnements qui génèrent, en fin de compte, une certaine forme de négligence à l'égard des patients, voire de maltraitance : pas d'écoute, pas d'accompagnement, allant même jusqu'à un discours condescendant où l'on vous expliquera que « c'est une maladie imaginaire », « c'est dans votre tête », « c'est psychologique », « c'est psychosomatique » ou encore que « vous hystérisez vos symptômes », « vous faites de la comédie »… Mais qui peut se satisfaire d'une telle réponse ? Quels intérêts sert-elle ? À qui fait-elle du bien ? Personne.

L'objectif de cet ouvrage est donc pour nous d'alerter sur les effets néfastes de cet argumentaire opposé au récit du patient dès lors que l'on n'a plus de solution à lui proposer et qui consiste à réduire sa symptomatologie à « un problème psy ». Nous chercherons à en comprendre les causes et les conséquences, à en définir un tant soit peu les contours, et à en étudier les enjeux éthiques : relationnels, institutionnels et sociétaux.

L'idée n'est pas d'être exhaustives et de traiter de ce sujet dans son entièreté. Aborder tous les facteurs qui entrent en ligne de compte, de l'histoire socioculturelle au contexte économique et politique en passant par les sciences humaines et sociales, les neurosciences… nécessiterait probablement la rédaction d'une thèse. Or, cela n'est pas notre objectif. Nous souhaitons simplement créer un cadre de réflexion, qui s'appuie sur le croisement de savoirs expérientiels et scientifiques, pour ouvrir le débat entre tous les acteurs (patients, professionnels de santé, associations, institutions, pouvoirs publics et citoyens) et ainsi élaborer ensemble des pistes de travail.

Nos références théoriques sont extraites de différents courants et de différentes époques, selon ce qui nous a semblé le plus pertinent à ce jour pour argumenter notre propos. Bien sûr, elles restent sujettes à discussion. Et, bien sûr, ces théories restent relatives, sont déjà ou pourront peut-être à l'avenir, être remises en question par de nouvelles découvertes.

Cet ouvrage rédigé, discuté et débattu à « trois voix », témoigne des chemins parfois sinueux par lesquels nous sommes passées, pour aboutir à une réflexion en constante réactualisation.

Anaïs Guilbaud, Faustine Hélie, Laurence Roux

MÉTHODOLOGIE

Notre collectif engage un plaidoyer portant sur l'argumentaire qui oppose des professionnels de santé au récit du patient et qui revient à psychologiser la maladie et ses symptômes. Il dessine les contours d'une problématique qui interpelle l'éthique. Ce plaidoyer vise à réfuter un argumentaire trop restrictif :

– qui contraint l'expression de l'expertise expérientielle du patient, réduit son pouvoir d'agir, produit des effets délétères,

– ne repose sur aucune base scientifique,

– s'oppose aux valeurs que défendent les associations de patients,

– et, enfin, porte atteinte à la démocratie en santé.

1. LE COLLECTIF

Le collectif s'est construit sur la base de l'intérêt commun des différents membres pour les savoirs expérientiels, la démocratie en santé et l'éthique. Il réunit des représentantes d'associations de patients (dont une sociologue) et une psychologue, cumulant des expériences personnelles, associatives et/ou professionnelles qui ont conduit au choix de la problématique et à la manière de la traiter. Les formations de chacune (sciences humaines et sociales et éthique) y ont également contribué. Notre légitimité se base sur les savoirs que nous avons construits et sur un travail commun favorisant les regards croisés et l'interdisciplinarité.

2. POUR QUELS LECTEURS ?

Cet essai est un plaidoyer, par conséquent, un ouvrage engagé. Et, comme tel, la connaissance qu'il construit au décours de ses différents chapitres porte l'objectif de faire prendre conscience aux lecteurs des enjeux éthiques liés à la problématique. Cet essai s'adresse aux professionnels de santé et aux pouvoirs publics comme à tout lecteur qui s'intéresse aux enjeux éthiques du système de santé. Nous espérons que les associations de patients se reconnaîtront dans ce plaidoyer et qu'elles y trouveront des éléments susceptibles de pouvoir alimenter leurs réflexions et leurs actions.

3. LES DIFFÉRENTS NIVEAUX DE RÉDACTION

Notre collectif est constitué d'une équipe de rédactrices qui sont à l'initiative de cet essai. Nous nous sommes réunies régulièrement afin de procéder à la définition de l'objet d'étude, de croiser nos connaissances, de construire les idées proposées. Un deuxième niveau de rédaction a été enrichi par des relecteurs spécialistes ou non du sujet qui ont apporté leur expertise et leurs critiques.

4. L'OBJET D'ÉTUDE

Notre objet d'étude porte sur l'argumentation de soignants en réponse au récit du patient sur sa maladie et ses symptômes et qui revient à les psychologiser, réduisant l'expression de la plainte du patient à un « C'est dans votre tête », terme générique recouvrant un ensemble d'arguties similaires qui produisent des effets délétères, ne reposent sur aucun fondement scientifique mais sur des déterminismes individuels et culturels.

Il nous a paru important de parler d'un sujet peu abordé mais relativement commun. La masse de témoignages que nous avons colligés, au décours de notre expérience associative et professionnelle, comme dans la littérature, en atteste.

Cet essai a pour objectif de produire de la connaissance permettant de circonscrire l'objet d'étude, en en identifiant les causes et les effets, les enjeux éthiques, pour enfin aboutir à des recommandations.

L'objet de notre étude, s'il interpelle l'éthique, aborde une problématique qui puise ses racines dans une histoire socioculturelle et un contexte spécifique et recouvre nombre de disciplines. Cependant, ce sont principalement les sciences humaines et sociales qui ont alimenté notre réflexion.

Bien qu'il ne s'agisse pas d'un ouvrage académique, notre démarche met en dialogue plusieurs savoirs (théoriques, cliniques et expérientiels) et mobilise plusieurs disciplines, telles que la philosophie, l'anthropologie, la psychologie, la sociologie des organisations, l'économie politique et de la santé ou encore l'éthique. Le domaine de connaissance que nous construisons s'appuie sur un ensemble de données qui — évidemment — ne recouvrent pas l'ensemble de données potentielles à recueillir. Nous avons essayé d'extraire la substantifique moelle servant notre argumentaire dans différents courants et à différentes époques mais le choix opéré repose sur des critères que nous avons déterminés en fonction de ce qui nous paraissait le plus pertinent pour illustrer notre propos. Par exemple, la psychosomatique semble au premier abord être l'un des domaines à investiguer. Son histoire est très riche, les courants nombreux, mais nous ne l'avons abordée que par l'apport d'éléments circonstanciés, qui nous semblaient utiles pour notre réflexion.

Encore une fois, le choix opéré relève de partis pris, guidés par nos convictions, reposant elles-mêmes d'expériences personnelles et professionnelles. Nous ne prétendons en aucun cas détenir la « vérité » sur la façon dont nous avons conduit notre réflexion.

5. LES TÉMOIGNAGES

Nous avons collecté un nombre important de témoignages issus de nos travaux avec des associations de patients, des personnes vivant avec une maladie chronique ou en situation de handicap, des résidents d'EHPAD, des aidants. Cet essai est maillé de leurs verbatims que nous avons extraits de colloques/séminaires que nous avons organisés, de cafés ou de comités éthiques que nous animons, de recherches auxquelles nous avons participé, d'entretiens, d'observations et de communications personnelles mais aussi de groupes de travail avec des associations de patients. Ils sont essentiels dans le cadre d'un tel essai, car, tant sur le fond que sur la forme, ils portent la parole de ceux qui les expriment. Ils apportent également des informations très utiles pour comprendre la manière dont la maladie et ses symptômes ainsi que la relation avec les soignants sont vécus. Ils constituent un corpus de données qui définit et circonscrit l'objet de notre étude.

6. LA LITTÉRATURE

Une revue narrative de la littérature a été effectuée et elle n'est pas exhaustive. Elle a intégré la littérature scientifique et la littérature grise. Le choix des auteurs et de ce qu'il nous fallait documenter, relève de nos expériences.

7. POSTULATS, PRINCIPES ET VALEURS

Nous partons du postulat que l'expérience de la vie avec la maladie ou le handicap confère à toute personne des savoirs qualifiés d'expérientiels. En accompagnant un proche, les aidants développent également une expertise expérientielle.

Elle se construit au décours de la maladie, du parcours de santé, se partage et se mutualise dans les associations de patients et d'aidants par des actions ou des plaidoyers qui relaient leurs constats, préoccupations et recommandations.

Notre collectif part du principe que les savoirs expérientiels sont aussi importants à mobiliser que les savoirs scientifiques. Le croisement de ces différents types de savoirs est la garantie d'une prise en charge éthique, servant les intérêts de la personne malade et l'ajustement des réponses thérapeutiques au plus près de ses besoins et de ses demandes.

Nous repensons ainsi les rapports du savoir et du pouvoir, persuadés que tout colloque singulier entre un soignant et un soigné doit se prévaloir du souci éthique d'un équilibre à trouver dans l'échange et la négociation.

Les associations de patients sont très attachées à des valeurs qu'elles revendiquent dans leurs plaidoyers et qui sont généralement répertoriées dans une charte à laquelle tout nouveau membre doit adhérer. Les valeurs que tous les membres de ce collectif partagent ont étayé notre réflexion, l'élaboration de la problématique et notre analyse.

Le respect de la personne nous semble primordial. Il passe par la reconnaissance de l'altérité, la prise en compte de la parole et de la souffrance du patient telle qu'elle s'exprime dans le colloque singulier. Le respect de sa dignité et de son autonomie constitue l'un des socles de notre réflexion.

La dyade soignant-soigné doit reposer sur un respect mutuel qui engage à la fois le professionnel de santé et le patient.

Nous ne prétendons pas que la problématique abordée dans cet essai est un comportement soignant courant mais elle est néanmoins fréquente. Cette problématique interroge les représentations véhiculées dans notre société sur la maladie. Nous sommes conscientes de la difficulté de ces métiers, très contraints par de multiples facteurs qui, parfois, interfèrent dans la relation avec un patient.

La loyauté envers ceux que ce plaidoyer défend nous engage à être responsables du message que nous voulons faire passer et des personnes que nous souhaitons représenter. L'honnêteté est également l'une des valeurs à mettre en exergue. Ce collectif s'appuie sur des données colligées, factuelles, qui circonscrivent l'objet de notre étude et la problématique que nous décrivons. Cette même honnêteté nous amène à revendiquer l'humilité dans nos propos qui ne peuvent prétendre avoir appréhendé la problématique dans son entièreté.

L'engagement qui nous anime s'oppose, évidemment, à toute forme de neutralité. Cependant, l'élaboration de la problématique relève de notre liberté à pouvoir nous positionner comme actrices à part entière dans le système de santé, ayant le droit de dénoncer des comportements qui engagent des enjeux éthiques, et de revendiquer le devoir de les questionner.

« C'EST DANS VOTRE TÊTE... ! » EXPÉRIENCE ASSOCIATIVE ET INTIME DES PERSONNES CONCERNÉES

Faustine Hélie

À une époque où la santé mentale est devenue une priorité nationale, nous souhaitons, à travers ce plaidoyer, susciter une réflexion sur les risques associés à la psychologisation des maladies et des symptômes. Or, la tendance à réduire certaines maladies à des causes strictement psychologiques, en l'absence de fondement scientifique, persiste malheureusement encore trop souvent, comme l'illustre l'exemple du Covid Long. Tout au long de cette partie, nous explorerons, à travers des témoignages, comment la psychologisation des maladies et des symptômes engendre des dilemmes, tant sur le plan personnel que sur le plan interpersonnel. Nous verrons qu'à l'image des poupées russes, ou parfois de l'effet papillon (lorsque de petits événements déclenchent de vastes conséquences), ces tensions s'enchevêtrent et se manifestent à différents niveaux : dans les institutions, les établissements de santé, la sphère familiale, le monde du travail et la société en général. Elles s'entrelacent et produisent une complexité difficile à démêler, qui peut conduire à des formes de déshumanisation : hiérarchisation des savoirs, déni du vécu des personnes concernées, diminution du contact humain ou encore primat de la maîtrise technique, renforcé par la numérisation des soins et de l'accompagnement. Par conséquent, la problématique de la psychologisation des maladies nous invite à réhabiliter l'interdépendance, en prenant en compte les liens qui unissent les individus, les savoirs et la société dans son ensemble.

Elle s'inscrit dans un contexte plus large de transformations culturelles et sociales, marquées par une imbrication croissante de l'intime dans l'espace public, notamment dans l'exercice démocratique, avec l'émergence de modes de communication plus réciproques et horizontaux (A. Giddens (132)). Ces évolutions transforment en profondeur la manière dont les expériences vécues et les savoirs sont partagés, perçus et pris en compte collectivement. Dans ce contexte, les écarts de vécus, de points de vue, de valeurs et de savoirs entre patients, soignants, chercheurs, décideurs publics, ainsi que les proches et les citoyens concernés, peuvent générer des désaccords, des tensions, voire des conflits. Il est nécessaire de les reconnaître, de les prévenir et de les réguler rapidement, tout en veillant à ce que chaque réalité soit exprimée et entendue. C'est l'un des enjeux éthiques majeurs de nos sociétés contemporaines.

1. MALADES IMAGINAIRES OU COMMUNAUTÉ INVISIBLE ?

1.1. La psychologisation de la maladie et des symptômes : un phénomène de masse

Qui n'a jamais entendu des phrases comme : « Vous êtes trop stressé ! », « Vous vous faites trop de soucis, c'est normal de tomber malade… » ou encore « C'est dans votre tête ! » ? Ces affirmations cachent souvent des jugements qui méritent d'être interrogés. Sommes-nous responsables de nos souffrances ? Que révèlent ces propos sur notre société et quelles en sont les conséquences ? C'est ce que nous allons explorer en donnant, en premier lieu, la parole à celles et ceux qui sont confrontés à ces discours.

Toutefois, avant de poursuivre, il nous semble important de clarifier ce que nous entendons par « psychologiser une maladie ». Cela nous permettra d'établir des références communes qui, nous l'espérons, aideront la lectrice ou le lecteur à puiser dans sa propre histoire, ou dans celle de son entourage familial et social, pour mieux appréhender ce phénomène. Par conséquent, la psychologisation de la maladie et des symptômes désigne l'interprétation ou l'explication des causes d'une pathologie principalement en termes psychologiques, sans preuve, déniant parfois même les éléments objectivables liés à la physiopathologie caractéristique d'une maladie. Cette vision dualiste est de plus en plus remise en question, notamment par les neurosciences cognitives, affectives et sociales. Grâce aux avancées en neuro-imagerie, celles-ci permettent de déterminer l'origine de certains symptômes, de mieux comprendre l'impact des émotions et de l'environnement, ainsi que de découvrir l'influence des hormones et du système immunitaire sur ces interactions. Elles contribuent également à mettre en évidence des facteurs de vulnérabilité ou de résilience.

Pourtant, le diagnostic, qui tend à attribuer d'emblée les symptômes à des troubles fonctionnels somatiques, peut néanmoins conduire à centrer le traitement sur les facteurs psychologiques, au détriment des aspects physiopathologiques. D'un point de vue conceptuel, la notion de « somatique », du grec *sōma*, qui signifie « corps », demeure relativement stable et peu contestée, y compris dans le champ neurologique. C'est dans cette acception corporelle que nous adopterons ce terme dans cet ouvrage, après avoir expliqué les mécanismes de la somatophobie. Ce qui est remis en question, en revanche, c'est la séparation traditionnelle et dichotomique entre le corps et l'esprit, qui, comme nous le verrons également dans le chapitre suivant, est le résultat d'une longue tradition culturelle. La confusion est aussi d'ordre sémantique. Le terme « somatique », qui désigne traditionnellement une affection corporelle, est utilisé dans l'expression « psychosomatique » pour exprimer l'articulation entre corps et esprit, contribuant à une certaine ambiguïté de sens. En effet, cette expression est souvent comprise, tant dans l'imaginaire collectif que par certains soignants, comme renvoyant à des symptômes « sans cause organique », produits ou influencés par l'esprit.

Nous verrons en quoi ce type de diagnostic, lorsqu'il repose uniquement sur une interprétation, peut compromettre les chances du patient d'accéder à un diagnostic précis, freiner, voire nuire à son rétablissement et contribuer à une forme d'errance médicale ainsi qu'une exclusion sociale. D'où la nécessité, aujourd'hui, d'encourager une approche globale et intégrative, dans laquelle les dimensions biologiques, psychologiques et sociales ne sont plus opposées mais articulées dans une dynamique d'interaction constante. Pour comprendre l'ampleur de ce phénomène, il convient d'abord de présenter quelques chiffres ainsi que des exemples de pathologies concernées, notamment celles qui sont chroniques ou difficiles à diagnostiquer.

Selon un rapport de l'Assurance maladie (17), en 2019, « les pathologies et traitements chroniques concernent près de 24 millions de personnes », contre « 15 millions de personnes atteintes plus ou moins sévèrement » en 2007 (213). Ces pathologies comprennent « des maladies comme l'insuffisance rénale chronique, les bronchites chroniques, l'asthme, les maladies cardio-vasculaires, le cancer ou le diabète, des maladies lourdement handicapantes, comme la sclérose en plaques ». Elles incluent également « des maladies rares, comme la mucoviscidose, la drépanocytose et les myopathies ». Par ailleurs, on trouve « des maladies transmissibles persistantes, comme le Sida ou l'hépatite C » ou encore « des troubles mentaux de longue durée (dépression, schizophrénie…), la douleur chronique, ou les conséquences de certains actes chirurgicaux, comme les stomies (par exemple, l'ablation d'une grande partie de l'intestin) ». Il est précisé que « le retentissement d'une maladie chronique sur la vie quotidienne d'une personne est considérable » (*Ibid.*). En 2020, l'Organisation Mondiale de la Santé (OMS) a déclaré que « ces incapacités progressent » et a précisé que « les maladies et les affections qui causent le plus de décès sont également celles qui sont responsables du plus grand nombre d'années de vie en bonne santé perdues » (225). Par ailleurs, en 2021, la Direction de la Recherche, des Études, de l'Évaluation et des Statistiques (DREES) a estimé qu'« en France, 12 millions de patients souffraient d'une maladie chronique reconnue dans le cadre du dispositif d'affection de longue durée (ALD) » (96).

Certaines pathologies rares, dont le diagnostic est difficile à établir, sont également concernées par ce processus de psychologisation. C'est le cas, par exemple, du syndrome de Cushing, du syndrome d'Ehlers-Danlos, du syndrome de la bouche brûlante (ou glossodynie) ou encore de l'encéphalomyélite myalgique/syndrome de fatigue chronique (EM/SFC). D'autres pathologies plus fréquentes, telles que le syndrome du côlon irritable, les migraines, la maladie de Lyme et la fibromyalgie, en font également partie.

Cette liste de maladies n'est malheureusement pas exhaustive, mais elle illustre l'ampleur du phénomène et le nombre de personnes confrontées à un diagnostic dont les causes peuvent être attribuées à des facteurs psychologiques. Pourtant, certaines pathologies, autrefois expliquées par des origines psychiques, ont révélé des marqueurs biologiques et des signes cliniques permettant de préciser leur étiologie. C'est le cas par exemple de certains cancers, de la dépression, de l'ulcère de l'estomac, de la mononucléose, mais aussi de l'endométriose et du syndrome des ovaires polykystiques. Ces expériences passées auraient dû inciter les professionnels de santé à plus de prudence lorsqu'ils posent un diagnostic réduit à une origine strictement psychologique, afin de mieux orienter les traitements et la prise en soin des patients. Mais l'expérience du Covid Long, survenue pendant la pandémie de SARS-CoV-2 en 2020, montre, *a contrario,* que la psychologisation des symptômes reste encore bien ancrée dans les pratiques médicales.

Le constat est sans équivoque : les pathologies chroniques ou complexes, qu'elles soient ou non reconnues comme ALD, qu'elles soient post-infectieuses ou non et confrontées à une psychologisation de leurs symptômes, constituent un défi majeur pour notre système de santé.

1.2. Comprendre la psychologisation de la maladie à travers l'exemple du Covid Long

Tout au long de ce chapitre, nous nous appuierons sur l'expérience du Covid Long, une maladie émergente survenue pendant la pandémie de SARS-CoV-2, pour analyser l'ensemble des mécanismes et des conséquences d'un diagnostic qui attribue à une pathologie des causes psychologiques. Nous examinerons les points de convergence et de divergence entre les différents acteurs — professionnels de la santé, associations de patients et chercheurs — leur influence sur les décisions prises par les institutions ainsi que le rôle des médias. Nous verrons ensuite comment ces dynamiques affectent la relation soignant-soigné, la qualité de la prise en soin, ainsi que la vie personnelle, sociale et économique des personnes concernées, qu'il s'agisse d'adultes, d'enfants, d'adolescents ou de leurs proches.

1.2.1. Repères contextuels et événements marquants

La pandémie du SARS-CoV-2, responsable de la maladie de la COVID-19, a commencé à la fin de l'année 2019 à Wuhan, en Chine, et s'est rapidement propagée à l'échelle mondiale. Dès le 30 janvier 2020, les premiers cas étant apparus hors de Chine, le Comité d'urgence du Règlement Sanitaire International (RSI) estimait, dans un avis adressé au directeur général de l'OMS, que « la flambée » remplissait désormais les critères d'une « urgence de santé publique de portée internationale » (223). Le 11 mars 2020, l'OMS a estimé que la situation pouvait être « caractérisée comme une pandémie » (*Ibid.*). Cette situation a mis à rude épreuve le système de santé français avec une augmentation massive des hospitalisations et des soins intensifs dans les hôpitaux. Des mesures de confinement, de distanciation sociale, puis la recommandation du port du masque, ou son obligation dans des contextes spécifiques, ont été mises en place pour freiner la propagation du virus. Toutefois, cette crise sanitaire a provoqué des conséquences socio-économiques profondes, exacerbant les inégalités et affectant particulièrement les populations vulnérables.

Dans le cadre de la gestion de l'épidémie en France, J. Salomon, alors directeur général de la Santé, a joué un rôle clé en informant régulièrement la population de l'évolution de la situation épidémiologique. Ses interventions mettaient en avant la gravité des chiffres concernant les hospitalisations et les décès, tout en soulignant l'importance de la transparence dans la communication des données et de la rigueur scientifique dans l'analyse et les décisions.

En février 2020, l'OMS et les Centers for Disease Control and Prevention (CDC) estiment qu'environ 80 % des personnes infectées par le SARS-CoV-2 se rétablissent en moyenne dans les vingt jours suivant l'apparition de symptômes légers ou modérés de la COVID-19 (272). À cette époque en France, la communication publique fait la distinction entre deux catégories de malades : ceux hospitalisés en raison d'une forme sévère de la maladie, majoritairement des personnes âgées souffrant de comorbidités, et le reste de la population, confinée à domicile et considérée comme atteinte d'une forme légère de la maladie sans complications respiratoires graves et avec un bon pronostic de guérison.

Cependant, dès mars 2020, de nombreux patients, principalement issus de la population active, mais aussi des mineurs, ne se rétablissent pas dans le délai annoncé par les autorités sanitaires. Dès lors, ils commencent à se réunir sur les réseaux sociaux pour partager leurs expériences et tenter de comprendre ce qui leur arrive, laissant entrevoir un impact à plus long terme de la COVID-19. Ces patients, isolés chez eux en raison du confinement, sont confrontés à une variété de symptômes, sans possibilité d'effectuer des examens médicaux ni de tests virologiques ou sérologiques, qui sont indisponibles ou inexistants. Ces symptômes affectent plusieurs systèmes du corps (respiratoire, neurologique, cardio-pulmonaire, musculaire, digestif, vasculaire, etc.) et s'accompagnent souvent d'un état d'épuisement. De plus, ils évoluent de manière imprévisible, tant en termes d'intensité que de localisation, sur plusieurs semaines, voire au cours d'une même journée, et peuvent parfois surgir plusieurs mois après l'infection initiale.

Les patients rapportent un sentiment d'indifférence de la part du corps médical, accentué par le contexte d'urgence sanitaire. Certains évoquent une attitude de scepticisme et de déni, qui conduit à des diagnostics hâtifs de « troubles fonctionnels somatiques », car leurs symptômes ne correspondent pas à des pathologies connues. Ils soulignent également qu'en l'absence de tests PCR, de marqueurs spécifiques ou de sérologies positives permettant de confirmer leur infection par le SARS-CoV-2 (195), ils se retrouvent dans l'incapacité d'obtenir un diagnostic précis, ce qui retarde leur prise en charge et exacerbe leur sentiment d'abandon. De plus, les résultats des examens de première intention (analyses biologiques, scanners, échographies, etc.) sont souvent négatifs tandis que des tests diagnostiques plus spécialisés, tels que l'IRM cardiaque, les bilans neurocognitifs ou des imageries cérébrales (10), révèlent des atteintes organiques.

« Au début, quand les symptômes sont apparus, je me suis dit que ça allait passer, mais au fil des semaines, tout s'est intensifié. Je suis devenue de plus en plus fatiguée, j'avais des douleurs partout, des vertiges, et je n'arrivais plus à me concentrer. J'ai essayé de consulter plusieurs médecins, mais à chaque fois, c'était à cause du stress (de la situation !) [...] Je me suis pas laissée abattre, même si ça a été dur. J'ai pris les choses en main et j'ai pris rendez-vous avec des spécialistes. J'ai passé plusieurs examens, mais tout était toujours négatif. Je commençais à douter de moi-même. Est-ce que c'était vraiment juste dans ma tête ? Puis, un jour, j'ai passé un TEP scan, qui a montré un hypométabolisme. Je n'étais pas folle » (Infirmière atteinte de Covid Long, communication publique (11)).

À travers le monde, de nombreux patients décrivent des symptômes multisystémiques similaires, aboutissant, selon certains professionnels de santé, à un tableau clinique comparable. L'étude *Long Covid: major findings, mechanisms and recommendations* (85) montre assez tôt que cette affection peut engendrer plus de deux cents symptômes différents, mais ces informations peinent à infiltrer le discours médical et à se diffuser auprès du grand public.

« Dans ma pratique, j'ai vu à ce jour plus d'une centaine de patients présentant un tableau clinique similaire, tel que de la fatigue chronique, des douleurs musculo-articulaires, de la dyspnée, des troubles cognitifs, de la tachycardie [...]. Ce qui retient particulièrement mon attention, c'est la récurrence de ces symptômes multisystémiques et leur caractère fluctuant. Il me semble peu probable qu'il s'agisse d'un phénomène exclusivement anxiogène, dans la mesure où les récits sont remarquablement convergents, et que des observations comparables sont rapportées à l'échelle internationale » (Spécialiste en médecine interne, communication personnelle).

1.2.2. Du cri d'alerte sur les réseaux sociaux à l'organisation des patients en collectifs ou associations

Pour faire entendre la voix des personnes atteintes de symptômes prolongés de la COVID-19, des patients se mobilisent aussitôt à travers le monde entier. Réunis sous forme de communauté sur les réseaux sociaux, ils tentent de se soutenir, de comprendre leurs symptômes, d'alerter et d'informer. Pour plaider auprès des politiques et des institutions de santé la reconnaissance du Covid Long adulte et pédiatrique, ils se rassemblent et s'organisent au sein de collectifs et d'associations. Ce mouvement illustre parfaitement les revendications pour une plus grande justice sociale et sanitaire incarnées par le slogan « rien sur nous sans nous »[1]. Grâce à Internet, les patients ont lancé une mobilisation rapide, directe et coordonnée, s'inscrivant dans la continuité des luttes passées tout en renforçant leur capacité d'organisation à distance, en collaboration avec une pluralité d'acteurs. Le numérique leur a ainsi permis de faire entendre, plus rapidement et plus largement, la voix de celles et ceux souvent laissés dans l'ombre, dans le but de peser sur les politiques de santé, les recommandations et les parcours de soins, afin qu'ils répondent réellement aux besoins des personnes concernées.

Le 26 mars 2020, Fiona Lowenstein (205) et Sabrina Bleich lancent à New York le groupe de soutien en ligne Body Politic – COVID-19 (44) qui rassemble en 2023 plus de 14 000 membres issus de plus de 30 pays. Le groupe s'organise progressivement en une structure solidaire, menant des actions de plaidoyers et amorçant des projets de recherche. C'est le cas de Patient-Led Research Collaborative (PLRC) qui rassemble des groupes de patients et de chercheurs bénévoles pour mener des recherches sur le Covid Long et d'autres maladies chroniques, ignorées par la recherche institutionnelle. Parallèlement, des patients du monde entier créent des collectifs pour se soutenir mutuellement et alerter les autorités sanitaires. Les premiers groupes de travail et de réflexion ont été mis en place par les malades eux-mêmes, au même moment, dans de nombreux pays (les associations Long COVID Deutschland (LCD) en Allemagne, Covid Persistente en Espagne, #ApresJ20 Covid Long France et TousPartenairesCovid en France, Long Covid Italia en Italie, Long Covid Schweiz en Suisse, Long Covid SOS et Long Covid Support au Royaume-Uni, et le groupe de soutien Body Politic aux États-Unis, etc.). La plupart de ces groupes, conscients de la complexité du Covid Long et de son impact

---

[1] Le slogan « rien sur nous sans nous » a été popularisé dans les années 1990 par les mouvements de personnes en situation de handicap, mais son principe s'applique à de nombreuses autres luttes, notamment les mouvements sociaux, les luttes pour les droits civiques, et les revendications des peuples autochtones ou des minorités marginalisées. Il incarne un principe fondamental de démocratie participative et de justice sociale.

multidimensionnel, soulignent l'importance de développer des recherches qui allient les connaissances cliniques aux approches des sciences humaines et sociales. L'objectif consiste à mieux comprendre les mécanismes physiopathologiques de la maladie, tout en évaluant ses répercussions sur les aspects personnels, sociaux et professionnels de la vie des patients. *In fine*, il apparaît essentiel d'intégrer à ces recherches les déterminants sociaux, tels que les facteurs familiaux, économiques et environnementaux.

En France, le *hashtag* #ApresJ20 a été créé sur Twitter en avril 2020 par *Lapsyrévoltée*, une psychologue touchée par le Covid Long, afin de rassembler les premiers témoignages. Depuis mai 2020, des personnes touchées par cette maladie émergente se sont regroupées en collectif et au sein d'associations pour faire entendre la voix de cette population, souvent active, mais trop souvent ignorée. L'association #ApresJ20 Covid Long France en est un exemple : elle a vu le jour à l'initiative du collectif réuni autour du *hashtag* #ApresJ20. Fondée par six personnes aux parcours professionnels complémentaires, l'association a rapidement bénéficié du soutien d'un conseil scientifique, dont C. Tourette-Turgis, professeure émérite, spécialiste du partenariat patient et de la reconnaissance des savoirs expérientiels. D'autres associations et collectifs ont vu le jour, dessinant un paysage diversifié, pour défendre les droits des personnes touchées par le Covid Long et mettre en lumière leurs besoins spécifiques. Toutes ces organisations contribuent à l'édification d'une voix collective forte, visant à influencer les politiques de santé, promouvoir la recherche, et améliorer la prise en soin des personnes touchées par la maladie ainsi qu'à renforcer la prévention. C'est notamment le cas de TousPartenairesCovid, de SOS Covid Long, de Covid Long Enfants, du Collectif Covid Long Pédiatrique, de SOS Enfants Covid long, d'École & Familles oubliées, de Million Missing France, de Covid Long Solidarité, de Winslow Santé Publique, de l'UPGCS, d'Action Covid Long/Les oubliés du Covid, mais aussi d'une pluralité de collectifs régionaux[1].

Ainsi, à travers ces initiatives collectives et cette mobilisation en ligne, nous pouvons observer la manière dont l'intime et l'investissement émotionnel et affectif s'entremêlent au processus

[1] Cette liste regroupe les principaux collectifs et associations identifiés au moment de la rédaction, mais elle n'est pas nécessairement exhaustive, d'autres groupes pouvant également contribuer activement à la reconnaissance et à la prise en charge du Covid Long.

démocratique, transformant les expériences personnelles des malades en revendications collectives. Cette dynamique, qui rejoint les réflexions d'A. Giddens (132) et A. Muxel (229) sur « l'hybridation de l'intime et du politique dans les processus démocratiques », illustre, ici, la capacité des personnes atteintes de maladies à réinventer l'engagement politique et social, tout en revendiquant leur droit à être entendues, reconnues et respectées. Nous reviendrons sur cette notion dans la partie consacrée à l'application de la démocratie en santé, où nous analyserons les dérives potentielles qu'elle peut engendrer, notamment au sein des institutions.

1.2.3. Quand les patients désignent leur maladie : une terminologie par et pour ceux qui la vivent

Le terme « Covid Long » est employé pour la première fois en mai 2020 sur Twitter, sous forme de *hashtag*, par Elisa Perego (55), une chercheuse et patiente Italienne touchée par des symptômes prolongés de la COVID-19. Il a été choisi et soutenu par des patients, ainsi que par une partie du corps médical, pour évoquer — face à l'absence de connaissances scientifiques sur les causes et les mécanismes de cette maladie émergente — plusieurs hypothèses : la persistance virale prolongée, des réponses immunitaires ou inflammatoires inadaptées, ou encore la formation de micro-caillots sanguins. Il prend également en compte le caractère multisystémique et fluctuant de la maladie, ainsi que l'hétérogénéité des trajectoires cliniques, allant de la guérison à l'aggravation de l'état de santé, ou à une amélioration lente et progressive sans véritable guérison.

Cependant, ce terme a suscité des controverses au sein de la communauté médicale. Certains professionnels de santé ont évoqué la similarité des symptômes avec ceux des maladies somatoformes, soulignant l'absence de preuves tangibles pour appuyer cette hypothèse. Par ailleurs, certains cliniciens ont exprimé des craintes concernant la création d'une « nouvelle maladie imaginaire », redoutant que cela n'entretienne les symptômes des patients et n'entrave leur guérison. Ils ont également évoqué la problématique économique et sociale de la prise en charge de millions de patients, dans un contexte où les données épidémiologiques restent encore limitées.

Les malades ont donc documenté, à travers le monde, leurs symptômes — sous forme de cahiers, de photos, de vidéos — afin que leur médecin en reconnaisse la réalité. Une approche collaborative a été mise en place, impliquant l'expérience des patients et les invitant à participer activement à la coconstruction de savoirs scientifiques aux côtés de certains cliniciens. Cette alliance a permis d'établir des diagnostics confirmant l'atteinte organique et de prescrire des traitements symptomatiques.

Le 21 août 2020, lors de son point presse sur la pandémie, le directeur général de l'OMS, le Dr Tedros Adhanom Ghebreyesus, a indiqué que sa collègue, la Dre Maria van Kerkhove, avait pris contact avec les membres du groupe « Long COVID SOS », un collectif de patients souffrant de symptômes persistants du COVID-19 (248). Il a également précisé qu'il s'était entretenu avec des patients du monde entier avant son discours. Cette rencontre lui a permis de prendre pleinement conscience des difficultés rencontrées par ces femmes et ces hommes, durablement affectés par le virus. Lors de ces échanges, ces derniers ont pu exprimer clairement leurs trois grands objectifs, à savoir la Reconnaissance, la Réadaptation (ou Rétablissement) et la Recherche (*Recognition*, *Rehabilitation*, and *Research*).

Cette démarche a permis aux communautés de malades à travers le monde, y compris en France, de plaider pour la reconnaissance officielle de cette pathologie et pour l'adoption d'une terminologie spécifique. Cette date a marqué un tournant, ouvrant la voie à la création de directives et de recommandations de prise en charge. Ces directives ont été progressivement élaborées par divers organismes de santé, tels que le National Institutes of Health (NIH), les Centers for Disease Control and Prevention (CDC) et la Haute Autorité de Santé (HAS). Ces travaux multidisciplinaires ont permis la mise en place des premières lignes directrices pour la prise en charge des patients souffrant de symptômes prolongés de la COVID-19.

Le 10 décembre 2020, O. Véran, ministre des Solidarités et de la Santé, évoque pour la première fois le terme « Covid Long » lors d'une conférence de presse. Il reconnaît que certaines personnes continuent à souffrir de symptômes persistants bien après leur infection initiale au SARS-CoV-2. Pourtant, les personnes touchées par cette maladie continuent de ne pas se sentir entendues et reçoivent des diagnostics non fondés, tels que le stress post-traumatique, le *burn-out*, l'anxiété, la dépression ou des troubles fonctionnels.

En 2022, une étude néerlandaise publiée dans *The Lancet* estimait qu'un patient sur huit présentait au moins un symptôme du Covid Long, dont les manifestations sont multiples. Face à ce constat, le directeur de l'OMS a souligné l'urgence de la collaboration entre les gouvernements et les partenaires de santé pour trouver des solutions adaptées (167).

Dans cette dynamique, les trois cofondatrices de l'association #ApresJ20 Covid Long France n'ont pas hésité à rappeler l'importance d'entendre la voix des patients, aux côtés de C. Tourette-Turgis et D. Salmon (272) dans l'article coécrit : *Expérience patient, autorité épistémique et enjeux sanitaires : l'exemple du Covid long.* Les auteures ont notamment précisé qu'« entendre la voix des patients représente un premier pas essentiel vers une véritable démocratie en santé. Il est primordial de ne pas réduire leurs propos à des grilles de lecture réductrices, souvent associées à des groupes socialement disqualifiés, mais plutôt de se concentrer sur leurs préoccupations concrètes et prioritaires ». Les auteures insistent ainsi sur l'importance d'une écoute attentive et non biaisée des personnes concernées. Dans cette continuité, elles soulignent que « permettre à ces patients de porter leur voix au sein des instances de décision et de délibération en santé constitue ainsi un deuxième pas fondamental vers une approche plus inclusive et respectueuse des réalités vécues ».

Le cas du Covid Long s'inscrit dans une longue tradition où les patients, souvent confrontés à des conditions mal comprises ou sous-diagnostiquées, prennent l'initiative de définir ou de populariser des termes pour leurs pathologies. Par exemple, certaines personnes atteintes d'encéphalomyélite myalgique/syndrome de fatigue chronique (EM/SFC) rejettent l'idée que la maladie est une condition psychologique, bien qu'elle soit souvent perçue comme telle par certains médecins. Dès lors, certains patients préfèrent la désignation « encéphalomyélite myalgique » pour mettre l'accent sur les symptômes neurologiques, plutôt que d'être étiquetés comme souffrant d'une simple « fatigue ». Ces initiatives montrent que les personnes malades jouent un rôle essentiel dans l'identification et la reconnaissance de leur affection, en suscitant une prise de conscience au sein du corps médical, en influençant les discussions sur les traitements et la prise en charge, et en participant activement à la recherche.

1.2.4. Débats d'experts : les enjeux de l'information et de la communication

Le niveau d'implication des patients questionne la manière dont le savoir est partagé, diffusé et vulgarisé, notamment dans un contexte de crise sanitaire où les certitudes scientifiques sont parfois mises à l'épreuve. En France, le débat autour du Covid Long illustre bien ce phénomène, où les échanges entre experts se sont parfois enlisés au sein des institutions et dans le discours médiatique, et où, encore aujourd'hui, chercheurs, professionnels de santé et associations de patients expriment des divergences.

En effet, certains privilégient, à la lumière des découvertes scientifiques, l'hypothèse de l'infection virale comme cause des symptômes prolongés de la COVID-19 et souhaitent explorer les mécanismes physiopathologiques sous-jacents pour mieux appréhender la maladie. Bien qu'elle demeure mal comprise, plusieurs pistes multifactorielles sont évoquées : persistance virale, inflammation chronique, troubles immunitaires, vascularites, micro-caillots sanguins, dysfonctionnement mitochondrial, réactivation de virus latents comme l'EBV (Epstein-Barr Virus), perturbations du microbiote intestinal et même une baisse de la sérotonine (11).

D'autres suggèrent que le stress lié à la pandémie, entretenu par le patient, pourrait être à l'origine de leurs douleurs et entraîner des lésions organiques. Certains estiment que les patients imaginent avoir des symptômes liés à l'infection au SARS-CoV-2. C'est le cas de l'étude publiée le 8 novembre 2021 dans *JAMA Internal Medicine* (209) qui suggère que « la persistance de symptômes physiques après une infection à la COVID-19 pourrait être davantage associée à la croyance d'avoir été infecté par le SARS-CoV-2 qu'à une infection à la COVID-19 confirmée en laboratoire ». Malgré la contestation des associations de patients et l'absence de fondement de cette étude dans les théories faisant consensus au sein de la communauté scientifique, ses conclusions ont été relayées par les médias. À titre d'exemple, *Le Monde* a consacré deux articles aux résultats de cette étude. Le premier annonçait en chapeau : « Une étude menée sur la plus grande cohorte épidémiologique française suggère que d'un point de vue statistique, le fait d'être convaincu d'avoir eu la COVID-19 est davantage associé à des symptômes de type "Covid long" que d'avoir effectivement contracté la maladie » (117). Le deuxième article précisait en reprenant la conclusion de l'étude que le Covid Long serait « souvent imaginaire », ajoutant que plus de la moitié des personnes se disant affectées n'avaient en réalité jamais été contaminées. Selon cette analyse, la tâche des médecins serait alors « d'identifier les mécanismes cognitifs et comportementaux qui peuvent être ciblés pour soulager les symptômes [de ces malades imaginaires] » (197).

La diffusion de cette information dans la presse et les médias soulève des questions sur la manière dont les données scientifiques sont comprises, rendues accessibles, interprétées et communiquées. Dans ce type de situation de crise sanitaire et d'incertitude, la question se pose de savoir si un comité international d'experts, incluant des personnes directement touchées par la maladie émergente, ne pourrait pas être rapidement constitué. Ce groupe aurait pour mission de collecter et d'actualiser les publications scientifiques, ainsi que de renforcer la littératie en santé, afin d'assurer une meilleure compréhension des enjeux sociaux et sanitaires et des informations diffusées, tant au sein des milieux spécialisés (médical, économique, etc.) qu'auprès du grand public. En effet, chaque message transmis dans les médias joue un rôle majeur dans la diffusion des connaissances et la production de représentations sociales de la maladie et des personnes concernées (clichés, stéréotypes, etc.). Le partage d'informations officielles a des répercussions concrètes sur leur vie et leur parcours de soins. Dans cette perspective, la mise en place de projets de recherche incluant les patients apparaît essentielle, afin de répondre aux spécificités du Covid Long et de nourrir une compréhension fondée sur des données robustes, susceptibles d'éclairer les pratiques médicales, les politiques publiques et les stratégies de communication.

Au-delà des médias, la diffusion de cette théorie marginale a trouvé écho jusque dans les instances officielles. Ainsi, le Comité de Veille et d'Anticipation des Risques Sanitaires (COVARS), dans son avis du 20 octobre 2022 (77), explique que : « Le débat scientifique existe aussi quant à l'imputabilité des symptômes vis-à-vis de SARS-CoV-2 ou d'un autre agent déclencheur. Des travaux de recherches sur le "COVID-long" devraient permettre de mieux approcher la complexité des syndromes post-infectieux [...], améliorer la prise en charge de ces troubles dits "fonctionnels" mal connus et peu étudiés ». Le 12 novembre 2022, les associations de patients, soutenues par des chercheurs et professionnels de santé du monde entier, rédigent une Tribune (14) pour « dénoncer l'inertie des autorités sanitaires en direction des malades atteints de formes persistantes de la COVID-19 ». Ils expliquent que « si les causes physiopathologiques du Covid Long sont certes encore à approfondir et à affiner, des éléments font déjà consensus depuis longtemps. Les séquelles neurologiques, immunitaires, cardio-vasculaires, rénales, entre autres, sont une réalité prouvée qui ne fait, contrairement à ce qu'écrit le COVARS, l'objet d'aucune controverse scientifique ». Ces échanges montrent qu'un manque de communication claire et de concertation entre tous les acteurs induit des incompréhensions et des interprétations divergentes, freinant ainsi la reconnaissance de la maladie et la prise en soins efficace des personnes affectées.

1.2.5. Conflit d'expertise : un défi pour la démocratie sanitaire et l'intégrité scientifique

À la suite du premier avis du COVARS, l'association de patients #ApresJ20 Covid Long France a mis en évidence deux enjeux majeurs soulevés par les conflits d'expertise et de légitimité dans un contexte de crise et d'incertitude. Tout d'abord, elle expose, dans une réponse publique en octobre 2022 (12), que « la promotion d'une théorie médicale marginale par un comité aussi influent que le COVARS » comporte le risque de « fonder ses recommandations, non pas sur la base d'un consensus scientifique international, mais sur une hypothèse de très faible représentativité dans la littérature, et qui à ce jour n'a aucune donnée solide et n'apparaît dans aucune revue d'études notable (ce qui pourrait porter) gravement préjudice aux patients ». Cela peut non seulement affecter la prise en soin, mais également compromettre les avancées dans la recherche.

Ensuite, elle explique, dans sa *Tribune pour le partage des données de recherche en santé* de juin 2022 (13), que l'impossibilité d'accéder à des données publiques destinées à « nourrir le débat scientifique » soulève la question essentielle du traitement et de l'accès à ces sources. L'association #ApresJ20 Covid Long France a ainsi interpellé l'éthique sur la restriction de l'accès à des informations, pourtant nécessaire pour éclairer de manière objective et transparente les débats scientifiques. Comme le souligne cette tribune, « Régulièrement, des chercheurs, des associations de malades, des médecins, veulent approfondir, vérifier ou reproduire des résultats en accédant aux données d'une publication médicale. Nous y avons été amenés en tant qu'association d'usagers [...] Un tel partage aurait permis de nourrir le débat scientifique [...] En allant plus loin que l'*open access* aux textes des publications, l'ouverture des données des études (*data sharing*) permet un nouveau mode d'échange des données ayant un impact sur les politiques de santé publique. Ce partage est une question pleinement éthique ».

Ce constat met en lumière les tensions entre les exigences de rigueur scientifique et les pratiques encore limitées de partage des données. La restriction d'accès va à l'encontre des principes de la démocratie sanitaire, comme le rappelle la suite du texte : « la réticence à partager les données de recherche médicale entre en conflit avec la démocratie sanitaire, cette démarche qui favorise le partage de connaissances et le dialogue entre les malades, les chercheurs et les professionnels de santé pour coconstruire des savoirs communs ».

À l'inverse, la transparence dans la recherche est présentée comme une condition indispensable au rétablissement de la confiance entre les patients, les professionnels et les institutions. Elle ne constitue pas seulement un enjeu scientifique, mais un levier éthique et démocratique : « La transparence est la condition nécessaire à la restauration du lien de confiance entre les professionnels et le grand public, dont les patients. Elle est le premier pas vers une science plus sûre et plus juste [...]. Cette évolution doit s'accompagner et faire intervenir les spécialistes en éthique de nos institutions pour ouvrir des débats scientifiques sur les études et les communications auprès des médias grand public et spécialisés. [...] Des médiateurs spécialisés en partage et utilisation des connaissances peuvent établir des liens entre les organisations et fluidifier les échanges entre les chercheurs et les différents publics ».

1.2.6. Quand les divergences mènent à un parcours de soin chaotique

Ces débats d'experts, relayés médiatiquement et prenant part jusque dans les prises de décisions institutionnelles, ont des incidences sur la prise en soin des patients et leur inclusion dans la société, renforçant la confusion et exacerbant la stigmatisation des personnes malades. Ils peuvent engendrer des malentendus et des retards dans le diagnostic, affecter gravement le parcours de soins des patients, ainsi que leur accompagnement social et professionnel, et retarder les prises de décision au niveau ministériel. À cet effet, bien qu'une feuille de route impliquant les parties prenantes ait été élaborée par le ministère, et qu'un site d'information, « santé.fr », ait été mis en place par la Caisse nationale de l'Assurance Maladie (Cnam), en collaboration avec l'association #ApresJ20 Covid Long France, certains défis demeurent : la mise en place d'un recensement de patients, le financement de projets de recherche adéquats, le déploiement d'actions de pédagogie et de formations, ainsi que la mise en œuvre d'actions concrètes, de manière coordonnée, au sein des Agences Régionales de Santé (ARS), à l'échelle nationale. En parallèle, la Loi n° 2022-53 du 24 janvier 2022, visant à créer une plateforme de référencement et de prise en charge des malades chroniques de la COVID-19, n'est toujours pas entrée en vigueur à l'heure où est rédigé cet ouvrage, faute de décret d'application. De ce fait, les malades ne bénéficient toujours pas d'une prise en soin spécifique à leur pathologie ni d'une reconnaissance en tant qu'affection de longue durée (ALD).

Pourtant, une étude de Santé Publique France révèle, entre mars et avril 2022, que près de 2 millions de personnes de plus de 18 ans souffrent ou ont souffert du Covid Long, avec un impact significatif sur la qualité de vie pour un tiers de ces patients. Certains médecins avancent que 5 à 10 % des patients guérissent, 90 % se rétablissent (ce qui signifie qu'il y a une amélioration progressive mais pas une totale guérison) et 5 % se dégradent (11). Parmi ces patients, les trajectoires de la maladie s'avèrent hétérogènes. Certains présentent des symptômes particulièrement invalidants, tels que le malaise post-effort, l'exacerbation des symptômes post-effort (ESPE). Dans les formes les plus sévères, ces symptômes peuvent entraîner une situation d'invalidité. Ces manifestations cliniques peuvent relever de pathologies comme l'encéphalomyélite myalgique/syndrome de fatigue chronique (EM/SFC), le syndrome de tachycardie orthostatique posturale (POTS) ou le syndrome d'activation mastocytaire (SAMA), d'autant qu'elles peuvent coexister et complexifier le parcours de soins. Ce contexte nécessiterait d'inclure également les associations représentant ces pathologies, voire celles concernées par les maladies chroniques, dans le processus décisionnel, afin de garantir une prise en charge adaptée, juste et démocratique. Cet exemple met en lumière la complexité des enjeux liés à la reconnaissance et à la prise en charge des maladies mal comprises : les défis liés à la coordination, aux délais institutionnels et aux controverses scientifiques ne sont pas spécifiques au Covid Long, mais se retrouvent également dans d'autres pathologies complexes.

1.2.7. Agir autrement : ouvrir des perspectives pour l'avenir

Ces conflits d'expertise ainsi que les prises de décisions qui en découlent nous incitent à envisager la mise en place de dispositifs démocratiques (comités éthiques, instances délibératives, médiations scientifiques, dispositifs de prévention et de restauration des conflits…) capables d'anticiper et de gérer de telles situations à l'avenir. Nous approfondirons cette réflexion dans la partie intitulée *L'éthique interpellée*, en l'examinant sous le prisme de la démocratie en santé et des recommandations qui y seront associées.

Notons toutefois qu'à la suite de la publication de l'avis du COVARS le 7 novembre 2023 (78), les deux représentants de cette instance — le professeur X. Lescure, infectiologue, et Y. Caillé, représentante d'une association de patients — se sont exprimés publiquement. Y. Caillé a déclaré : « Nous avons avant tout voulu faire acte de réparation. Nous dressons le constat d'un défaut de prise en charge des personnes atteintes de Covid Long depuis le début de la crise ». Elle a également souligné : « Ce n'est certes pas généralisé, mais suffisamment fréquent pour que cela pose d'immenses difficultés. Le manque de reconnaissance de la pathologie a beaucoup joué, et cette notion de troubles somatoformes a trop souvent été une excuse pour ne pas proposer de solutions aux patients » (37). X. Lescure a par ailleurs précisé : « Il est finalement apparu évident au Covars que l'on ne pouvait pas faire l'amalgame entre des troubles somatoformes (psychosomatiques, NDLR) et un syndrome post-covid ou Covid long. [...] le fait de dire à un patient "c'est dans votre tête, dormez, prenez quelques anxiolytiques et cela va passer" s'avère totalement contre-productif » (37).

Nous espérons que ces déclarations marqueront un changement de posture. Car nous pensons, comme l'évoque F. Trocquenet-Lopez dans son article paru dans la *Revue française d'éthique appliquée* (275), qu'« il est indispensable d'organiser les conditions d'un exercice démocratique du pouvoir ». Face à l'incertitude et à l'absence de directives claires, l'auteur suggère de ne pas attendre un « cap » imposé, mais plutôt de : « chercher, débattre, s'opposer et tâtonner pour trouver les moyens de s'en sortir ». Ainsi, une « crise est une occasion unique de réinventer la démocratie, de la refonder, de la faire renaître de ses cendres ».

2. À L'ÉCOUTE DE L'EXPÉRIENCE VÉCUE

Dans cette partie, nous nous appuierons sur les témoignages pour mettre en lumière la manière dont les conflits d'expertise entre chercheurs, professionnels de santé et patients contribuent à fragiliser les liens, non seulement dans la relation de soin, mais plus largement au sein des relations sociales et institutionnelles. Nous analyserons les dilemmes auxquels sont confrontés les patients et leurs proches, souvent tiraillés entre ce qu'ils ressentent et ce que la norme morale ou sociale attend d'eux. Ces tensions, bien que palpables, restent souvent peu exprimées. Pourtant, elles laissent des traces durables, influencent les décisions, affectent la relation à soi et aux autres, et se répercutent jusque dans le tissu social. Dans ce contexte, nous verrons également comment des stratégies de contournement — individuelles ou collectives — émergent pour préserver une forme d'équilibre, de dignité ou de reconnaissance et maintenir une capacité d'action. Enfin, nous verrons que ces dynamiques de conflit et de résistance témoignent des enjeux de pouvoir qui traversent ces relations, révélant la nécessité d'instituer une éthique du dialogue pour réparer le lien social et restaurer la démocratie.

2.1. La crise de confiance soignant-soigné

2.1.1. Patients : quand l'expérience devient expertise

Dans un article du *Bulletin de psychologie*, C. Docquir (93), psychologue clinicienne, indique qu'on observe « une tendance de la communauté médicale à attribuer les symptômes corporels et les atteintes organiques et physiologiques méconnues à une cause psychologique, souvent par "défaut d'explication médicale", ce qui a pour effet d'endommager la relation thérapeutique ». C'est le cas du Covid Long, où les médecins, faute de connaissances sur cette forme persistante de la COVID-19, ne pouvaient ni se référer à une catégorie de pathologie existante ni actualiser leurs connaissances. *A contrario*, les patients, en quête de réponses, ont développé et organisé rapidement leurs savoirs expérientiels, en échangeant sur les réseaux sociaux et en collectant des connaissances scientifiques grâce aux accès numériques ouverts[1]. Ils ont eu la force de créer un maillage international d'experts alors même que le confinement imposait un isolement strict (C. Tourette-Turgis (272)).

Le caractère exceptionnel de la crise sanitaire et la nouvelle organisation des établissements de santé centrée sur les patients atteints de la COVID-19 lors du premier confinement, conjugués à l'urgence de prioriser et de trier les patients atteints des formes graves de la COVID-19, ont considérablement entravé les possibilités d'établir une communication efficace. Cette situation a particulièrement affecté le dialogue entre les patients touchés par le Covid Long et les

[1] Les « accès numériques ouverts » en santé désignent l'accès libre et gratuit à des informations, des données, des ressources et des outils numériques liés à la santé, généralement via Internet. Ces accès visent à rendre les connaissances, les données de recherche, ainsi que les services et ressources de santé plus accessibles à un large public, qu'il s'agisse de professionnels de santé, de chercheurs, ou du grand public.

professionnels de santé. Le contexte d'incertitude, les discours médiatiques binaires — opposant d'un côté les jeunes guéris en vingt jours et, de l'autre, les personnes âgées gravement touchées — ainsi que l'absence de connaissance approfondie de la maladie, ont favorisé une posture médicale paternaliste, fondée uniquement sur le discours officiel. Il devient alors compréhensible que les divergences entre les niveaux d'information d'une part, officiels et descendants, d'autre part collaboratifs et horizontaux sur les réseaux sociaux, aient conduit à des incompréhensions, des tensions et des conflits de valeurs et d'expertises, tant dans les cabinets médicaux que dans les établissements de santé. Pourtant, dans l'article *Reconnaître l'expertise des malades du Covid Long* (273), les auteures citent l'étude *Long Covid The illness narratives* (247) pour montrer en quoi la narration du patient constitue une source de connaissances et de savoirs : « D'un côté, les patients attendent des réponses thérapeutiques adaptées, en vain, de l'autre, les médecins sont confrontés à des patients qu'ils ne parviennent pas à soigner et dont les symptômes sortent de leurs grilles de lecture habituelles [...] Les récits de patients atteints du Covid Long constituent un "narratif dont les écoutants manquent" du fait des difficultés des cliniciens à "reconnaître, interpréter et agir sur leurs histoires" et à les orienter pour obtenir des soins pluridisciplinaires adaptés » (273).

Dans son ouvrage intitulé, *Sentir son corps vivant : Émersiologie 1* (8), B. Andrieu, philosophe et enseignant en épistémologie du corps et des pratiques corporelles, souligne l'importance de l'expérience vécue des patients pour saisir la nature de leurs symptômes et de leurs maladies. Il s'intéresse notamment aux dimensions corporelles et affectives et développe une réflexion sur les savoirs expérientiels, connaissances que nous étudierons davantage dans le chapitre suivant. Selon cet auteur, chaque personne développe un savoir spécifique de son propre corps, basé sur ses sensations et ses ressentis, qui est souvent ignoré ou minimisé par les approches médicales traditionnelles. Pourtant, le savoir que le patient a de son propre corps, bien qu'il soit souvent éloigné des savoirs médicaux classiques, est légitime et doit être reconnu comme tel. Le savoir expérientiel se fonde sur les vécus personnels, les douleurs, les malaises, les ressentis, qui donnent un accès direct à la réalité du corps souffrant. Ce n'est pas uniquement à travers des examens cliniques ou des tests que l'on comprend la maladie, mais aussi à travers ce que le patient vit, ressent et exprime de manière personnelle. B. Andrieu défend une approche inclusive des savoirs sous forme de dialogue, dans laquelle le patient est vu comme un acteur et un sujet dans le processus de soin, et non plus comme un objet d'observation clinique. Située à la croisée de la phénoménologie et de la médecine, l'« Émersiologie » est une discipline, développée par B. Andrieu, qui cherche — justement — à comprendre comment les symptômes émergent dans la conscience du malade. Celle-ci prend en compte l'auto-perception du corps, les transformations de la sensation, et la manière dont ces expériences se manifestent tout en donnant la place au vécu et à la construction du récit du patient.

2.1.2. De l'impossibilité du dialogue : des savoirs en tension

Cette reconnaissance de l'expertise des personnes vivant avec une maladie fait peur et peut être une source de tensions. Certains soignants partagent leur inquiétude de voir les patients prendre l'initiative d'établir leur propre diagnostic et, *in fine,* d'imposer des stratégies thérapeutiques. Ils redoutent un renversement de la dynamique relationnelle, qui pourrait fragiliser leur légitimité professionnelle et leur rôle dans le parcours de soins, alors même que leur pratique est régie par des obligations déontologiques inscrites dans le Code de déontologie médicale, lui-même intégré au Code de la santé publique.

« Lorsque certains patients arrivent avec des informations recueillies sur Internet ou des suggestions de diagnostic ou de traitement auto-établis, ma responsabilité est de m'assurer qu'aucune pathologie sous-jacente n'est négligée. Par exemple, si un patient associe son essoufflement à un problème cardiaque, je dois aussi envisager d'autres causes possibles. Mon rôle est de clarifier ces éléments et de proposer une prise en charge adaptée » (Médecin infectiologue, communication personnelle).

Or, il ne s'agit pas tant de favoriser une concurrence des savoirs que de les compléter et de les enrichir, au risque d'entraver la possibilité de prendre des décisions éclairées et coconstruites entre la personne malade et son médecin, dans le respect des rôles de chacun. Toutes les interactions fondées sur la méfiance et la peur renforcent les mécanismes de protection et de défense, réduisant ainsi les chances d'instaurer un véritable « dialogue empathique »[1]. La pression liée au contexte pandémique a montré à quel point un environnement stressant et des sentiments d'impuissance pouvaient entraîner un désengagement et un détachement de la part de certains soignants. Dans ce cadre, la relation clinique est perçue par les patients comme formelle, distante, et dévalorisant leur vécu ainsi que leur expertise. Certains relatent même subir du « gaslighting médical ».[2]

« Pendant la crise Covid, j'ai été mobilisée à l'hôpital pour répondre à l'urgence. Un jour, j'ai rencontré une patiente qui m'a avoué avoir des symptômes fluctuants et multisystémiques qu'elle ne comprenait pas et qui étaient invalidants, voire inquiétants (tachycardie, D-dimères trop élevés, etc.), mais ses examens étaient normaux. Je l'ai renvoyée chez elle, pensant qu'il y avait plus urgent. [...] Plus tard, j'ai appris qu'elle avait une myocardite, détectée tardivement. Je m'en suis voulu. Je me suis coupée émotionnellement par protection. Je n'ai pas pris la mesure de sa souffrance. À la faculté, on nous enseigne à cocher des cases. Mais est-ce cela, la médecine humaniste ? Aujourd'hui, j'enseigne à mes étudiants que même les symptômes qui ne rentrent pas dans les cases méritent notre attention » (Médecin spécialiste intervenant au CHU, communication personnelle).

Dès lors, les patients se retrouvent confrontés à une « injustice épistémique »[3] déniant leur vécu et leur connaissance de la maladie. Leurs témoignages sont ignorés, non crus ou discrédités, ce qui finit par nuire à leur estime de soi. Cette marginalisation épistémique peut s'accompagner de biais discriminatoires sociaux ou institutionnels, qu'ils soient liés à l'âge, à la classe sociale, au handicap, à l'identité de

---

[1] Le « dialogue empathique » est une forme de communication où les interlocuteurs ne cherchent pas à avoir raison ou à convaincre, mais à se comprendre mutuellement en profondeur, même en cas de désaccord.

[2] Le « gaslighting médical » est un phénomène où un patient est systématiquement minimisé, ignoré ou même manipulé par un ou des professionnels de santé, qui mettent en doute ses symptômes, son ressenti ou sa version des événements, sans procéder à une investigation approfondie. Cela peut entraîner une forme de dysfonctionnement relationnel entre le patient et le soignant, où le patient se voit dévalorisé et doutant de sa propre expérience ou perception de sa maladie.

[3] Ce concept développé par la philosophe M. Fricker dans son livre *Epistemic Injustice: Power and the Ethics of Knowing* (2007) désigne une forme d'injustice qui survient lorsqu'un individu ou un groupe est systématiquement exclu ou discriminé dans ses capacités à produire, à partager ou à accéder à la connaissance.

genre, à l'orientation sexuelle, à l'origine ethnique, etc. Ces formes de discrimination ne sont pas isolées : elles se croisent et se renforcent souvent, générant des expériences de marginalisation complexes et uniques, inscrites dans une logique d'intersectionnalité. En ce sens, l'« injustice épistémique » ne s'ajoute pas simplement aux injustices sociales : elle les prolonge et les renforce, en privant les personnes concernées de leur capacité à comprendre et à faire reconnaître la complexité de leur maladie. Les patients se voient ainsi dépossédés de leur pouvoir narratif : leurs récits[1] ainsi que leurs narrations[2] étant minimisés, jugés ou invisibilisés.

« Quand je suis allée voir mon médecin pour parler de mon état d'épuisement et de mes douleurs, il m'a dit que c'était sûrement dû au stress, et qu'il fallait "que je me repose un peu". Je suis maman solo de deux enfants et je suis infirmière. On me dit que "toutes les mères dans ma situation" sont fatiguées. C'est comme si ma douleur et mes symptômes étaient normaux [...] et ne pouvaient pas être, en plus, le signe d'une maladie. Pourtant, je sais faire la différence entre ma fatigue du quotidien et une fatigue anormale !! » (Femme atteinte de Covid Long, communication personnelle).

Face à ce manque d'écoute et de prise en compte, les personnes concernées par une maladie mal comprise ont le sentiment d'être livrées à elles-mêmes, sans reconnaissance ni soutien médical ou social.

2.1.3. Derrière le silence : du déni à la perte de contact

Pour beaucoup d'entre eux, la relation de soin est marquée par une expérience d'invisibilisation. « À peine j'ai commencé à décrire ma douleur, que le médecin m'a coupé la parole pour m'ausculter. Puis j'ai essayé d'expliquer ce que je vivais, mais il m'a dit que je lisais trop Internet », confie Cécile, une patiente atteinte de maladie chronique. Ce type de témoignage illustre la manière dont la parole du patient peut être minimisée, voire interrompue, dès les premières minutes de la consultation. Une étude souligne d'ailleurs que « les patients disposent en moyenne de 11 secondes pour expliquer les raisons de leur consultation avant d'être interrompus par leur médecin » (173).

---

[1] Le « récit » désigne l'histoire elle-même et peut être raconté sous différentes formes (écrit, oral, visuel, etc.).

[2] La « narration » fait référence à la manière dont l'histoire est racontée, les choix de style, de ton, ainsi que l'organisation des événements.

Derrière ces interruptions se joue une « silenciation » de l'expérience des personnes malades, qui entrave la possibilité de nuancer les symptômes, d'articuler le récit du patient au discours médical et, surtout, de coconstruire une démarche de soin plus ajustée. Cette mise à distance du point de vue de la personne concernée par la pathologie ne relève pas seulement d'un défaut de communication : il constitue le terreau même de l'« injustice épistémique », dans laquelle le patient n'est pas reconnu comme sujet compétent de son propre vécu. Nous verrons dans le chapitre suivant que le traitement réservé aux patients peut différer quelque peu lorsque ceux-ci partagent le même statut social ou un niveau de compétence comparable à celui du soignant, ce qui n'évite pas, pour autant, le phénomène de « silenciation ». Parfois, cette distanciation prend des formes plus subtiles, comme ce que certains patients décrivent comme une « empathie de façade » : une posture en apparence bienveillante, mais dénuée d'écoute réelle.

« Elle hochait la tête en souriant, mais je voyais bien qu'elle ne m'écoutait pas vraiment. Elle m'a dit d'un air désolé : “je comprends, on ne sait pas encore ce que vous avez, je ne peux rien faire.” Je me suis tue. Ça sonnait faux » (Marie, atteinte de Covid Long, communication personnelle).

À ce sujet, certains soignants expriment, eux-mêmes, leur difficulté à écouter pleinement leurs patients : « On voudrait pouvoir écouter davantage, mais avec environ dix minutes par patient et des dossiers à remplir entre deux consultations, ce n'est tout simplement pas possible ». Un autre médecin confie : « L'empathie, c'est pas automatique ! Quand on est soi-même épuisé, qu'on enchaîne les journées, on n'y arrive plus. Parfois, on écoute par obligation. On n'a pas d'autre choix d'autant que la bientraitance dans notre métier, c'est devenu une norme parfois évaluée. Je ne dis pas que ce n'est pas bien, mais, dans les faits, c'est pas toujours possible ! » Ici, le médecin fait référence à l'un des guides de recommandation de la HAS (158), tout en reconnaissant qu'il n'a ni le temps de les consulter systématiquement ni les moyens de les appliquer dans toutes les situations. Il souligne ainsi le décalage entre certaines prescriptions normatives, parfois perçues comme moralisatrices ou culpabilisantes, et la complexité de la pratique éthique au quotidien. Parfois, ces obstacles communicationnels construisent un mur, infranchissable, entre soi et l'autre, rendant la communication impossible. Il devient dès lors difficile de faire entendre la voix du patient et de faire valoir ses droits. C'est le cas de certains d'entre eux qui se sont vus transférés en unité psychiatrique, ce qu'ils expliquent comme une réaction pragmatique des médecins face à l'incapacité de trouver une explication claire.

« Nous étions en période de confinement, j'avais des symptômes par vague, à différents endroits du corps. Depuis plusieurs semaines, je perdais du poids et peinais à marcher. J'ai appelé les urgences car je n'avais plus de force et mon cœur battait trop vite. Après des tests Covid, le personnel des urgences m'a dit qu'il ne pouvait rien pour moi car mes tests étaient négatifs. Ils m'ont transférée dans un autre service. [...] En arrivant, on m'a proposé un anxiolytique et j'ai compris que j'étais dans une "unité psy". Je ne me sentais pas à ma place. J'avais besoin de soins pour mon cœur et ma faiblesse musculaire... ! Pas pour de l'anxiété, soi-disant liée à la pandémie ! J'ai demandé à sortir, la cheffe de service m'a dit que l'hôpital n'était pas une prison et que, donc, je pouvais partir. Ses termes m'ont choquée. L'état du service aussi d'ailleurs. [...] J'ai préféré retourner près de ma famille, malade certes, mais rassurée et prise en compte. S'il fallait souffrir, ce serait loin de l'hôpital. Plus tard, j'ai passé des examens montrant des atteintes cardiaques » (Patiente atteinte de Covid Long, communication personnelle).

Dès lors, le patient peut faire face à une rationalisation de la maladie et des relations humaines, qui se traduit par des attitudes apparemment correctes, mais déconnectées d'un engagement réel, comme en témoignent des phrases telles que : « J'ai fait ma part, j'ai été respectueux, j'ai parlé avec cette personne ». Ce type de rapport, en apparence conforme, se heurte pourtant à des dynamiques plus profondes, où l'intégrité — entendue comme la cohérence entre les pensées, les ressentis et les actes — est fragilisée, et où la responsabilité est déléguée ailleurs. C'est dans ces contextes d'invisibilisation du vécu que se manifeste un phénomène qui mérite une attention particulière : celui du déni, souvent inconscient, mais qui entrave la construction d'un lien thérapeutique authentique. Ce déni peut prendre plusieurs formes : celui de la parole du patient, réduite ou ignorée ; celui de la responsabilité, reportée sur des contraintes organisationnelles ; ou encore, celui des institutions, lorsque les relations de soin sont cadrées par des normes ou des protocoles difficilement applicables. Ce témoignage illustre avec force ces trois types de déni à la fois :

« Nous sommes invisibles ! Je lutte pour faire reconnaître mon Covid Long et mon handicap. Les démarches sont longues et compliquées. Mon médecin semble dépassé, et je dois me débrouiller toute seule pour trouver des informations » (Patiente, communication publique (11)).

Cette distorsion entre les discours officiels (institutionnels et médicaux) et l'expérience vécue ne fait pas disparaître les tensions ; au contraire, elle risque de les cristalliser, renforçant les stéréotypes du « malade imaginaire » victimaire et du « médecin autoritaire » ou du « soignant sauveur », enfermant chacun dans un rôle figé et dans une relation devenue asymétrique plutôt que complémentaire. Nous y reviendrons. En y regardant de plus près, ce déni de la réalité vécue ouvre la voie à des formes insidieuses de déshumanisation, où les interactions se réduisent à de simples formalités, plutôt qu'à de véritables échanges humains. Depuis la crise de la COVID-19 et l'essor des outils numériques, cette dynamique a pris une nouvelle tournure, se traduisant par une perte de contact réel, allant parfois jusqu'à une dépersonnalisation des relations de soin.

« J'ai eu une téléconsultation la semaine dernière. C'était pratique, mais un peu expéditif. Il y avait des problèmes de connexion, j'ai eu du mal à savoir s'il comprenait vraiment ce que je disais. J'utilise aussi une application pour suivre l'évolution de mes symptômes, mais parfois, j'ai l'impression que tout passe par des questionnaires, des chiffres, des écrans… et, en vérité, je me sens seule dans mon parcours. C'est utile, bien sûr, mais je ressens un manque de contact et de lien humains » (Patiente atteinte de Covid Long, communication personnelle).

Par conséquent, derrière ces interactions manquées, dans une société où le recours aux masques sociaux et à la technologie constitue autant de stratégies pour préserver les apparences, pour se protéger ou éviter le conflit, une question essentielle émerge : comment repenser l'engagement profond des soignants à voir au-delà des apparences dans une relation de soin et d'accompagnement ? Nous reviendrons sur ces enjeux tout au long de cet ouvrage en mettant en lumière les défis éthiques et culturels qu'ils soulèvent.

2.1.4. Faire alliance dans l'incertitude : construire un cadre commun

À ce stade, une question se pose logiquement : que souhaitent vivre les personnes dont la maladie est mal comprise ? Au regard des témoignages, une grande partie d'entre elles aspire à être impliquée dans leur prise en charge, en partageant les informations et ressources pertinentes, avec pour objectif ultime de soulager leur douleur et d'en comprendre les causes sous-jacentes. Elles se disent prêtes à entendre que les professionnels de santé ne connaissent pas l'origine de leurs symptômes et à faire alliance avec eux pour coconstruire une prise en soin ajustée à leur situation, incluant un suivi. Elles expriment le besoin de bénéficier d'explications claires et sincères, ainsi que d'un espace de soutien et d'accompagnement social pleinement intégré au parcours de soins. Certains veulent comprendre les risques liés à certains symptômes, comme l'essoufflement ou les troubles de la mémoire, et attendent une écoute attentive pour pouvoir participer activement à la recherche de solutions, en attendant des réponses fondées sur les avancées de la recherche.

« Quand j'ai commencé à avoir des douleurs articulaires, des pertes de mémoire et cet essoufflement anormal, j'ai vu plusieurs médecins. Aucun n'a su me dire ce que j'avais. Ils m'ont dit que ça passerait avec du repos et du temps. J'aurais préféré qu'ils me disent franchement qu'ils ne savaient pas, plutôt que de minimiser. Je ne demande pas des réponses toutes faites. J'aurais préféré qu'on me dise honnêtement : On ne sait pas encore, mais on va chercher ensemble et on va vous aider » (Femme atteinte de Covid Long, communication personnelle).

La crise pandémique a également mis en lumière des difficultés déjà présentes, révélant les fragilités du système de santé. Les complexités administratives et le manque de moyens matériels — tels que les lits — et de moyens humains contribuent à alimenter le désarroi des patients, mais aussi l'impuissance des soignants, suscitant une colère commune, larvée, qui se cristallise en période de crise à l'encontre des pouvoirs publics. Or, c'est précisément dans ces situations exceptionnelles que les personnes malades, tout comme les professionnels de santé, expriment le besoin de pouvoir s'appuyer sur un maillage territorial solide et sur des modes d'organisation éprouvés et des espaces institués de discussion, de délibération et de décision. De tels dispositifs, censés être déjà opérationnels en temps normal, sont essentiels pour offrir un soutien adapté et répondre à l'ampleur et à l'incertitude propres à une crise sanitaire.

« On a dû faire face à l'urgence avec des moyens limités. On a tout donné ! Chaque jour était un défi, les équipes étaient épuisées. On a pris la vague de plein fouet ! On a été applaudi au début. Très bien. Mais nous, ce qu'on demande, ce sont des moyens pour faire notre travail correctement, pour pouvoir vraiment prendre soin des gens à n'importe quel moment » (Infirmière du CHU, communication personnelle).

Par conséquent, l'un des besoins exprimés par les patients, mais aussi leurs proches, les soignants, et les accompagnants consiste, en priorité, à bénéficier d'un « environnement soutenant », propice au développement de relations de collaboration. Cette demande suppose une transformation en profondeur du système de santé, intégrant les principes éthiques fondamentaux et favorisant l'émergence, au sein des institutions, d'une véritable culture de l'éthique de la discussion. Cette problématique sera développée ultérieurement et donnera lieu à des recommandations plus précises.

2.2. Le devenir existentiel de la personne malade

« Toucher au corps, y porter atteinte, comme le fait la maladie, c'est modifier la tonalité de la vie intérieure, détruire l'harmonie d'une mélodie intime, comme si le sentiment de soi perdait sa capacité de modulation et se réduisait aux mêmes accords monotones » (C. Marin (206)).

2.2.1. Être malade et incompris : la maltraitance invisible

L'étiquette du « malade imaginaire » engendre un sentiment profond d'incompréhension, laissant progressivement un doute et une culpabilité s'installer en soi. Par effet de ricochet, les personnes, confrontées à un diagnostic dit « dans la tête », sont plus enclines à éprouver une disharmonie[1] entre leur vécu personnel et les réactions

[1] Le terme « disharmonie » fait ici référence à la disharmonie biologique, liée à la perturbation des fonctions organiques ou des processus biologiques (hormonaux, métaboliques, etc.), la disharmonie psychologique ou émotionnelle, liée au manque de prise en soin adaptée et la disharmonie sociale ou relationnelle, créée par un manque d'écoute et de compréhension au sein de la relation médicale, mais aussi au sein de la société pouvant entraîner des malentendus, des préjugés et des conflits.

extérieures. Le regard des autres, leurs jugements, aggrave cette hésitation et trace un sillon qui devient la nouvelle peau, le nouveau moi, l'identité même de la personne en souffrance. Il est parfois très difficile de vivre avec une affection mal comprise qui s'immisce progressivement dans un quotidien peu préparé. Petit à petit, la personne touchée par la maladie modifie la façon dont elle se perçoit tout en gardant en elle l'espoir de guérir et de retrouver son état de santé initial. Il n'est pas rare que ce changement creuse en elle, subrepticement, un fossé entre son désir et sa réalité, fossé qui devient un conflit intériorisé.

« Comment est-ce possible ? Comment un virus, invisible à l'œil nu, peut-il prendre ainsi le pouvoir sur mon cerveau, mon corps, ma vie ? Cela me semble tellement irréel, prendre mon petit déjeuner m'épuise, répondre à un texto m'épuise, je ne comprends plus rien et j'ai perdu tous mes automatismes. [...] Je ne supporte pas que ma mère doive s'occuper de mes enfants à ma place. Je m'en veux. Je culpabilise de ne plus travailler alors dès que je pense aller mieux, même si je tiens à peine debout, je tente une reprise et quelle violence de réaliser que je n'arrive plus à rien. Je veux sortir de ce cauchemar. J'ai tellement honte de ce que je suis devenue... » (Patiente atteinte de Covid Long, communication personnelle).

Les traitements et les soins médicaux s'imposent comme le nouveau centre de gravité de la vie du patient, dont la maîtrise de sa propre existence lui échappe. La vie n'est plus celle d'avant. Ce sont toute une série de petits détails, au quotidien, qui le rappellent : une conversation difficile à suivre, un effort comme faire la vaisselle qui devient insurmontable, etc. La vie conjugale peut aussi en être impactée, laissant des empreintes affectives durables, qu'elle soit de l'ordre du renforcement du lien ou, au contraire, de son délitement. Pourtant, F. Jullien, dans son ouvrage *De l'intime. Loin du bruyant Amour* (179), explique que l'intime tient associé « le *retrait* et le *partage* ». C'est du « fait même de la possibilité de retrait (que) naît la sollicitation du partage ». Cette danse subtile est mise à l'épreuve quand la maladie s'installe. Tous ces moments de déséquilibre ainsi cumulés en soi et avec l'autre remettent en question le sens même de l'existence.

« Quand mes symptômes ont commencé à devenir chroniques, j'ai vu notre relation se fissurer lentement. Au début, il était là, prêt à tout affronter avec moi, mais au fil du temps, je le sentais s'éloigner. J'avais peur de le perdre ! Quand il m'a dit qu'il n'en pouvait plus, c'était comme si tout se brisait. La séparation n'a pas été un choix. Aujourd'hui, je me demande si c'est la maladie qui nous a séparés, ou si c'est le poids de l'invisible. Je dois tout reconstruire » (Patiente atteinte de Covid Long, communication personnelle).

Dans cette dynamique de soins, inappropriés, voire absents, le silence devient un refuge pour ne pas exposer aux autres la souffrance, exacerbant la crise existentielle. Il est de rigueur de « faire bonne figure », « de tenir bon »... mais jusqu'à quand ? Avec le temps, les personnes affectées peuvent ressentir une perte d'intérêt ou un sentiment d'inutilité de plus en plus marqué, surtout si la maladie entrave l'accomplissement de leur rôle au sein de la famille, de la société, dans leur carrière ou dans la poursuite de leurs passions. Il n'est pas rare, pour se protéger, de se replier sur soi et de basculer progressivement dans un isolement social pouvant conduire à la dépression. Certains patients peuvent traverser différentes étapes de détresse, allant des pensées suicidaires jusqu'au passage à l'acte, que ce soit par un geste — parfois non létal, parfois conduisant à la mort — ou, dans certains contextes, par un recours au suicide assisté.

« On m'a dit que cela durerait trois mois, puis six, puis neuf... Puis on ne m'a plus jamais donné d'échéance... à un moment, j'ai pensé au suicide assisté en Suisse ou en Belgique si j'avais dû rester ainsi, j'en avais même parlé à ma famille, je ne voulais ni être un "poids" pour elle ni pour la société » (Patiente atteinte de Covid Long, communication personnelle).

La psychologisation de la maladie ne fait donc qu'ajouter un fardeau supplémentaire à une situation déjà complexe et inconnue. Les répercussions pour les patients vont bien au-delà de la relation soignant-soigné : elle affecte profondément leur « rapport à soi »[1], en intégrant la dimension de l'autre et de la société, et en modifiant leur manière d'habiter le monde. La personne affectée n'est plus seulement confrontée à ses symptômes ou à une épreuve corporelle, mais aussi à

[1] Le « rapport à soi » signifie la manière dont le patient se perçoit, se comprend et se vit avec la maladie. Cela inclut la relation que l'individu entretient avec son corps, ses émotions, ses besoins, ses valeurs et ses croyances.

un regard social chargé de significations, de jugements qui influencent son identité, son discours et sa propre compréhension de la maladie.

2.2.2. Coexister avec la maladie

L'apparition de symptômes, multiples, chroniques, souvent invalidants, et l'impossibilité de trouver un traitement adéquat est un véritable bouleversement qui nécessite, à bien des égards, de développer des capacités de « survivance » (270) pour maintenir ou continuer à exister malgré des conditions adverses ou des changements importants. C. Tourette-Turgis décrit le concept de « survivance » (*Ibid.*) comme une notion qui va au-delà de la simple survie. Elle implique une forme de résistance et de résilience face aux défis et aux adversités. Cela signifie non seulement continuer à exister, mais aussi trouver des moyens de s'épanouir et de s'affirmer malgré les obstacles. La « survivance » est donc liée à la capacité de se réinventer et de maintenir une identité, même dans des contextes difficiles. C'est une approche qui valorise la force intérieure et la créativité des individus face aux épreuves qui les traversent. C. Tourette-Turgis nous offre sa lecture sensible de cette étape de vie, qui n'est en rien une fatalité. « Peut-on reconstruire en oubliant le passé ? Ceux qui ont vécu ou analysé le phénomène de la reconstruction d'après-guerre savent que le passé ne peut pas être éradiqué. Il nécessite tout un travail pour trouver sa juste place. Le refouler ne suffit pas » (*Ibid.*). L'auteure ajoute ensuite : « ce qui est refoulé brise parfois les digues, lors d'événements douloureux ou même heureux, dans un raz de marée d'émotions, de chagrins oubliés qui nous envahissent alors, viennent troubler la couleur du ciel des jours heureux » (*Ibid.*).

L'expérience de la maladie peut conduire à une réévaluation de ses croyances spirituelles ou philosophiques. L'objectif est de rechercher de nouvelles significations et de nouveaux rapports au monde afin de se sentir « vivant autrement ». Plusieurs patients expriment le désir de se recentrer sur l'essentiel et font le vœu de conserver dans leur vie ce qui les soutient, notamment leur environnement proche, incluant leur cercle familial et/ou amical.

« Plus je lutte, plus il gagne. Cela fait maintenant trois ans. Il a chamboulé ma vie en profondeur, mais je suis mère, et cela, rien ne pourra le suspendre. Un jour, mes enfants m'ont dit “Mais maman, tu sais, même si on ne vit plus comme avant, si tu es heureuse, on est heureux !”. […] Je réalise qu'en effet, même si je garde au fond de moi l'espoir de redevenir comme avant, en faire un objectif est finalement contre-productif. Il faut que je m'accepte telle que je suis, que j'accepte ce nouveau corps lourd, brumeux et limitant sans regarder en arrière. Il faut que j'arrête de me culpabiliser, de me sentir coupable face à l'attitude et au regard de ceux qui ne comprennent pas cette maladie invisible. [...] J'ai une vie d'équilibriste où je dois avancer tout en essayant de ne pas chuter, où je suis obligée d'écouter mon corps et plus mes envies. Je dois en quelque sorte me réapprivoiser ! » (Patiente atteinte de Covid Long, communication personnelle).

Certaines personnes touchées par la maladie, qui conservent encore un peu d'énergie, trouvent la force de surmonter cette épreuve et d'en tirer des leçons. Mais tout dépend de leur état de santé et de leur contexte de vie. Mû par le désir d'aider, de prévenir et de faire communauté, celui ou celle qui recherche un nouveau but à sa vie s'engage au service des autres dans des activités bénévoles, de sensibilisation et d'accompagnement des pairs pour aider, prévenir, informer, anticiper les crises, parfois au prix de sa santé. Il s'agit de montrer que « l'on n'est pas seul » et que l'on peut encore contribuer à la société : y avoir une place en devenant lanceur d'alerte ou « passeur de connaissance » et en continuant d'apprendre, d'évoluer et d'acquérir de nouvelles compétences.

« Je ne pouvais pas me résigner à être inapte au travail, à me considérer comme étant invalide, handicapée. Avant, je faisais mille choses, dont aider les autres ! Je ne voulais pas laisser partir cette envie. Je me suis donc investie dans une association afin d'aider les malades, ne pas les laisser seuls. Je voulais que mon expérience et mes compétences professionnelles soient utiles aux autres, pour qu'à l'avenir, plus personne ne vive plus jamais l'enfer que j'ai connu » (Patiente atteinte de Covid Long, communication personnelle).

Cette reconnaissance sociale pourrait aller plus loin. L'expérience des personnes atteintes de pathologies encore mal comprises les place en position de sentinelles, au sens où elles sont à la fois témoins et actrices d'une réalité médicale et sociale en transformation. Ce rôle, bien que largement sous-estimé, porte en lui un potentiel précieux de réconciliation entre savoirs expérientiels et savoirs scientifiques, d'anticipation des crises ainsi qu'une dynamique de renouvellement des cadres de pensée autour de la santé et de la maladie. Dans l'ouvrage intitulé, *L'anthropologie, Objets-Histoire-Courants* (128), chapitre *Anthropologie des zoonoses*, F. Keck explique par exemple que « la préparation à la pandémie cherche à anticiper l'événement [...] et repose en particulier sur l'usage de populations sentinelles, où la catastrophe est perceptible avant d'affecter d'autres populations ». Nous considérons que la reconnaissance des patients ayant des maladies mal comprises, dont ceux atteints de maladies émergentes, permettrait également de mieux préparer et accompagner, sur le long terme, les défis posés par les maladies post-infectieuses ou chroniques complexes, comme c'est le cas dans certaines maladies neuro-évolutives.

2.2.3. Repenser l'approche de la maladie et du soin

La crise existentielle chez les personnes malades dont les causes peuvent être multiples est une expérience singulière et transformatrice. Elle offre un temps en suspens, un temps de réflexion dans une société qui prône et valorise l'action, la performance et la réussite individuelle. Elle suggère de ralentir, d'écouter son propre rythme, ses maux, ses changements de pensées et d'en prendre conscience pour choisir sa nouvelle direction. C'est avec amour et tolérance qu'il convient d'accompagner ces métamorphoses et d'être collectivement touché par cet enseignement que l'expérience de la maladie impose.

En cela, nous pouvons nous inspirer des soignants des unités de soins palliatifs qui proposent des pistes d'accompagnement d'une grande noblesse de cœur. Nous pensons qu'elles pourraient s'appliquer au-delà de ces « espaces du dernier souffle ». Selon M. de Hennezel dans l'ouvrage *l'Amour ultime* (159), une enquête menée auprès des soignants d'une unité de soins palliatifs révèle que la confrontation régulière à la mort induit une transformation profonde du rapport au monde. Elle révèle d'abord une nouvelle « hiérarchie des valeurs », marquée par la « primauté de l'affectivité sur l'effectivité », autrement dit, un recentrage sur les liens humains et les émotions, au détriment de l'efficacité ou de la performance. S'y ajoute un rapport au temps profondément modifié avec une « envie de prendre du temps pour apprécier chaque moment de la vie, qu'il soit bon ou mauvais », en accordant « une importance (au) temps présent », trop souvent négligé dans un quotidien rythmé par l'urgence. Enfin, l'enquête met en évidence une « attitude profonde à l'égard des êtres et des choses : prise de conscience du prix de la vie, mise au rencart des attitudes de maîtrise, de toute-puissance et de possessivité [...] L'accompagnement ne consiste donc aucunement à transmettre un savoir [...], à donner des conseils, ni même, au sens étroit du terme, à faire de l'intervention. Il s'agit de disponibilité et de présence à l'autre, d'ailleurs souvent silencieuse, qui assurent [...] l'écoute de ce que les autres ne veulent ou ne peuvent entendre. Le tact que reflète le suivi [...] ne s'apprend pas dans les livres ! » (*Ibid.*). En ce sens, l'accompagnement, au-delà des soins apportés, est un geste de corégulation, une aide qui s'exprime par un contact subtil à travers la présence, l'écoute, les gestes et la parole.

C. Marin (206), philosophe elle-même atteinte d'une maladie chronique, montre avec justesse et sensibilité ce que recouvre le soin dans sa fonction première et essentielle d'accompagnement de la vie de la naissance à la mort : « Soigner, c'est alors [...] aider à aimer et à habiter ce corps. Le soignant a ce pouvoir d'investir ce corps de valeurs ou d'en révéler des capacités encore inconnues du patient. Le paradoxe du soin tient alors dans le fait de l'accompagner pour qu'il apprenne à être seul, à se supporter soi-même, dans tous les sens du terme : se réconcilier avec lui-même et ne plus craindre de s'effondrer sans tuteur extérieur ». La légitimation de la parole, du vécu et des connaissances du patient participe à l'émergence d'une véritable culture de l'expérience, ancrée dans les valeurs du soin et de l'accompagnement. Elle aide également à restaurer ce qui n'a pu être dit, entendu, exprimé comme source d'informations et possibilité de réadaptation au réel. Cette culture n'est pas seulement partagée par les acteurs de la santé, mais aussi par ceux de l'éducation et de l'écologie. En effet, la place de l'expérience vécue et de l'écoute empathique semble de plus en plus centrale dans notre société. Il appartient aux patients, aux citoyens et aux professionnels de santé de faire vivre cette culture, de la faire évoluer et de l'intégrer harmonieusement dans le système de santé, tout en la combinant avec d'autres cultures, telles que celles de la science et de la médecine.

2.3. L'invisibilisation des enfants malades

2.3.1. Une tendance française à la psychologisation ?

Si l'on se réfère aux propos de C. Marin, selon lesquels « le soin réparateur que l'on évoque dans un cadre thérapeutique n'est rien d'autre que la reprise d'un soin plus élémentaire, un soin parfois invisible [...] l'attention qui seconde l'enfant et l'aide à devenir lui-même ». Si l'acte de soigner passe également par le fait « d'aider le patient à se raconter, à faire un objet de parole de ce qui a été souvent vécu comme indicible, mettant en déroute la narration de soi, trouant le récit intime [...] » (*Ibid.*). Dès lors, comment un mineur, enfant ou adolescent malade, dont le développement nécessite déjà une attention particulière, peut-il être entendu et soutenu dans le cadre d'une maladie incomprise ? En effet, en France, il semble que l'enfant, dans de nombreuses situations, se heurte à une incompréhension de ses symptômes, à un déni, voire à des formes de maltraitance médicale.

« Léna avait l'impression de ne pas être prise au sérieux. Quelle souffrance pour elle et son entourage... La seule chose qu'elle voulait, c'était de revoir ses amis et reprendre une scolarité comme tous les jeunes de son âge. Elle est restée très courageuse et volontaire, et n'a rien lâché. Toujours un moral d'acier, rien à voir avec quelqu'un de dépressif. Elle continuait à venir à table même à quatre pattes, mais elle venait » (Maman d'une fille âgée de 13 ans atteinte de Covid Long, communication publique (11)).

Les parents ou tuteurs, ainsi que les représentants de collectifs ou d'associations d'enfants malades, expriment une inquiétude croissante face à la tendance quasi systématique à psychologiser la maladie chez les mineurs et parfois à la psychiatriser. Lorsqu'un enfant souffre de symptômes persistants, comme ceux du Covid Long, ses représentants se heurtent à un véritable parcours du combattant pour faire reconnaître les causes physiopathologiques de ses symptômes, comme en témoigne le récit de cette maman.

« Je viens d'avoir rendez-vous avec la pneumologue qui a reconnu un Covid Long avec une hyperventilation respiratoire, elle a posé le diagnostic [...] Ce fut un soulagement car, jusqu'à présent, j'avais l'impression d'être dans une errance médicale entre les docteurs généralistes qui nous disent "on ne connaît pas tout du virus" et les autres "cela va passer, on laisse comme ça"... Je trouve cela incompréhensible... J'aimerais que la prise en charge soit plus rapide et qu'on ne nous laisse pas dans cette errance en essayant de trouver nous-mêmes des solutions » (Maman d'une adolescente[1] atteinte de Covid Long, communication publique (11)).

Ce constat n'est malheureusement pas propre à la maladie du Covid Long. D'autres pathologies médicalement inexpliquées se voient

---

[1] L'âge de la patiente n'a pas été communiqué.

attribuer un diagnostic psychologique infondé, obligeant les enfants à une errance médicale et laissant leurs parents dans un profond doute et désarroi. Le témoignage de Laure, par exemple, illustre cette réalité.

« Trop stressée », « Parano », « consultez un psy ! »... Quand Louis est né, Laure a su qu'il était différent, c'était bien la seule : « Une seconde pédiatre nous rassure et reproche à sa consœur de nous "inquiéter pour rien" ; "Tous les tests sont bons, votre bébé va bien", assure-t-elle. Me serais-je fait un film ? » (Laure, maman d'un enfant atteint de maladie rare, communication publique (245)).

Ce diagnostic réduit à une origine strictement psychologique, fondé sur l'absence de preuves scientifiques, est d'autant plus préoccupant qu'en France, la consommation de psychotropes chez les mineurs a doublé entre 2010 et 2021, tandis que d'autres pays observent une tendance inverse. Les enfants sont ainsi de plus en plus exposés à la prescription de traitements psychoactifs, avec des taux d'augmentation alarmants dans le recours à certaines catégories de médicaments. La surmédication touche désormais « plus de 5 % des jeunes. À l'inverse, les autres pays européens et l'Amérique du Nord observent des effets de palier, voire une baisse de la médication chez les plus jeunes » (283). Ces chiffres inquiètent à la fois les parents et les autorités, et devraient tous nous alerter. Les symptômes, tels que les douleurs abdominales ou les céphalées, sont fréquemment interprétés comme des manifestations de stress ou d'anxiété par les soignants, ce qui conduit souvent à négliger d'éventuelles causes organiques sous-jacentes. Dès lors, la consommation de psychotropes pourrait, en partie, être liée aux diagnostics de maladies considérées comme imaginaires. D'autant plus, selon cette même étude, qu'une part importante des prescriptions ne respecte pas les recommandations. C'est une hypothèse que nous ne pouvons écarter. De surcroît, cette pratique peut être encouragée par l'idée qu'un enfant ou un adolescent, en raison de son jeune âge, ne peut pas être réellement malade, plongeant ainsi les parents dans une profonde confusion.

2.3.2. Les mineurs face à l'autorité

C'est pourquoi ces derniers ont tendance à osciller entre deux postures contraires, source de dissonances cognitives[1]. Certains parents peuvent être enclins à faire confiance aux avis des professionnels de santé, au point de minimiser les ressentis de leur enfant. Ils peuvent penser que celui-ci « fait des caprices » ou qu'il « cherche à attirer l'attention en simulant des maladies ». Ce faisant, ils se placent du côté du praticien et de l'autorité qu'ils exercent sur leur enfant, tout en niant sa parole, ses émotions et ses besoins. Il est vrai que l'intention sous-jacente est souvent liée à l'inquiétude et à la volonté de ne pas dramatiser, dans l'espoir que la situation se résolve d'elle-même. La cohabitation des sentiments de confiance envers la parole de l'expert et la culpabilité parfois trop lourde, chez le parent, de ne pas avoir assumé correctement son rôle, peuvent expliquer le déni, qui reflète une réelle détresse. Les enfants et adolescents, pris dans ce conflit qui ne leur appartient pas, se retrouvent dès lors privés de parole, laissant la décision à l'autorité parentale et à celle des professionnels de santé. Leur position de dépendance les amène à se conformer aux comportements et aux choix de leurs figures d'attachement, endurant la maladie en silence.

« Personne ne croit en ma maladie, ni les médecins, ni les profs, ni mes amis. Mes parents aussi sont dans le déni. Ils me disent que je suis jeune et que je me fais trop de bile. Je prends sur moi et j'essaie de cacher le plus possible ma souffrance. Parfois, je m'écroule quand j'arrive chez moi, mais je ne souhaite pas inquiéter les autres. J'ai peur d'être exclue et d'être seule, alors je résiste et je souffre en silence » (Lycéenne atteinte de Covid Long, communication personnelle).

À l'inverse, certains parents, tuteurs et même quelques soignants, défendent ardemment la voix de l'enfant. Lorsqu'ils constatent des changements soudains et significatifs de comportement, tels que des troubles de la concentration, un épuisement extrême, voire une incapacité à marcher, ces figures d'autorité parentale ou médicale prennent le temps d'observer la situation, d'écouter, de consulter leur enfant et s'investissent pleinement dans leur rôle. Dans certains cas,

[1] La « dissonance cognitive » désigne un état de tension qui se produit lorsqu'une personne est confrontée à des informations, des croyances ou des comportements contradictoires.

elles remarquent des changements radicaux de comportements, tels qu'une dégradation des performances scolaires, alors que leurs enfants avaient auparavant un goût prononcé pour l'école et obtenaient de bonnes notes. Elles se heurtent souvent à un manque de compréhension de la part des établissements scolaires, qui ne mettent pas en place d'aménagements adaptés, laissant ainsi les mineurs dans une situation d'errance et contraints d'adopter des comportements compensatoires. Elles constatent également que les traitements psychologiques prescrits en première intention ne produisent pas d'effets notables sur les symptômes, voire les aggravent.

« Le temps est long et nous ne savons pas combien de temps cela va durer et s'il y aura un retour à la normale. Il y a un centre de rééducation post-covid au CHU de Clermont-Ferrand, mais ils ne prennent pas les enfants. Est-ce que les enfants et les ados ne sont pas aussi importants que les adultes ? Ces jeunes jouent aussi leurs vies et leur avenir (plus de cours) et rien n'est mis en place pour eux. Il serait grand temps que le gouvernement, le corps médical et les familles se mobilisent pour aider tous ces jeunes pour qui il n'y a rien de mis en place » (Maman d'un garçon de 13 ans atteint de Covid Long, communication publique (11)).

Pourtant, l'état de santé de ces jeunes exige un changement d'habitudes et une adaptation du quotidien. Pour certains parents, il leur faudra justifier la déscolarisation de leur enfant, bouleversant profondément la dynamique familiale. De fait, le père ou la mère doit prendre des dispositions, réduire, voire arrêter son activité professionnelle pour accompagner son enfant dans cette nouvelle réalité. Ces aménagements de vie entraînent des coûts supplémentaires qui ne peuvent être supportés par tous les ménages. Les familles, déjà confrontées à des besoins médicaux complexes, se sentent souvent démunies et manquent de soutien. En outre, l'état clinique du mineur malade ne lui permet plus d'évoluer comme un enfant ou un adolescent en bonne santé. Il se voit contraint de restreindre ses sorties et ses activités, et, parfois, de perdre des amis à un âge où la socialisation et le sentiment d'appartenance sont essentiels à son développement.

« Il n'a pas vraiment fini son année de terminale au lycée, n'a pas pu passé son bac blanc, a mis plusieurs jours à se remettre de passer son grand oral du bac. N'a pas pu voir ses amis comme il voulait. Grande fatigue et maux de tête » (Cécile, maman de Yohann, 16 ans, atteint de Covid Long, communication publique (11)).

2.3.3. Le poids du silence

Enfin, cette situation peut entraîner une stigmatisation (46), et ce, dès le plus jeune âge, avec des répercussions sur la construction de l'identité et de l'image de soi. Il n'est pas rare de constater que les pressions socioculturelles et la valorisation de la santé mentale participent au renforcement des discriminations, y compris celles accusant l'enfant ou l'adolescent de provoquer et d'entretenir ses symptômes. Certains parents se retrouvent également accusés, à tort, de maltraitance compte tenu de la présence de certains symptômes, ce qui peut entraîner des signalements injustifiés, des déchirements intrafamiliaux ajoutant de la souffrance à la situation de départ. Nous entendons la parole des professionnels de santé, des parents et des tuteurs, mais qu'en est-il de celle des enfants et des adolescents ? Comment les écoutons-nous, et quel soutien, adapté à leurs besoins, sommes-nous, en tant qu'adultes, capables de leur apporter ? Afin de prévenir de telles situations préjudiciables, ne serait-il pas nécessaire que chaque acteur de la société s'organise collectivement et assume sa part de responsabilité face à ce fléau, pour faire entendre la voix des mineurs malades et les soutenir à la fois avec empathie et rigueur scientifique ?

« J'ai appris à me taire, quand personne n'entend » (Lycéenne atteinte de Covid Long, communication personnelle).

2.4. Soutenir sans souffrir : un parcours complexe pour les proches aidants

2.4.1. Les proches aidants face aux choix médicaux et au regard social

Dans le cadre de la psychologisation de la maladie, les proches aidants ainsi que l'entourage, qu'il s'agisse des membres de la famille ou du cercle social, se retrouvent confrontés à diverses épreuves. Ils manquent principalement d'encadrement, d'informations et de sensibilisation à l'accompagnement des maladies chroniques ou complexes.

Comme nous l'avons observé précédemment, lorsqu'un proche est confronté à une maladie dite « dans la tête », il peut se retrouver pris dans un dilemme délicat, tiraillé entre la confiance qu'il accorde à la personne soignée et celle qu'il place dans le médecin. Cette situation peut entraîner des interactions tendues et parfois conflictuelles. Dans ce contexte, la parole des proches peine à trouver une place légitime, ce qui renforce leur malaise. Nous reviendrons ultérieurement aux enjeux liés à cette prise de parole. S'y ajoute la pression sociale, notamment le regard des collègues de travail, qui peut accentuer les jugements et les stigmatisations. En plus de vivre avec la maladie, la personne atteinte et son aidant doivent ainsi affronter différentes formes de discriminations sociales.

« Mon mari traverse des moments très difficiles avec sa maladie, et chaque fois que je prends un congé pour l'aider, je ressens les jugements de mes collègues, comme si je cherchais une excuse pour ne pas être présente. [...] C'est encore plus dur pour lui. Lorsqu'il est en arrêt maladie, on lui reproche d'en faire trop, de se chercher des excuses. Ils croient que c'est juste dans sa tête et que s'il voulait, il pourrait se ressaisir. C'est déjà lourd de vivre avec la maladie, mais ces critiques en plus sont un poids supplémentaire » (Proche aidante d'un homme atteint de maladie chronique invalidante, communication personnelle).

À terme, le caractère inacceptable de la maladie, dont la cause organique demeure inconnue, ainsi que son prolongement dans la durée, peut faire naître chez le proche aidant des sentiments de rejet, de dégoût, de frustration, ainsi qu'un profond sentiment d'impuissance et d'incapacité à faire face à cette nouvelle réalité. Le détachement émotionnel, allant jusqu'à provoquer une séparation, peut devenir le seul moyen pour les proches de réduire leur souffrance et de préserver un semblant de normalité.

« Au début, je n'avais pas vraiment conscience de ce que cela impliquait. J'ai voulu être là, sans hésiter, sans me poser de questions. Mais au fil des mois, j'ai réalisé que j'étais en train de me perdre. Je me suis retrouvé à jongler entre les rendez-vous médicaux, les traitements pour maintenir une vie à peu près normale. J'ai parfois l'impression que la maladie prend toute la place et, parfois, j'ai vraiment envie de baisser les bras » (Proche aidant, mari d'une patiente atteinte de Covid Long, communication personnelle).

Les expériences vécues par les proches aidants sont profondément variées et se situent souvent à des degrés différents entre indifférence, résistance, rébellion ou soumission, face à l'autorité médicale et à la pression sociale. Ces dynamiques peuvent se manifester de manière subtile ou plus marquée. Il est important de souligner que les patients et leurs aidants peuvent se retrouver en interaction avec plusieurs spécialistes ou équipes médicales aux avis parfois divergents, voire contradictoires. Cette multiplicité de points de vue, en l'absence d'une coordination claire, alimente l'incertitude et la confusion, laissant les patients et leurs aidants encore plus désorientés, et souvent contraints de gérer eux-mêmes le suivi et la continuité des soins.

« Chaque spécialiste a sa propre vision, mais il n'y a pas de véritable coordination entre eux. J'ai parfois l'impression d'être pris dans un système où, malgré tout l'effort que je mets, aucune direction claire n'est donnée. Je dois prendre les choses en main alors que je n'y connais rien. C'est épuisant et stressant » (Proche aidante, patiente atteinte d'une maladie rare, communication personnelle).

2.4.2. La hiérarchie des valeurs

Enfin, le proche aidant peut lui-même être atteint d'une maladie, qu'il s'agisse de la même ou d'une autre. Dans ce cas, une hiérarchie de la souffrance peut se mettre en place entre les deux personnes malades. Celui qui est le moins affecté aura tendance à négliger ses propres besoins et à assumer les aménagements du quotidien, souvent au détriment de sa propre santé.

De manière générale, certains aidants ont tendance à minimiser leur condition : « Tout va bien ! », « Je gère ! », « Je n'ai pas à me plaindre ». Face à la maladie de leur proche, ils refusent de reconnaître l'impact émotionnel et l'épuisement liés à la charge quotidienne que cela représente pour eux. Cette stratégie d'adaptation est une façon de contrer la douleur. Cependant, les mécanismes de défense, tels que la stratégie d'évitement, peuvent entraver la recherche de soutien. Les proches aidants dans cette situation se sentent généralement pris au piège entre le besoin de soutenir leur proche et la nécessité de prendre soin d'eux-mêmes. Ce dilemme est souvent exacerbé par un entourage qui, par ignorance ou par peur, ne saisit pas la complexité de la situation. À long terme, cette dynamique n'est pas soutenable et peut conduire à des états d'épuisement. Par conséquent, il est précieux de dédier des espaces de dialogue et de compréhension pour décider de la manière de vivre cette épreuve dans le respect des besoins, du fonctionnement et des limites de chacun.

« Seule, perdue, fatiguée et esseulée, combattive, voilà comment je me définis depuis déjà un an et cinq mois (mars 2020) » (Maman d'un fils de 17 ans atteint de Covid Long, communication publique (11)).

Déclarer qu'il ne faut pas « attirer l'attention sur soi », puisque « ce n'est pas juste pour celui qui souffre davantage », à un coût pour les proches aidants. Toutes ces injonctions externes et internalisées réduisent non seulement leurs chances d'être entendus et d'exprimer leurs propres besoins, mais elles entravent également l'accès à l'aide dont ils pourraient avoir besoin. Néanmoins, il est essentiel de reconnaître que les aidants ne sont pas de simples soutiens pour les malades, mais qu'ils font face à des défis quotidiens (gestion administrative, matérielle, médicale, relationnelle, etc.). Ils peuvent éprouver des émotions complexes, parfois contradictoires, créant des conflits intérieurs larvés ou des tensions qui peuvent affecter la relation, leur bien-être et leur équilibre personnel. Leur santé compte également. Réarranger sa vie pour une personne à laquelle on tient est un acte d'amour, mais cela ne doit en aucun cas devenir un sacrifice, source de culpabilité et de mal-être.

« J'en peux plus... je veux juste retrouver mon fils comme il était avant. Je suis épuisée, ma douleur de mère est immense. Je n'ai pas le droit de craquer et je dois rester forte... mais combien de temps ? Et si la santé de mon fils s'aggrave, on fait quoi ? On va me dire « désolé pour vous, madame ! » (Maman d'un fils de 14 ans atteint de Covid Long, communication publique (11)).

Ainsi, l'entourage, proche et élargi, dont les soignants, les professionnels médico-sociaux ou encore les employeurs, etc., jouent un rôle essentiel dans la création d'un environnement favorable à l'accompagnement des bouleversements vécus par l'entourage. Lorsque la maladie n'est pas reconnue, les proches aidants augmentent leurs risques de voir leur état de santé se détériorer (154) et de se voir refuser certaines aides. Pourtant, bénéficier de dispositifs de répit (214) ou des démarches proposées par l'entreprise, telles que le *care management*[1], l'obtention de jours de congés dédiés ou des

---

[1] Le *care management* pour les aidants en entreprise fait référence à un ensemble de dispositifs et de services mis en place par l'employeur pour soutenir les salariés

aménagements du poste de travail, est essentiel pour continuer à vivre dignement.

2.5. Des inégalités aux enjeux sanitaires : le poids des défis médicaux, sociaux et économiques

2.5.1. L'indifférence face à la souffrance : un silence intolérable

Nous avons constaté que la psychologisation de la maladie modifie la représentation de soi et complique les relations sociales, pouvant entraîner des ruptures de confiance, des séparations, des dépressions, voire des suicides. Lorsqu'une pathologie est mal interprétée, les besoins médicaux réels sont négligés, privant les patients de soins adaptés et de soutien social. Le cas du Covid Long illustre cette dynamique : les patients, confrontés à un système de santé déjà fragilisé et à une reconnaissance insuffisante de leur maladie, subissent une stigmatisation pouvant entraîner une marginalisation sociale. Ce phénomène met en lumière l'urgence de repenser les stratégies de soins et d'accompagnement pour éviter que des personnes en souffrance ne soient laissées à l'écart, dans l'indifférence des systèmes de santé et des politiques de santé publique.

Dans son ouvrage, *La force de la non-violence. Une obligation éthico-politique*, J. Butler (53) introduit la notion de « pleurabilité », un concept central qui invite à une reconnaissance profonde de la souffrance de l'autre. « Les êtres ou les groupes dont la *pleurabilité* n'est pas supposée sont ceux qui subissent l'inégalité — une inégalité de valeur. » Elle souligne l'importance de prendre conscience que la vie humaine, et particulièrement celle des plus vulnérables, est fragile, susceptible de souffrir, de se perdre ou d'être réduite à la précarité. La « pleurabilité », dans cette vision, va au-delà de la simple empathie : elle désigne la capacité de « pleurer l'autre », de reconnaître notre égalité face à la vulnérabilité comme une part essentielle de notre humanité partagée. Ainsi, J. Butler place, au cœur de son éthique et de sa politique, la reconnaissance de cette souffrance et la prise en compte de la fragilité de la vie humaine.

---

aidants (un parent, un conjoint, un enfant ou un proche en situation de dépendance, de maladie ou de handicap). L'objectif est de concilier leurs responsabilités professionnelles avec leur rôle d'aidant, en leur offrant des ressources et des outils adaptés pour gérer au mieux cette double charge, tout en préservant leur bien-être et leur performance au travail.

Cet appel à la conscience collective et à la solidarité s'illustre de manière poignante dans l'expérience de la pandémie du SARS-CoV-2. Cette crise sanitaire a mis en lumière des formes profondes de déshumanisation, où le récit et le vécu des personnes malades ont parfois été ignorés ou minimisés. Ce n'est pas ici une invitation à juger ce qui s'est produit, mais à observer les failles d'un système de santé et à réfléchir à ses conséquences. Cette épreuve majeure nous invite à reconsidérer nos priorités collectives et à remettre en question les structures qui, au lieu d'offrir du soutien, ont parfois contribué à créer de l'errance médicale, de l'isolement et de la marginalisation de certaines personnes discriminées, invisibilisées et sous-estimées. La réflexion de la philosophe H. Arendt nous aide à comprendre en quoi la crise devient un désastre quand nous y répondons avec des jugements préconçus. Elle nous invite à ne pas céder à des réactions automatiques ou simplistes face à une crise, mais à conserver une pensée critique et nuancée — un enjeu que nous approfondirons dans la partie consacrée aux apports de la psychologie. À cet égard, H. Arendt nous met en garde avec son analyse de la « banalité du mal », en soulignant qu'en cessant de penser, en suivant des ordres sans réfléchir, chaque être humain peut agir en barbare, sans questionnement éthique. En cela, la pensée critique permet à l'individu de conserver sa dignité humaine et d'éviter la dérive violente. Elle incite à une réflexion approfondie, non seulement sur les événements qui se déroulent autour de nous, mais aussi sur nos propres responsabilités. Dans cette perspective, « les hommes (au sens d'êtres humains), parce qu'ils ont reçu le double don de la liberté et de l'action, peuvent établir une réalité bien à eux », si bien que, pour eux, « être libre et agir ne font qu'un » (15). Cette liberté implique un engagement actif dans la réflexion, dans l'élaboration des solutions aux transformations et aux crises qui secouent notre société. C'est un encouragement à ne pas laisser la passivité s'installer et à prendre le temps de réfléchir profondément à nos actions et à leurs conséquences. Ainsi, ces différentes perspectives nous invitent à cultiver la « pleurabilité », à observer les failles de notre système de santé, à préserver notre esprit critique et à participer activement et collectivement à la préservation et la construction d'une société plus humaine, plus juste et solidaire.

Il est essentiel que ces apports théoriques nous éclairent et nous fassent prendre conscience de la réalité vécue des personnes affectées par ces maladies souvent qualifiées à tort de « malades imaginaires ». C'est donc à la lumière de ces réflexions que nous décrirons, à travers l'expérience du Covid Long, les enjeux sanitaires et les défis médicaux, sociaux, économiques et démocratiques que ces pathologies, considérées comme étant « dans la tête », entraînent.

2.5.2. L'abandon médical : la souffrance cachée de l'absence de soins

Avant toute chose, les personnes atteintes d'une maladie émergente ou mal comprise se heurtent souvent à une absence d'offre de soins adaptée à leurs besoins. Dans le cas du Covid Long par exemple, durant les premiers confinements, elles ne pouvaient pas consulter de spécialistes, alors même que certaines avaient une symptomatologie multisystémique avec des atteintes neurologiques, cardiaques, pulmonaires, digestives, etc. Leur médecin, selon les directives nationales, leur avait prescrit du paracétamol en espérant que les symptômes disparaissent après vingt jours.

« Mon médecin m'a donné du paracétamol et m'a dit de rester chez moi. Que ça allait passer ! À cette époque déjà, je me suis sentie abandonnée à mon sort. Je n'ai pas été reconnue en maladie professionnelle, vu que je n'ai pas eu d'oxygène. Quand je repense à cette période, il aurait peut-être fallu, car j'étais vraiment mal… Ce n'était pas la peine de nous applaudir pour les risques que l'on prenait. Aujourd'hui, on nous considère comme des moins que rien » (Soignante et patiente atteinte de Covid Long, communication publique (11)).

Désabusés, épuisés et écœurés, certains patients confient préférer se retirer du parcours de soins et, dans certains cas, se défaire même de toute identification à leur maladie. Ils s'excluent ainsi du système de santé. Lorsque l'on questionne certains médecins sur les patients qui ne les consultent plus, ils les considèrent, dans la plupart des cas, comme étant guéris. Pourtant, le retrait d'un patient ne signifie pas nécessairement qu'il soit assurément rétabli ni que sa vie sociale et professionnelle ne soit pas impactée.

« En période de crise sanitaire, on attend des pouvoirs publics, des instances de santé et des médecins de soutenir ceux qui souffrent. La pandémie a montré le contraire. On peut aller mal, tout le monde s'en fout ! Débrouillez-vous ! C'est dans votre tête ! On n'y peut rien ! C'est pas nous ! Pas sûr que ce soit le Covid ! Bref, il y a un manque de prise de responsabilité. Au moins, maintenant, on sait qu'on ne peut compter que sur nous-même » (Patient atteint de Covid Long, communication personnelle).

Les témoignages des personnes malades laissent à penser qu'au lieu d'avoir été prises en charge et accompagnées dans leur rétablissement, ce qui implique d'apprendre à vivre avec la maladie, elles sont confrontées à une minimisation de leur état, voire une suspicion de « ne pas vouloir aller bien » ou « de profiter du système ». Ce climat favorise une défiance envers les professionnels de santé et les pouvoirs publics, au lieu d'engager un processus de résilience.

« Plutôt que d'être accompagnée dans la compréhension et la gestion de ma pathologie, j'ai été confrontée à des regards suspicieux, à des remarques du type : "Vous êtes sûre que ce n'est pas dans votre tête ?" ou "Vous devriez peut-être reprendre une activité, ça vous changerait les idées" [...] J'ai arrêté de parler de ce que je ressens. À quoi bon, si on ne me croit pas ? Je ne demande pas de traitement miracle. Je demande simplement à être écoutée, prise au sérieux, accompagnée. Mais aujourd'hui, ce que je ressens, c'est une perte de confiance, envers les soignants et les institutions. Et cette défiance, malheureusement, me semble partagée par beaucoup d'autres malades » (Patiente atteinte de Covid Long, communication personnelle).

De surcroît, un tabou sur la maladie peut s'installer en fonction du contexte. Être atteint par la COVID-19 par exemple, sans parvenir à s'en remettre, est perçu comme honteux et rappelle à quel point cette période a été difficile, humainement et socialement. Dès lors, les patients préfèrent garder le silence afin d'éviter de raviver ces souvenirs, au détriment de leur propre santé. Cette attitude est commune à de nombreuses maladies, cela est le cas des personnes atteintes de cancers, par exemple.

« Quand j'ai attrapé le Covid en 2021, on m'a dit que ce serait passager. Mais des mois après, j'avais encore des douleurs thoraciques, je me sentais épuisée tout le temps. J'avais honte. Autour de moi, tout le monde allait "mieux", et moi, je restais coincée dans ce corps qui ne répondait plus. Le regard des autres, leur gêne, leurs silences, c'est pire parfois que la maladie elle-même » (Patient, atteint de Covid Long, communication personnelle).

2.5.3. Les prises en soin inadaptées : une violence silencieuse

Dans certaines situations, les patients reçoivent une prise en charge inappropriée. Certains symptômes, comme le malaise post-effort, ainsi que des stratégies de gestion, telles que le *pacing* (98)[1] — une méthode de répartition des efforts visant à prévenir les exacerbations — demeurent insuffisamment reconnus par une partie du corps médical. Cette situation devient d'autant plus préoccupante lorsque certains professionnels se contentent d'un suivi à distance, conseillant aux patients de « se débrouiller seuls », ou les orientant vers des programmes de reconditionnement à l'effort ou des applications de suivi de santé, sans leur proposer un accompagnement médical adapté à la complexité de leur état. Par ailleurs, bien que le *pacing* puisse contribuer à limiter la fréquence et l'intensité des crises, il nécessite un accompagnement et ne constitue pas un traitement curatif ni une réponse suffisante à l'ensemble des besoins thérapeutiques des patients. Il s'agit d'un outil de gestion utile, mais qui ne saurait remplacer une prise en charge médicale globale et personnalisée, soutenue par la recherche.

Certains patients se tournent vers des approches de soins non encadrées et non validées par la science, telles que les pratiques d'automédication ou de médecines alternatives. Cependant, certaines de ces pratiques peuvent comporter des risques et avoir des conséquences graves, pouvant mettre en péril la santé des patients. Elles peuvent également être inadaptées à leur état et entraîner des surcoûts, aggravant ainsi la situation financière en plus des problèmes de santé. Il est donc important de faire preuve de prudence et de bien évaluer les risques et les bénéfices avant de se tourner vers ces approches.

« Le médecin ne me croit pas. C'est difficile à accepter, mais qu'est-ce que je peux faire ? Il faut bien que je me soigne ! Alors, je me débrouille comme je peux. J'ai acheté un oxymètre, je consulte des thérapeutes dits "de médecines parallèles", je cherche des solutions à mes douleurs, je demande des conseils, j'expérimente des remèdes. Quand la médecine traditionnelle ne nous soutient plus, on n'a plus le

---

[1] Le *pacing* désigne une gestion de l'énergie pour éviter les périodes d'épuisement excessif. Les personnes atteintes de ces conditions doivent souvent gérer leur niveau d'effort pour éviter les « poussées » ou les exacerbations de leurs symptômes.

choix. On cherche ailleurs. Même si ça a un prix, tant pis, je cherche une solution pour m'en sortir ! » (Patient atteint de Covid Long, communication publique (11)).

Les témoignages de patients révèlent qu'en l'absence de soins adaptés, des complications graves peuvent surgir, comme des évanouissements ou des risques vitaux sous-estimés. Condamner une personne à se soigner seule, à distance, ou lui recommander de compenser soi-disant le manque d'activité physique imposé par les confinements peut, comme le démontre le témoignage suivant de Marie, s'avérer dangereux, notamment en cas d'atteinte du muscle cardiaque.

« J'avais de la tachycardie inexpliquée associée à des essoufflements. J'ai appelé mon médecin ne sachant plus quoi faire. Il m'a répondu qu'il était préférable qu'on ne se contacte plus, car j'étais entrée dans une spirale de stress qui provoquait ces tachycardies. Il m'a demandé de reprendre le sport pour "m'aérer l'esprit" et éviter de ruminer. J'ai donc commencé à faire du stepper à la maison. Mais mon cœur s'emballait… jusqu'au jour où j'ai rencontré une cardiologue qui a détecté une myocardite. Elle m'a ordonné d'arrêter le sport et particulièrement le stepper ! » Finalement, mon médecin ne s'est même pas excusé. J'étais écœurée et choquée de son incompétence et de son manque d'empathie. J'ai changé de médecin, mais je m'inquiète pour ses patients… » (Marie, patiente atteinte de Covid Long, communication personnelle).

Au-delà des dangers encourus, les patients ne sont pas nécessairement accompagnés sur le volet social. Pourtant, les personnes souffrant de symptômes invalidants peuvent rencontrer des difficultés dans leur vie professionnelle, nécessitant parfois des aménagements de leur emploi du temps ou de leur poste de travail, des périodes d'arrêt maladie, voire une reconnaissance d'invalidité.

« Le vide juridique persiste, jetant le trouble et le doute. Six mois que je suis en arrêt de travail, administrativement parlant, en Congé de Maladie Ordinaire (CMO). Je reçois un courrier de la Préfecture : l'administration me demande de passer devant un médecin expert pour évaluer la pertinence de ma demande de CMO en CLM (Congé Longue Maladie). Je me présente avec mon dossier médical (un classeur) chez ce médecin expert le 27 avril 2023. […] Il m'explique qu'il valide ma demande et qu'il l'appuiera auprès du Comité Médical en commission restreinte, à un bémol près. Le Covid Long n'existe pas. Il retient donc uniquement l'aspect psychiatrique de la maladie, le seul pour lequel je viens d'avoir une ALD, le seul qui peut me donner droit à un CLM. Il note sur un feuillet les symptômes associés, ceux pour quoi je suis en arrêt de travail depuis le 29 août 2022. […] Je fais une dépression. La case Covid Long n'existe pas administrativement » (Patiente atteinte de Covid Long, communication publique (11)).

Il est donc important de réaliser une évaluation approfondie de l'état de santé, mais aussi de la situation, professionnelle et personnelle, de chaque patient. L'objectif est de garantir la mise en œuvre de toutes les demandes formulées par le patient et le médecin, telles que la reconnaissance d'affection de longue durée (ALD), le recours à la Maison Départementale des Personnes Handicapées (MDPH), le temps partiel thérapeutique, ou encore la reconnaissance en tant que maladie professionnelle.

Il convient de préciser que de nombreux patients, ainsi que leurs aidants, se voient contraints d'assurer eux-mêmes la coordination de leur parcours de santé, d'orienter les médecins dans leurs prescriptions, et de gérer seuls la constitution de leur dossier pour l'accompagnement social. Cependant, cette charge de travail, souvent trop lourde sur le long terme, peut entraîner un épuisement et, dans certains cas, conduire à un abandon des soins.

« C'est à ce moment-là que commence l'enfer des rendez-vous médicaux (médecin généraliste, cardiologue, rythmologue, pneumologue), des analyses de sang, des échographies (reins, cœur et abdominale) des radios des poumons, des scanners des poumons et des IRM cœur/cerveau et des tests à l'effort. J'ai 32 ans et en l'espace de quatre mois, je n'ai jamais vu autant de médecins et fait d'examens […]. Je dis "enfer" car tous les rendez-vous sont espacés dans le temps. Le fait de patienter et de ne pas savoir ce que l'on a nous fait angoisser davantage. Et surtout, j'ai l'impression de ne pas être compris et d'être un stressé ou un hypocondriaque. Alors que je ne suis pas comme ça de nature ! Et comme je le dis, je n'ai jamais vu autant de médecins ou fait d'examens de toute ma vie ! » (Guillaume atteint de Covid Long, communication publique (11)).

2.5.4. Parcours improvisé : la main tendue des soignants

En dernier lieu, il arrive également que certains patients bénéficient d'une prise en soin basée sur une écoute empathique de leurs médecins ou professionnels de santé. Certaines offres de soins adaptés sont délivrées grâce à la télémédecine ou dans des centres, incluant un suivi ainsi qu'un accompagnement social et psychologique « à la demande », en plus d'une prise en charge coordonnée et multiprofessionnelle. Des médecins attentifs soutiennent ces patients afin de répondre à une demande conséquente.

« Je tiens à préciser que mon médecin traitant n'a jamais mis en doute mon ressenti, je l'ai vu environ toutes les deux à trois semaines, parfois à sa demande, souvent à la mienne. Il y a de l'écoute et de la confiance. Je respecte son humilité car il m'a déclaré, à plusieurs reprises, se sentir démuni » (Isabelle, patiente atteinte de Covid Long, communication publique (11)).

Cependant, ces offres restent peu fréquentes et inégalement réparties sur le territoire, obligeant ainsi certains patients à organiser des déplacements parfois longs, nécessitant une planification préalable des modalités pratiques (hébergement, frais de transport, etc.). Cette rareté des services de soins engendre un engorgement des demandes. Certains médecins ont exprimé leur préoccupation concernant la surcharge de travail et leur incapacité à prendre en charge tous les patients dans des délais raisonnables. Cette affluence ainsi que la gestion des listes d'attente à rallonge constituent également des sources de stress pour les soignants. Comme nous le disions précédemment, il existe aussi un risque que les patients prennent en charge leurs soins en consultant eux-mêmes différents spécialistes en fonction de leurs symptômes. Ne pas s'inscrire dans un parcours de soins coordonnés peut entraîner des frais supplémentaires (reste à charge, dépassements d'honoraires, etc.) et une prise en charge moins efficace.

« Ces sept mois d'acharnement m'ont permis de comprendre que le cas des COVID Long est une réalité, mais que, pour autant, les structures publiques ne semblent pas en mesure de le prendre en charge et d'adapter un protocole spécifique. Des moyens de prise en charge des différents symptômes basés sur la rééducation semblent exister, mais ils ne sont mis en œuvre qu'individuellement, essentiellement dans le milieu libéral, et ne sont pas tous pris en charge par la Sécurité sociale ni même les mutuelles. C'est l'approche que nous envisageons désormais malgré son coût » (Maman de Célia, 12 ans, communication publique (11)).

2.5.5. Fractures médicales, blessures sociales

L'exemple du Covid Long, à travers les verbatims[1] des patients (11), montre à quel point les personnes dont les symptômes sont mal compris et corrélés à des causes psychologiques font face à des prises en charge chaotiques, variant en fonction des ressources disponibles et de la culture médicale propre à chaque territoire. Leur parcours de soins nécessite une approche globale, multidisciplinaire et multiprofessionnelle. Face à la complexité de la maladie, il devient nécessaire de mettre en place des réseaux de professionnels du soin et de l'accompagnement, à la fois coordonnés et suffisamment informés. Cette recommandation a d'ailleurs été formalisée dans le guide de la HAS, relatif au parcours de soins de l'adulte présentant des symptômes prolongés de la COVID-19 (157). En outre, si certaines lésions organiques ou atteintes cérébrales ne sont pas diagnostiquées assez tôt, il existe un risque réel de ne pas détecter à temps une pathologie potentiellement grave ou d'anticiper l'émergence de maladies neuro-évolutives. Cela peut entraîner un retard dans la prise en soin et augmenter le risque de séquelles durables, ce qui constitue une véritable perte de chances.

L'absence et le manque de soins appropriés ne font pas seulement courir le risque d'une détérioration de l'état de santé des patients ; ils engendrent également un sentiment d'isolement, de défiance, de désespoir ainsi qu'un accroissement de la précarisation (licenciement, dettes médicales…). Sur le plan social, la stigmatisation des maladies mal comprises peut conduire à une culpabilisation des personnes malades, perçues comme étant responsables de leur maladie ou « improductives ». Il convient de noter que les familles et les proches font face à des discriminations, en plus de devoir gérer le quotidien. L'exclusion sociale et la perte d'estime de soi entravent également l'accès aux soins et détériorent la qualité de vie des patients. Enfin, les inégalités sociales sont également exacerbées, certaines populations,

[1] En plus des témoignages recueillis dans cet ouvrage, des verbatims issus de groupes de parole ainsi que des enquêtes menées par diverses associations de patients, fondés sur l'expérience vécue des personnes concernées, viennent corroborer l'analyse proposée et en renforcer la portée.

notamment les femmes et les personnes en situation de précarité, étant particulièrement vulnérables à des diagnostics erronés ou à une psychologisation inappropriée. Par conséquent, les enjeux préventifs et éducatifs sont essentiels pour prévenir la psychologisation excessive des symptômes. Il est important de sensibiliser à la reconnaissance des droits des patients, à l'importance d'écouter leur voix et à la nécessité d'obtenir un diagnostic fiable.

2.5.6. L'économie du soin : quelles répercussions sur les patients et la société ?

Les maladies psychologisées, lorsqu'elles sont mal prises en charge, peuvent entraîner des coûts, tant pour les patients, les systèmes de santé, que pour la société dans son ensemble.

La vulnérabilité économique des patients

Face à la contrainte de temps lors des consultations et au manque de formation appropriée, certains médecins peuvent être tentés de poser des diagnostics psychologiques rapides, sans mener un examen approfondi. Cette tendance à surdiagnostiquer des troubles psychologiques, souvent au détriment d'autres causes possibles, risque pourtant d'entraîner des erreurs diagnostiques. L'absence de preuves médicales tangibles est alors utilisée pour minimiser la souffrance du patient, jusqu'à conclure que ses symptômes sont « dans sa tête ». Dans ce contexte, et à l'image du Covid Long, les patients se voient contraints de multiplier les consultations pour expliquer et soulager leurs symptômes, ce qui génère des coûts supplémentaires pour le système de santé. Face à un service public sous pression, certains se tournent vers des parcours de soins privés, bien que cette démarche ne garantisse aucune amélioration, car aucun traitement curatif n'a encore été trouvé pour cette pathologie. Dans les deux cas, les personnes touchées par la maladie se retrouvent alors confrontées à des coûts directs (consultations non conventionnées ou avec des dépassements d'honoraires, traitements coûteux, etc.) et à des coûts indirects (arrêts de travail prolongés, perte ou réduction de revenus, précarisation, aménagement du lieu de vie, etc.). De plus, les personnes vivant dans des zones rurales ou économiquement défavorisées sont particulièrement vulnérables à cette situation. Elles doivent souvent faire face à des choix difficiles, contraintes de parcourir de longues distances pour obtenir un diagnostic ou effectuer des examens médicaux. Dans certains cas, elles se tournent vers la télémédecine, qui, bien qu'elle offre un accès rapide aux soins, ne garantit ni une qualité optimale ni un suivi personnalisé. Cette convergence de facteurs génère un cercle vicieux où les coûts liés à la maladie s'accumulent, exacerbant la précarité et conduisant potentiellement à des phénomènes d'errance médicale, de marginalisation, voire d'exclusion sociale et économique.

« Le plus difficile, au-delà de mes souffrances quotidiennes, c'est le manque total de soutien et de compréhension de la part des médecins et spécialistes. La plupart d'entre eux ont attribué mes symptômes à des troubles "psy" ou d'anxiété simplement parce qu'ils n'avaient jamais rencontré de tels cas » (Patiente atteinte de Covid Long, communication publique (11)).

Nous l'évoquions un peu plus haut, une autre stratégie développée par les patients pour pallier l'absence de soins, est d'avoir recours à des pratiques d'auto-santé. Par définition, cette démarche favorise l'autonomie de la personne. Cependant, dans une société où les considérations économiques priment, elle peut conduire à un usage décomplexé d'outils d'autogestion de ses symptômes, laissant les patients face à un marché du soin non régulé. Le recours de plus en plus fréquent à des applications de suivi et d'autogestion des symptômes peut, certes, être utile et rassurant à court terme ou en cas d'urgence. Néanmoins, au regard des témoignages de patients, nous pensons que cette démarche d'autosoin risque de renforcer le déploiement et l'investissement des entreprises privées dans le domaine de la santé offrant, en réalité, peu de perspectives de prises en soin satisfaisantes pour les patients à long terme. Pire, les intérêts commerciaux encouragés par l'apparition d'un discours généralisé « C'est dans votre tête » pourraient aller jusqu'à influencer les politiques de santé, sans nécessairement servir l'intérêt public, mais plutôt les intérêts privés des entreprises. Par conséquent, nous pouvons nous demander si la multiplication de ces outils d'autogestion ne risque pas de déshumaniser la prise en charge médicale, en transférant la charge de soins vers l'individu, livré à lui-même ayant recours à des outils qui ne s'intègrent pas dans un parcours de soins structuré.

« Je me suis acheté un oxymètre et je pratique la cohérence cardiaque via une application. Mes symptômes d'essoufflement et de douleurs thoraciques sont toujours présents. Quand ma tachycardie arrive à 150 de bpm, alors que je suis assise, je m'allonge sans vraiment savoir si cela va passer ou pas. Je suis devenue l'observatrice de mes symptômes, mais je ne sais pas toujours quoi faire des données, car j'ai peur qu'on me dise que je dramatise. Je n'ai pas d'accompagnement » (Patiente atteinte de Covid Long, communication personnelle).

Un enjeu de santé publique et d'inclusion dans le monde du travail

Enfin, le phénomène de psychologisation de la maladie et de ses symptômes a des conséquences sur la vie professionnelle du patient, son pouvoir d'achat qui peut, à plus grande échelle, impacter la productivité du pays.

Tout d'abord, la valorisation de la performance individuelle et collective propre aux valeurs d'une société libérale renferme un risque de discrimination au travail pouvant : limiter les opportunités, affecter l'estime de soi et conduire à une forme d'isolement social et de précarisation. Non seulement la personne malade se sent responsable et coupable d'avoir créé et entretenu ses maux, mais, en plus, elle s'expose à une possible exclusion sociale. Par ailleurs, les témoignages de patients atteints de Covid Long montrent que ce rejet est souvent lié à l'absence de reconnaissance, d'informations, de politique d'inclusion des entreprises et d'aménagement du temps et de l'espace de travail.

En l'absence de condition favorable au maintien dans l'emploi, deux comportements peuvent émerger : celui qui consiste à dissimuler la maladie, au risque d'un épuisement caché, compenser dans la vie privée, et qui peut conduire à un *burn-out*. Dans ce cas, l'origine du mal-être sera souvent attribuée à une cause psychologique, plutôt qu'à un défaut de prise en charge adaptée. À cela s'ajoute le risque de fausser les recensements de maladies. Le deuxième comportement est, faute d'aménagements appropriés prenant en compte l'état de santé et favorables au rétablissement, d'avoir recours à des arrêts maladie, contraignant le patient à l'isolement et impliquant, pour l'employeur, des coûts supplémentaires en matière d'indemnités et congés spécifiques, de frais de santé et suivi médical, de recrutement, de formation (pour les remplaçants) et de surcharge de travail (pour les autres employés), d'aménagements ergonomiques et d'équipements spécifiques.

« Travaillant à l'accueil dans un EHPAD (285 lits) au bureau des entrées, tous ces symptômes n'étaient pas faciles du tout à gérer […] . J'ai dû m'arrêter plusieurs fois 15 jours d'affilée pour tenter de me reposer. Mais je sentais que je n'étais plus maître de mon corps. [...] J'ai cramponné jusque septembre 2023 de travailler, mais j'aurai pas dû, je me suis mise en 80 % pour me reposer, mais c'était trop tard... Il y a même des jours où je suis incapable de me lever tellement je suis fatiguée » (Patiente atteinte de Covid Long, communication publique (11)).

À terme, l'absence d'intégration des personnes malades au sein des entreprises ou organisations peut entraîner une perte de productivité due à l'absentéisme, à la réduction des heures de travail, et à une baisse de la performance, alors même qu'aucune démarche n'a été entreprise pour déterminer et traiter la cause de ces phénomènes ou inclure les patients. À titre d'exemple, certaines études sur les impacts socio-économiques du Covid Long, menées entre fin 2023 et mi 2024, mettent en lumière des conséquences significatives pour les économies et les marchés du travail à l'échelle mondiale, et ce, quatre ans seulement après le début de la pandémie. Une étude britannique publiée en novembre 2023 (286) rapporte qu'environ 20 % des personnes atteintes de Covid Long ont déclaré ne plus pouvoir maintenir un emploi à plein temps, avec environ 9 % ayant été licenciées ou ayant pris une retraite anticipée. La baisse des revenus chez près de la moitié des personnes concernées semble principalement due à la réduction des heures travaillées et à l'absentéisme, notamment les congés et arrêts maladie. Pour pallier ce phénomène d'envergure, l'OMS a exhorté les États à mener des actions proactives pour endiguer ce problème de santé publique (224). Le Covid Long est un exemple des maladies chroniques qui a été psychologisé récemment sans fondement scientifique et dont les ressorts économiques représentent un enjeu politique et un défi croissant pour les économies mondiales, avec des pertes de productivité et des coûts accrus pour les systèmes de santé. Mais il faut imaginer que cette maladie est le reflet infinitésimal d'un ensemble de maladies chroniques, rares, inexpliquées qui confrontent les patients et notre société aux mêmes difficultés.

3. CONCLUSION – DU CONFLIT AU DIALOGUE : POUR UNE DÉMOCRATIE RÉPARATRICE

3.1. Discordes et jeux de pouvoir : l'appel des patients pour une éthique du dialogue

Tout au long de ce chapitre, nous avons vu, à travers l'exemple du Covid Long, que les ressentis des personnes concernées et les expériences relationnelles autour des maladies dites « dans la tête », traduisent un manque de compréhension associé à une souffrance souvent tue. La parole, lorsqu'elle est ignorée, minimisée ou disqualifiée, engendre des sentiments de dépossession, de dissonance cognitive, de gêne, de culpabilité et d'exclusion. Les relations, marquées par le non-dit — pour préserver l'image de soi ou celle des autres, éviter la honte, la perte de statut ou le conflit — sont empreintes de tensions, de malentendus et de désaccords, qu'ils soient exprimés ou non. Nous avons vu que ces dynamiques peuvent conduire à un désengagement progressif et à un détachement émotionnel, tant chez les patients que chez leurs proches et les professionnels. Dans ce contexte, les rapports asymétriques où l'un détient le savoir et l'autre est perçu comme ignorant, fautif ou suspect, tendent à se maintenir, voire à se renforcer et parfois à s'inverser. Ainsi, l'appel des patients à être écoutés, reconnus et pleinement impliqués dans le système de santé vient interroger ces dynamiques relationnelles fondées sur des logiques de pouvoir. Ces témoignages, loin d'être anecdotiques, invitent à repenser ensemble nos modes de communication et de gouvernance, en instituant des cadres d'engagement clairs, qu'ils soient juridiques ou contractuels, ou en adaptant ceux déjà existants, afin de clarifier les conditions et modalités des échanges. À l'image des règles d'un jeu de société, ces cadres devraient être connus, décidés et consentis, favorisant ainsi un environnement collaboratif, sécurisé et limitant les dérives. Ils placeraient la responsabilité de chaque partie au cœur du dispositif, définiraient leurs rôles et missions, garantiraient une reconnaissance juste et équitable, et prévoiraient un dispositif de prévention des conflits. Ils incluraient la négociation d'un accord explicite sur les conséquences des manquements, tels que les conflits d'intérêts ou autres irrégularités, ainsi que la mise en place, avec l'accord de toutes les parties, de sanctions et de mesures correctives ou réparatrices. Fondés sur des bases préalablement définies, ces cadres favoriseraient des prises de décisions partagées, adaptées à la complexité des situations. Enfin, il serait également important de clarifier et de transmettre des savoirs sur les notions de pouvoir, d'abus et de consentement afin de favoriser leur compréhension et leur reconnaissance.

Cette capacité à communiquer et réguler les désaccords, en vue de trouver des solutions ajustées au réel et innovantes, s'inscrit d'ailleurs, en cohérence avec les recommandations de l'avis du Conseil Économique, Social et Environnemental (CESE) dans *De la banalisation de la violence verbale au discours de haine. Décrypter, mieux agir pour restaurer le lien social* (34). Nous verrons que les approches collaboratives qui y sont citées pourraient offrir une réponse au besoin de justice et d'équité des patients et constituer une clé de transformation éthique et durable de nos systèmes de soin, mais aussi, plus largement, de nos pratiques relationnelles. Finalement, les expériences des personnes malades appellent à porter une attention particulière aux mécanismes relationnels à l'œuvre, afin d'en appréhender toute la complexité et d'en dévoiler les ressorts profonds. C'est ce à quoi nous nous attacherons dans les chapitres consacrés à *L'apport de la psychologie* et à *L'éthique interpellée.*

3.2. Réparer le lien, restaurer la démocratie : le conflit comme levier de transformation démocratique

Ces partages d'expérience mettent également en évidence le besoin, tant pour les patients que pour les soignants, de pouvoir compter sur un système de santé solide et fiable. C'est dans un environnement préparé, équipé et institutionnalisé que les compétences empathiques pourront véritablement s'exprimer et faire émerger des solutions consenties, innovantes et coconstruites — enjeux auxquels les chapitres *L'éthique interpellée* et *Recommandations* seront consacrés.

En laissant les personnes atteintes de maladies mal comprises ou chroniques seules face à leurs symptômes, on crée un climat de défiance à l'égard des autorités sanitaires. Cette suspicion peut saper la confiance nécessaire à l'élaboration d'une relation constructive entre les soignants et les soignés, et compromettre l'efficacité médicale. De surcroît, ne pas offrir de soins adaptés et accessibles constitue une menace pour la vie démocratique. En effet, lorsque les citoyens se sentent abandonnés par les institutions qui sont censées les protéger, les soigner et les accompagner, et dès lors qu'il n'y a même pas les conditions possibles pour restaurer ces liens, cela peut entraîner un désengagement vis-à-vis des processus démocratiques. Les patients, en se sentant délaissés, peuvent perdre foi en leur capacité à influencer les décisions qui les concernent, ce qui risque de miner les fondements mêmes de la démocratie en santé. Ainsi, comme nous venons de le voir, les collectifs et associations de patients plaident pour une prise en charge de qualité, soutenue par des structures organisées et une coordination efficace, afin de préserver non seulement la santé des individus, mais aussi la vitalité de notre démocratie.

Les conflits d'expertise, les dilemmes personnels vécus par les patients, ainsi que les incompréhensions et les tensions dans les relations ne nous obligent-ils pas à adopter un nouveau regard ? D. Barter, praticien et formateur reconnu dans le domaine de la justice restaurative (25), explique à ce sujet : « Si nous voulons véritablement vivre la démocratie, nous devons accepter le conflit comme une dimension essentielle ». Il ajoute que « ce qui rend le conflit dangereux, c'est justement le fait de l'éviter ou de s'en éloigner ». Fort de l'expérience des collectifs et associations de patients, il semble que l'un des enjeux démocratiques majeurs réside aussi dans l'instauration de nouveaux modes de communication et d'arbitrage au sein des groupes de travail et des comités décisionnels. Le conflit, loin d'être seulement une rupture, peut devenir un levier puissant de transformation lorsqu'il s'inscrit dans une culture instaurée du dialogue, qui s'appuie sur des structures solides et non uniquement sur des intentions. En réaffirmant la voix et la place de chacun dans le processus décisionnel, il offre également une voie préventive, permettant une confrontation constructive des points de vue avant que les tensions ne deviennent irréversibles. M. Guillaume-Hofnung, figure incontournable de la médiation en France et à l'international, souligne d'ailleurs que le rôle de la médiation dépasse largement celui d'un « simple mode alternatif de règlement des conflits » (146). Elle la définit comme « un processus de communication éthique reposant sur la responsabilité et l'autonomie des participants », qui « permettraient un véritable gain éthique et citoyen au bénéfice de la société entière » (*Ibid.*). À ce titre, elle rappelle que ce mode de communication a été « mis en valeur dans le programme d'action du Comité de liaison de l'ONU pour la Décennie de l'Éducation aux droits de l'Homme », en tant que « vecteur de l'éducation aux droits de l'Homme » et qu'il « favoriserait l'acculturation de la démocratie sanitaire » (*Ibid.*). Dans cette optique, notre ouvrage s'efforcera également d'examiner les enjeux et les apports de ces modes de régulation des échanges, qui peuvent jouer un rôle essentiel dans la restauration du lien de confiance et de coopération entre les acteurs du système de santé.

CONSTRUCTION OCCIDENTALE DE LA PSYCHOLOGISATION DE LA MALADIE : SOCLE ANTHROPOLOGIQUE

Laurence Roux

La psychologisation de la maladie et de ses symptômes recouvre une réalité complexe croisant des déterminismes individuels et collectifs qui puisent leurs origines dans une histoire façonnée au cours des millénaires. Les représentations de la maladie et de la plainte qui y est associée sont des constructions sociales et culturelles qui s'inscrivent dans un processus dynamique et véhiculent nombre de valeurs. Lorsque la maladie est supposée localisée « dans la tête », l'origine de ce réductionnisme « scientifique » répond à une forme de conditionnement culturel et sociétal dont les logiques à l'œuvre sont à identifier afin de mieux comprendre les réseaux de significations dans lesquelles elles s'inscrivent.

1. DE LA DUALITÉ CORPS-ESPRIT À LA SOMATOPHOBIE

« C'est dans votre tête » renvoie à une dichotomie psyché/soma dont les origines remontent au dualisme iranien, point de départ d'influences nourries par la philosophie et la religion, et conduisant à la division entre, une supposée matière, le corps, et un esprit, par opposition, immatériel.

1.1. Le dualisme iranien

Le sociologue M.-A. Descamps (90, 91) retrace l'origine de la dichotomie psyché/soma, issue du dualisme iranien (6000 av. J.-C.) qui est à l'origine de la somatophobie. Cet auteur souligne que l'on y retrouve une première catégorisation de la pensée humaine qui va opérer par assimilation de couples d'opposés. Il s'agit d'une conception du monde à partir d'éléments antithétiques dont les couples originaires sont : le jour/la nuit, la lumière/les ténèbres, le ciel/la terre, la vie/la mort, pur/impur, le bien/le mal, l'homme/la femme, la droite/la gauche, l'âme/le corps. Les correspondances se font terme à terme, les premiers éléments sont qualifiés de « bons » et les seconds de « mauvais ».

Dans le dualisme iranien, la somatophobie se définit comme la haine du corps, la séparation entre l'esprit et le corps rompant l'unité psychosomatique : « On oppose sans cesse là mon corps, comme si chaque partie avait ses désirs, sa volonté propre, ses passions ». Cette séparation dualiste crée la mise en rapport avec le bien et le mal, l'esprit étant le bon et le corps, le mauvais. « Vicié », il garde la trace du péché des origines et représente « le diable de la personne ». Le désir, la paresse, la gourmandise et la colère en proviennent. Le corps est un corrupteur ! (*Ibid.*). La distinction antique du pur et de l'impur recouvre celle du sacré et du profane. Dans notre civilisation, « pur » a pris le sens de non sexuel, angélique, et « l'impur » correspond à toutes les formes de la vie sexuelle et aux fonctions d'élimination (éternuer, cracher, tousser, etc.). En découle un mépris du corps (qui doit être subordonné à l'esprit, dominé, voire dressé) et qui intègre l'animalité en l'homme. L'esprit, lui, est essentiellement humain, civilisé, parfois divin. M.-A. Descamps en conclut que la morale se ramène essentiellement à ce que le corps doit obéir à l'esprit. La condition corporelle est une condition inférieure que l'homme partage avec les animaux.

1.2. Les philosophes

Les philosophes grecs (*Ibid.*) ont continué à véhiculer la dichotomie psyché/soma. La médecine occidentale actuelle et son rapport au corps souffrant sont imprégnés de philosophies très anciennes (239). Cet héritage remonte notamment à deux philosophes de l'Antiquité grecque : Hippocrate et Galien.

La philosophie d'Hippocrate prône la « dynamique vitale et unitaire du malade » et voit en la maladie un combat pour la santé (278). Galien, quant à lui, parcellise et « machinise » le corps. La maladie devient « une panne à réparer d'un corps machine » et « un dérèglement auquel le médecin doit remédier » (230).

Cependant, les textes les plus empreints de somatophobie se trouvent chez Paul de Tarse et chez Platon. Ce dernier l'a introduite en Occident et Paul de Tarse dans le christianisme : les religions judaïques et chrétiennes ont donc repris une valeur initialement développée et entretenue par les philosophes grecs (90). Autre philosophe marquant, René Descartes qui a développé la notion de corps-machine initiée par Galien.

1.2.1. Platon

La destruction du corps est pour Platon la conséquence inéluctable de la pratique de la philosophie. On ne peut s'élever à la pensée abstraite sans ruiner le corps. Aimer les idées oblige à le haïr. Pour se purifier, l'âme doit se « décorporéïser ». Le corps est « second et postérieur à l'âme, naturellement subordonné puisque c'est à l'âme qu'appartient l'autorité » (*Ibid.*). La purification nécessite que l'homme se détourne de ses désirs, se libérant de ses mouvements impurs. L'âme s'élève par la catharsis, qui exprime cette purification philosophique autant qu'une « purgation » du corps à nettoyer. La musique, la poésie et la tragédie possèdent la vertu de transporter l'âme hors d'elle-même et de l'apaiser de ses tourments (284).

« L'âme perd l'intelligence en se liant à un corps mortel, l'âme devient tout d'abord comme sans intelligence dès qu'elle est enchaînée dans un corps mortel » (Timée, 53a (90)).

Les textes les plus complets et les plus explicites se trouvent dans le Phédon (64a à 67d) qui, pour M.-A. Descamps, sont de « véritables morceaux d'anthologie de la somatophobie » (*Ibid.*).

1.2.2. René Descartes

De 1637 à 1650, René Descartes réfléchit à la notion de corps (92).

Le dualisme cartésien oppose deux substances hétérogènes : le corps, qui appartient à la *resextensa (*l'étendue géométrique), et l'âme, partie de la *rescogitans* (la substance pensante). On peut comparer les corps à des horloges complexes constituées de rouages identifiables que l'on peut modifier si on le souhaite : « Lorsqu'une montre marque les heures par les moyens des roues dont elle est faite, cela ne lui est pas moins naturel qu'il n'est à un arbre de produire des fruits » (*Ibid.*). Seuls les principes d'un strict mécanisme sont susceptibles de rendre possible un examen objectif des corps qui nous ouvre les chemins de la maîtrise : une pareille connaissance devrait ainsi nous permettre de modifier un jour les corps vivants comme on modifie les structures matérielles. Et ce, afin de nous ériger en « maîtres et possesseurs de la nature » (*Ibid.*). Ce qui anime le corps vivant, ce qui le fait percevoir et se mouvoir ne doit relever que d'éléments matériels.

Le dualisme de René Descartes oppose donc le monde géométrique, analysable de la *resextensa* d'un côté, et celui de la *rescogitans* de l'autre, le monde invisible et inobservable de l'âme qui n'est accessible qu'à la seule intuition interne (*Ibid.*). Pour M.-A. Descamps (91), cette position cartésienne, mise au point en 1641, est le « poison des siècles futurs et de tout le monde moderne ». Le mépris du corps qui règne dans toute notre civilisation tire sa justification de ce statut dévalorisé dans le cartésianisme : « On ne peut mesurer tout le mal qu'elle a fait ».

« Il est vrai que grâce à Descartes, l'âme Immortelle a été chassée définitivement du corps, laissant aux mécaniciens la licence d'explorer le cerveau en toute sérénité. Mais pour avoir été trop violemment mise à la porte, l'âme expulsée à l'extérieur des murailles du corps ne s'est-elle pas faite trop bruyante ? » (J-D. Vincent (284)).

1.3. Le christianisme

La somatophobie a été reprise et véhiculée par la religion chrétienne. Le christianisme a particulièrement œuvré à la peur et au rejet du corps, notamment en érigeant un culte de la douleur.

1.3.1. Paul de Tarse

Dans la religion chrétienne, c'est principalement Paul de Tarse qui a produit le plus de textes critiquant le corps qui est méprisé et considéré comme coupable et de « mauvaise inspiration » (42).

Paul avoue se complaire dans les persécutions, les outrages[1]. Dans l'épître aux Galates, il dit endurer les douleurs jusqu'à ce que « le Christ soit formé en lui »[2]. L'épître aux Colossiens relate la joie qu'il trouve dans les souffrances endurées pour eux.

Il les exhorte de faire « mourir vos membres dans ce qu'ils ont de terrestre, la débauche, l'impureté, les passions, les mauvais désirs »[3].

Dans le christianisme, le rejet du corps se donne à voir dans les notions d'angélisme, de l'Immaculée Conception et dans la valeur accordée à la souffrance qui a conduit à de nombreuses doctrines de culte de la douleur. M.-A. Descamps (*Ibid.*) allègue l'émergence d'une « algolagnie » : Paul a créé le « corps chrétien » allant jusqu'au dolorisme.

1.3.2. Le culte de la douleur

« Le christianisme [...] religion universelle, centrée sur la mise en valeur de la souffrance et sur l'interprétation optimiste de la mort » (M. Eliade (101)).

---

[1] Corinthiens 12, 10 (42).

[2] Galates 3, 19 (*Ibid.*).

[3] Colossiens 1 2, 3 5 (*Ibid.*).

La religion catholique fait l'apologie de la souffrance et de son caractère inéluctable. Elle doit être subie, voire recherchée, et s'inscrit dans une diachronie dont l'issue est positive (l'accès à un monde meilleur).

Si la douleur physique doit être acceptée, son côté intolérable doit néanmoins être justifié. L'Église catholique, en particulier, a su jouer sur les deux tableaux : continuer à participer au rejet du corps par la douleur physique (entretenir une somatophobie) et y introduire une origine divine. Le don d'un sens aux souffrances humaines est également un moyen de contrôle des individus : éviter les suicides, éviter des comportements extrêmes ou considérés comme amoraux ou immoraux. La douleur, comme le remarque G. Duby (97), est « un instrument religieux de correction ».

J. Henrick (160) va jusqu'à considérer que « le catholicisme ne justifie, ni n'explique la douleur, mais l'illumine ou la dépasse ».

« Saint Paul évoquant les voyages de Jésus-Christ [...] l'expérience du mal emprunte d'emblée dès la naissance les chemins du sang » (J. Henrick (*Ibid.*)).

Le catholicisme a largement valorisé le sacrifice qui conduit à des comportements visant à ne pas combattre la souffrance ou à la rechercher, démontrant encore la nécessité de faire payer un corps « corrupteur » afin « d'élever » l'esprit. Cette dimension sacrificielle se retrouve parfois dans une relation soignant-soigné quand le premier ne prend pas en compte la douleur du deuxième.

Pour P. Ricœur (241), si l'on essaie d'ériger la souffrance en sacrifice tenu pour méritoire, on entre dans les « pièges du moralisme et du dolorisme » que l'on ne peut enseigner, même si on les adopte pour soi-même.

« Après une opération où la douleur postopératoire n'était pas contrôlée par refus des professionnels de santé de délivrer un antalgique de palier III, un patient leur a souligné que leur attitude était due aux préceptes bibliques de culte de la douleur. Vingt minutes plus tard, il recevait de la morphine » (Patient, observation personnelle).

L'Église catholique a donc fait de la douleur un outil majeur en lui allouant différentes valeurs, punitive (basée sur la doctrine de la dette pour un Dieu « comptable »), rédemptrice ou purificatrice.

Dans la culture d'Europe de l'Ouest, le mérite se mesure à la capacité de surmonter les épreuves, quelles qu'elles soient. Elles sont souvent valorisées : « tout ce qui ne nous tue pas nous rend plus forts ». On doit sortir grandi du malheur ou de la confrontation à la maladie. F. Champignoux (60) souligne que la tradition judéo-chrétienne bannit les notions de narcissisme, d'agressivité, de violence et d'exhibitionnisme. Par exemple, le plaisir que peut éprouver le sportif doit être sanctionné. La douleur représente le prix à payer pour la transgression des valeurs chrétiennes et lève la culpabilité liée au plaisir tiré de la pratique sportive. La victoire représente une destruction de l'autre et peut alors être vécue comme une récompense puisque la douleur ressentie a valeur de conduite expiatoire.

Il suffit de regarder les titres de journaux qui exaltent la victoire par le degré de souffrance qui y est associée :

– « L'AC Milan s'impose dans la douleur à Empoli »,
– « Un titre obtenu dans la souffrance grâce à l'état d'esprit »,
– « Il y a de la souffrance puis du bonheur ».

À titre d'exemple, les Ultra-Trails ou les Iron Man ont une image très positive alors qu'ils sont décrits par les pratiquants comme un effort surhumain très douloureux : la plupart des mots prononcés ne parlent que de souffrance, opposée à un moral qui la domine.

Plus le sportif souffre ou a souffert en préparant — ou pendant — ce qui est son « épreuve », plus il est méritant !

« L'affirmation selon laquelle le sport peut permettre à l'individu, en l'aidant à rester capable d'un effort allant jusqu'à la souffrance, de profiter des plus grandes conquêtes de la civilisation technicienne sans être aucunement diminué par elle, n'illustre-t-elle pas en quoi la combustion sportive, parfois douloureuse, contribuerait à l'exaltation symbolique d'un progrès de civilisation ? Le sport est une débauche que l'institution transforme en une ascèse » (P. Parlebas (228)).

De même, le mérite se mesure au degré d'expression de la douleur. Moins elle sera communiquée (sans expression d'affects), moins elle sera visible (sans comportements algiques), plus la personne sera considérée comme « digne » par les soignants. Cette représentation est parfois partagée par les patients eux-mêmes : notamment chez les hommes et certaines corporations (soldats, pompiers...) où le fait de « se laisser aller » (se plaindre, pleurer) est souvent considéré comme un manque de dignité, source de culpabilité et d'humiliation si des interlocuteurs en ont été les témoins.

« Gosset tomba malade et soudainement, il fut saisi de coliques néphrétiques [...] Il souffrait depuis déjà deux jours. » Les médecins sont terribles, me dit-il, je ne peux obtenir une piqûre de morphine. Ils me laissent souffrir et prétendent que c'est pour abréagir la crise ». Il me regardait d'un air désolé, puis soudain n'y tenant plus, cet homme si fier se mit à sangloter [...] Je pensais en regagnant mon gite, que les hommes de caractère altier n'aiment pas à se faire voir dans le temps de la disgrâce et que, peut-être, Gosset ne me pardonnerait pas de s'être laissé aller à pleurer devant moi » (G. Duhamel (98)).

1.4. Le triptyque plaisir, culpabilité et maladie

Les plaisirs corporels alimentaires, sexuels ou sportifs sont imprégnés de somatophobie quand ils sont accompagnés de culpabilité et de douleur ou qu'ils sont supposés être à l'origine d'une maladie.

Le triptyque plaisir/culpabilité/douleur et maladie est encore très prégnant et puise ses racines dans la sanction de comportements jugés déviants, que ce soit sur le plan religieux ou sociétal (45). Dans notre société occidentale, les comportements alimentaires, s'ils s'extraient des règles de santé publique, et s'ils conduisent au surpoids ou à l'obésité, sont encore jugés comme transgressant la norme sociale édictée par le corps soignant et par la morale religieuse : « la gourmandise est un vilain défaut ! ». Les discriminations dont font l'objet les personnes en situation d'obésité, et que dénoncent les associations de patients, sont basées sur l'octroi de la responsabilité de leur état aux seules personnes, mangeant forcément trop, ne sachant pas se discipliner. Elles payent cette « déviance » par un poids qui engendre des comorbidités et peut réduire l'espérance de vie. Or, l'obésité est reconnue comme maladie et les associations souhaiteraient qu'elle fasse l'objet d'une ALD (65).

Les addictions, comme le tabac et l'alcool, lorsqu'elles provoquent des maladies, suscitent aussi une réprobation sociale liée à la notion qu'un plaisir doit se payer d'une manière ou d'une autre. De même, les plaintes portant sur la douleur et la fatigue, conséquences d'un comportement susceptible d'être considéré comme « anormal », offrent une large emprise à une typologie de retours de la part de soignants attribuant la seule responsabilité de ses symptômes, au patient, dont l'origine présumée entre dans le « tout psy ».

Maintes fois, les épidémies ont été expliquées ou justifiées comme étant une conséquence de comportements déviants, de transgressions sociales et/ou d'une sanction divine. Lors de pandémies, le corps social se sent menacé de désintégration et tente de justifier la maladie à partir de ses croyances (7). La peste du XIVème siècle ou le choléra du XIXème siècle ont été considérés comme une faute commise à l'encontre de l'ordre divin. Le clergé catholique multipliait les messes spéciales et les rites propitiatoires (41). S. Sontag (264) a décrit les fantasmes idéologiques qui « démonisent » certaines pathologies. À l'époque de l'épidémie de 1866, on considérait communément le choléra, « non pas simplement comme une punition divine, mais comme la conséquence d'un manque d'hygiène remédiable ». On y voyait toujours la punition des pécheurs. Un journaliste du New York Times écrit le 22 avril 1866 que le choléra punit surtout ceux qui négligent les lois de l'hygiène. C'est la malédiction des êtres sales : « les Intempérants et les vils ». La syphilis — quant à elle — a longtemps fait l'objet d'un jugement moral : maladie punitive conséquente d'une vie « débridée » ou de la prostitution. Pour S. Sontag, les pathologies comme la tuberculose et le cancer portaient la croyance, pour l'une d'être la conséquence d'un excès de passion, pour l'autre d'une insuffisance de passion. Pendant longtemps, la tuberculose a été considérée comme l'apanage d'esprits aventureux, sensuels, artistes, tandis que le cancer se développait chez des personnes inhibées. L'idée que la maladie est l'expression du caractère de la personne est née au XIXème siècle. Elle peut exprimer une « trahison du soi », une autopunition. La maladie est « le langage qui place sur scène le mental, un mode d'auto-expression » (*Ibid.*).

« Au fin fond de moi-même, je ne crois pas qu'il s'agisse de tuberculose, du moins pas essentiellement de tuberculose, mais plutôt du signe de ma débandade générale » (Kafka (181)).

Quant au sida, il a été souvent décrit comme une « banqueroute morale », « une visitation destinée en priorité aux homosexuels occidentaux » (264).

Dernière pandémie en date, la COVID-19 a généré son lot de croyances et les réseaux sociaux y ont joué un rôle majeur. Les théories complotistes sur la création et la diffusion du virus, comme les représentations liées à la nocivité supposée des vaccins, ont fait le lit d'attributions fantaisistes des modalités de sa propagation : un pays étranger, les lobbyings pharmaceutiques, une communauté spécifique, etc.

Dans le triptyque plaisir/culpabilité/maladie, se joue donc une partition où la morale exige que le plaisir soit sanctionné par la culpabilité et la maladie, attribuant à l'individu la responsabilité de sa conduite : la pathologie étant supposée uniquement conditionnée par des déterminismes individuels.

2. DE L'AVÈNEMENT D'UN CORPS-OBJET À LA RECONNAISSANCE DU SUJET SOUFFRANT

« Sans aucun doute, il avait réussi un superbe exploit technique ; les conséquences, il s'en lavait les mains […] À la première épreuve, j'avais flanché : j'avais renié ma propre morale, vaincue par la morale sociale. Non, m'avait dit Sartre, vous avez été vaincue par la technique et c'était fatal […] le malade est devenu leur propriété » (S. De Beauvoir (32)).

2.1. La médecine occidentale : un modèle biomédical dualiste

La médecine occidentale concentre son champ d'activité (et son intérêt) sur le corps, ses dysfonctionnements organiques ou fonctionnels : dès le début du XXème siècle, la nosologie occidentale utilise des tableaux cliniques basés sur une corrélation anatomoclinique (239). Et, depuis E. Kraepelin (1850-1926), le courant organiciste tente de lier les affections mentales et leur souffrance conséquente à un substratum organique (26).

Le modèle actuel est donc un modèle biomédical reproduisant la dichotomie psyché/soma, excluant tout ce qui n'est pas « scientifique » : le diagnostic devant être étayé par des données probantes ou des « preuves » apportées par des marqueurs biologiques ou l'imagerie médicale. La médecine moderne, nous dit R. Dantzer (82), est « profondément dualiste, elle sépare les maladies mentales sans cause organique des maladies physiques sans cause mentale [...] Les personnes malades qui se positionnent dans un entre-deux, n'ont aucune chance d'être prises en compte. »

Pour les médecins, la maladie est localisée dans le corps alors que, pour le patient, d'après B. Good (7), elle est d'abord dans la « transformation du monde ». Finalement, comme le relève S. Fainzang (105), « la relation de soins est fondée sur des mécanismes sociologiques attestant de la permanence d'un modèle de relation asymétrique soignant-soigné marqué par ce que l'on appelle le privilège thérapeutique qui crédite le médecin d'une capacité à décider de ce que le malade peut entendre et peut savoir ». Il y a deux dimensions essentielles dans ce que cette auteure relate. Tout d'abord, il existe un consensus sur l'existence d'une dissymétrie dans la relation soignant-soigné, traduite dans un rapport dominant/dominé auquel peu de patients se soustraient. Ensuite, les savoirs scientifiques sont considérés comme les seuls à prendre en compte. Les savoirs expérientiels (ne se basant ni sur des données probantes ni sur des preuves) sont qualifiés de profanes, par conséquent sans valeur aucune. Le qualificatif « profane » est maintenant rejeté par les associations de patients, car il relègue l'expertise expérientielle loin derrière les savoirs issus de la science. Nous détaillerons le poids des mots et le sens qui s'y rattache dans nos recommandations.

Soulignons que les maladies, pour lesquelles le « C'est dans votre tête » est particulièrement utilisé, sont celles dont on n'est pas encore parvenu à cerner les causes avec certitude. C'est le cas, par exemple, de l'asthme et d'autres maladies allergiques (82). Deux écoles se sont ainsi peu à peu constituées, l'une d'inspiration psychanalytique, centrée sur le concept de maladie psychosomatique, l'autre d'inspiration biologique, centrée sur le concept de stress.

« J'avais les pieds qui pourrissaient, les mains aussi, mais on a mis ça sur le compte du stress des examens, « C'est quelqu'un de stressé, elle a des maux de tête… elle est un peu introvertie… donc elle est stressée » (Alice, témoignage présenté en annexe n° 3).

Dans le cadre de ce modèle biomédical, le praticien acquiert un pouvoir que, d'emblée, la société lui octroie, y compris sur des sujets qui se situent à la frontière de la médecine. On lui confère même un rôle de juge sur ce qui est moral ou sur ce qui ne l'est pas. Les règles de santé publique édictées par le corps médical prônent des comportements « vertueux » qui doivent protéger : a) celui qui les adopte d'éventuelles maladies ; b) la population, si les mesures de prévention concernent une maladie contagieuse ; c) le système de santé dans sa globalité (et ce, pour économiser les ressources, qu'elles soient humaines ou financières). Preuve en est : l'organisation par les médias de débats où des médecins sont systématiquement présents même sur des sujets hors de leur champ de compétences. Cependant, pour les maladies chroniques, graves, les handicaps, le vieillissement pathologique, ce modèle biomédical présente de nombreuses limites.

S. Fainzang (*Ibid.*) constate que, pour les anthropologues, la biomédecine est « un univers supplémentaire avec sa logique propre, mais sans être doté d'une compétence supérieure ».

2.2. Exclusivité des données quantifiables, exclusion des données qualitatives

Nombre d'éléments, dans le développement de la médecine et dans ses pratiques, illustrent la volonté des professionnels de santé de valoriser des données quantifiées, obtenues selon les méthodes issues de l'Evidence Based Medecine[1]. Données recueillies selon des normes, définies et partagées par les différents acteurs intervenant dans le système de santé, mais qui présentent des limites et parfois des aberrations quand elles sont imprégnées de valeurs et de représentations véhiculées par la culture et son héritage religieux.

À titre d'exemple, la Classification statistique Internationale des Maladies et des problèmes de santé connexes, la CIM (statistiques morbidité, mortalité), a une fonction normative essentielle de l'OMS[2]. Ce n'est qu'en 1991 que cette dernière retire l'homosexualité comme trouble mental dans la CIM 10. En 2019, la CIM 11 intègre un ajout du chapitre santé sexuelle pour soustraire l'incongruence de genre des maladies mentales. Le PMSI (Programme de Médicalisation des Systèmes d'Information), quant à lui, recueille des données pour l'ensemble des hospitalisations ayant lieu sur le territoire français avec, pour finalité, le financement des établissements de santé (tarification à l'activité), et l'organisation de l'offre de soins (planification). Notons que la codification, dans le PMSI, ne reprend que des critères factuels, quantifiables. Les codes Z y sont les seuls items susceptibles d'appréhender la dimension sociale chez le patient (restant cependant issus de la traduction américaine avec la tendance à « psychiatriser » les problématiques sociales rattachées à la maladie, qu'elles soient causales ou conséquentes). Ce type de codes n'est jamais renseigné par les

---

[1] Evidence Based Medecine (EBM) : elle est née dans les années 1980-1990 et définie comme « l'utilisation consciencieuse et judicieuse des meilleures données actuelles de la recherche clinique dans la prise en charge personnalisée de chaque patient ». Le médecin de l'EBM s'engage à mettre en œuvre des standards de qualité de plus hauts niveaux par l'application d'un tri actif de toutes les études cliniques valides et disponibles (82).

[2] OMS : Organisation Mondiale de la Santé.

hôpitaux. L'explication avancée est que le temps à y consacrer est trop important pour des professionnels de santé déjà débordés par les tâches administratives. Néanmoins, on peut mettre en exergue un critère limitant : la dimension qualitative de données impossibles à quantifier, donc à coder, et rarement prises en compte dans les diagnostics médicaux et les thérapeutiques.

Les QCM[1] sont un autre exemple de valorisation des données quantitatives. Elles sont souvent utilisées dans les examens des étudiants en médecine. La bonne case à cocher n'introduit que des parties du corps. Certains médecins reconnaissent que, dans ces modalités de sanction des connaissances, la parole est mise à l'écart.

De même, les échelles d'évaluation de la douleur répertorient des mots classés par catégories qui transforment la communication verbale en scores (nombres ou chiffres), toujours considérés plus fiables que le discours lui-même. Le soignant les utilise parfois comme substitut de l'échange avec le sujet souffrant,[2] se privant alors de la dimension informative fournie par l'expertise expérientielle de ce dernier, pourtant essentielle à la compréhension de la douleur.

Dans un modèle biomédical, le patient n'est donné à voir et à percevoir que par un corps morcelé, en morceaux, dont les différentes parties peuvent être indépendantes les unes des autres : les dimensions psychologique, culturelle et sociale sont exclues. Dans la consultation, le praticien oriente son discours afin de n'aborder que la partie corporelle atteinte, et ce, le plus rapidement et le plus succinctement possible. Pour qui a participé à la rédaction de transmissions ou à des staffs en milieu hospitalier, il est évident de constater que les facteurs psychologiques, sociaux et culturels ne sont pas évoqués et, quand ils le sont, c'est souvent parce qu'ils perturbent l'organisation du service ou l'adhésion au traitement.

« Lors d'un staff dans un service de réanimation en cardiologie, le chef de clinique évoque la sortie d'un homme SDF traité pour un infarctus. L'une des infirmières présentes remarque que, sans solution d'hébergement, il est dangereux de faire sortir ce monsieur qui va se retrouver à la rue. Le médecin lui répond “on n'est pas l'Armée du

---

[1] QCM : Questions à Choix Multiples.

[2] Nous parlons ici des patients verbalisés, pour les autres, l'échelle d'hétéroévaluation de la douleur est évidemment utilisée seule.

salut !". Le patient est donc sorti le lendemain pour retourner vivre dans la rue » (observation personnelle).

2.3. D'un corps-objet à la négation du sujet

La mise en avant du corps induit l'émergence d'un corps-objet qui exclut toute dimension autre que le soma, unique matériel d'investigation (261). Nous sommes très loin de la notion de « One Health »[1] !

Dès 1933, G. Groddeck (139) remarquait que le progrès médical formalise « quelque chose en l'être qui peut être conçu en tant que partie dans le tout, en tant que tout dans la partie ». Il dénonçait l'émergence d'un « corps objet », d'un « corps agrégat d'organes ».

Le sujet souffrant est relégué à l'arrière-plan. La partie prévaut, l'unité psychosomatique n'existe pas ! N. Bensaïd (36) soutient que : « sous prétexte de conserver, quoiqu'il arrive, la priorité absolue au corps comme objet de la vraie médecine, on n'a plus à faire qu'à des corps inhabités, sans âme, sans lieu, sans histoire. Le corps n'est plus le lieu du plaisir, de la pensée ou du sentiment, mais seulement le siège de la vie biologique ».

La notion de corps-objet prend toute sa dimension avec la technicisation de la médecine, en particulier avec l'imagerie médicale et ce que l'on appelle encore « les nouvelles technologies » De même, l'émergence de l'Intelligence Artificielle (IA) est susceptible d'accentuer cette appréhension d'un corps perceptible uniquement par les données matérielles qu'il produit[2]. « Le siège de la vie biologique » peut être décortiqué, examiné sous toutes les coutures et par tous les moyens. Les données produites par ces investigations sont les seules valables.

« C'est une folie scopique : endoscopie, colonoscopie, rectoscopie, je te passe les détails. On se sent transformé en chose, en mannequin, en jouet qu'on éventre et dont les ressorts sautent à la figure de

---

[1] Les organismes vivants et les écosystèmes sont interconnectés et la santé des uns dépend de celle des autres. « One Health » ou « une seule santé » en français, tient compte de ces liens complexes dans une approche globale des enjeux sanitaires. Celle-ci inclut la santé des animaux, des végétaux et des êtres humains, ainsi que les perturbations de l'environnement générées par l'activité humaine (Source Wikipédia).

[2] Il faut souligner que certains logiciels d'IA utilisent les verbatims des patients pour construire le diagnostic ou les thérapeutiques à mettre en œuvre et participent ainsi à la valorisation des savoirs expérientiels.

l'explorateur, à subir de telles investigations » (G. Hocquenghem, (163)).

L'utilisation des nouvelles technologies favorise le morcellement du corps, plus encore, renforce la dichotomie psyché-soma. Le corps est un « corps machine » à réparer. Cette mise à distance d'un sujet en souffrance participe — aussi — à protéger les soignants d'une potentielle émergence d'affects. À la fin du XXème siècle, nombre de praticiens dénonçaient déjà une médecine devenue trop technique et qui a pour conséquence que les médecins ne touchent plus leurs malades.

Le « corps soignant » appréhende des « corps malades ». Mais il est lui-même soumis à une hiérarchie des parties d'un soma à traiter, par des moyens qui, plus ils sont techniques, plus ils sont valorisés.

« Ses collègues à un médecin de soins palliatifs : Qu'est-ce que tu fais en soins palliatifs, ce n'est pas de la médecine ! » (Chef de service d'une EMSP[1], communication personnelle).

Il suffit de demander à des étudiants en médecine ou en soins infirmiers quelles sont les spécialités qu'ils privilégient pour leur exercice futur. Viennent en tête celles requérant le plus de compétences techniques et dont la dimension d'échange est réduite au maximum : réanimation, chirurgie... Les disciplines, concernées par un accompagnement du patient au long cours et/ou davantage centrées sur une dialectique à construire, telles que la gériatrie, les soins palliatifs, sont moins attractives. La valorisation de certaines pathologies l'une par rapport à l'autre, ou d'un organe l'un par rapport à l'autre, imprègne la tendance à psychologiser les symptômes ou à réduire la plainte à un « C'est dans votre tête ».

M. Nichter (220) a décrit une biomédecine « conditionnée culturellement et socialement ». Il a défini, comme étant « des maladies biomédicales culturellement stylisées » : le syndrome de la fatigue chronique ou l'ADHD, l'hyperactivité motrice liée à un déficit de l'attention. Nous avons déjà cité les maladies qui sont davantage qualifiées de « psy » dans la société française (Le syndrome de fatigue chronique, la maladie de Lyme, l'endométriose, le syndrome d'Ehlers Danlos, la fibromyalgie, etc.). Les réseaux de significations à l'œuvre intègrent nombre d'éléments déjà évoqués, comme le genre que nous

[1] EMSP : Équipe Mobile de Soins Palliatifs.

développons ci-après. À titre d'exemple, une patiente atteinte de fibromyalgie a témoigné de son parcours de soins qui a débuté par un diagnostic de sclérose en plaques. À ce moment précis, soignants et proches semblaient attentifs à ce qu'elle ressentait. Quand le diagnostic de fibromyalgie est tombé, elle a déclaré avoir perdu toute considération des professionnels de santé comme de sa famille. La maladie étant alors « psy », elle était responsable de son état puisque « c'était dans sa tête » (communication personnelle).

M.-A. Descamps (*Ibid.*) allègue que la « rencontre médicale » est une rencontre manquée et définit le dialogue médecin/malade comme un dialogue stéréotypé.

La valorisation d'un corps-objet aux dépens du sujet souffrant se retrouve aussi dans la volonté des praticiens de vouloir guérir parfois à n'importe quel prix. N. Bensaïd (*Ibid.*) postule même que le « vouloir guérir aveugle tout et apparaît comme la projection du désir d'une omnipotence sans limites ». Il constate « qu'assister les condamnés, soulager, n'apparaît alors que comme la forme dégradée de la seule bataille qui soit digne d'intérêt ».

Quand cette « réparation » échoue, le malade est confronté au : « il n'y a plus rien à faire », ou « je ne peux plus rien pour vous », ou encore « C'est dans votre tête ». Le lien soignant-soigné se délite.

2.4. Réintroduction du sujet souffrant

2.4.1. Vers une approche globale de la personne

À partir des années 60, en réaction à ce modèle biomédical, sont apparus différents courants visant à s'opposer au « tout biologique » et à promouvoir une approche globale de la personne.

Citons la notion de « *Total pain* » conceptualisée par C. Saunders qui a été à l'initiative du développement des soins palliatifs (252). « *The total pain* » comprend schématiquement la douleur physique, sa souffrance, la souffrance sociale, l'angoisse et la souffrance morale conséquentes de l'approche de la mort. Les patients en phase terminale sont pris en charge dans leur globalité et accompagnés de soignants qui acceptent ce fait inéluctable.

Les travaux de T. Nathan (218), en réintroduisant les modalités de la culture de la personne malade dans la consultation avec les professionnels de santé, plaident pour redonner au patient sa caractéristique « d'être somatique, social et culturel » :

« Un entretien psychiatrique n'est jamais un relevé innocent d'éléments objectifs. C'est toujours une véritable procédure d'influence dont on peut parfaitement décrire les déterminants [...] Un patient seul (c'est-à-dire délibérément isolé, et non au sein de sa famille, un patient considéré comme une totalité, c'est-à-dire coupé de sa lignée, de ses appartenances initiatiques, de son village), un docteur (généralement savant, c'est-à-dire armé d'une pensée théorique, d'une éthique, d'une morale de groupe, voire de caste, qui lui n'est pas isolé) ».

T. Nathan a initié des consultations en santé mentale en réintroduisant la notion de groupe, notamment grâce à l'inclusion d'un membre de la culture de la personne malade. Ce qui permet l'expression et la prise en compte de ses représentations liées à la maladie. Cette approche globale de la personne a été reprise par la Fondation Rothschild (située à Paris). Elle a institué une consultation dédiée à la douleur chronique de personnes originaires d'Afrique subsaharienne en y associant un médiateur transculturel de la même ethnie que le patient. La notion de groupe, usuelle en Afrique dans les structurations sociales, est ainsi introduite dans la consultation. Les échanges se déroulent en utilisant la langue maternelle du patient. L'étiologie de la douleur intègre les représentations propres à sa culture afin de pouvoir mettre en place les réponses adaptées. Les professionnels de santé qui participent à ce dispositif insistent sur l'importance de la place que l'on accorde au patient et qui lui « redonne une dignité ».

Ainsi, la primauté du dualisme psyché/soma cède progressivement la place à une approche holistique de la personne malade. Et ce, même en psychiatrie. En 2019, le Dr Saravane, qui a créé le « Centre régional douleur, soins somatiques et santé mentale » d'Étampes, dénonçait l'idée selon laquelle les patients atteints de troubles mentaux sont protégés des comorbidités et de la douleur (251). Cette croyance — qui perdure — induit, pour ces dernières, un risque accru de mourir de diabète, de maladies cardiovasculaires, d'hypertension artérielle, d'emphysème... Lorsqu'elles sont malades, ne pas rechercher de causes organiques chez les personnes atteintes de troubles psychotiques diminue leur espérance de vie de 25 %. L'une d'entre nous (ayant travaillé dans des établissements psychiatriques) en signalant des patients potentiellement douloureux, s'est vue opposer plusieurs fois le même argument : « Mais non il/elle ne souffre pas physiquement, il/elle souffre tellement sur le plan mental que la douleur physique n'est rien à côté ». D'ailleurs, les échelles d'évaluation de la douleur ne sont pas — ou peu — utilisées en psychiatrie. Des progrès s'annoncent avec la parution de recommandations de bonnes pratiques pour une prise en charge effective des patients atteints de troubles psychiques, labellisées HAS et rédigées avec la Fédération française de psychiatrie (dont le Dr Saravane) : « Comment améliorer la prise en charge somatique des patients ayant une pathologie psychiatrique sévère et chronique » (153).

2.4.2. De l'émergence des savoirs expérientiels à ce qu'ils engagent

Le virage épidémiologique (augmentation des maladies chroniques, dont le Covid Long, et vieillissement de la population) a favorisé l'émergence de la notion de savoirs expérientiels, elle-même constitutive de l'histoire de la démocratie sanitaire (176, 140, 96). Le terme « savoirs expérientiels » a été employé pour la première fois au congrès de diabétologie en 1998.

Nouvelles législations, nouvelles recommandations

Même si les alcooliques anonymes ont ouvert la voie en 1934, et les usagers de drogue dans les années 50, le mouvement des droits des patients n'a imprégné les pratiques médicales que depuis les années 1970 (166). En 1986, la Charte d'Ottawa (62), en mettant en exergue l'*empowerment* et l'autonomie de l'usager du système de santé, même si elle ne la nomme pas comme telle, parle de l'expertise expérientielle :

« La promotion de la santé soutient le développement individuel et social en offrant des informations, en assurant l'éducation pour la santé et en perfectionnant les aptitudes indispensables à la vie [...] elle permet aux personnes d'exercer un plus grand contrôle sur leur propre santé et de faire des choix favorables à celle-ci. Il est crucial de permettre aux gens d'apprendre pendant toute leur vie [...]. Cette démarche doit être accomplie à l'école, dans les foyers, au travail et dans le cadre communautaire, par les organismes professionnels, commerciaux et bénévoles, et dans les institutions elles-mêmes ».

C'est la gestion du sida qui permet à la démocratie sanitaire de s'installer et d'articuler expertise des patients et politiques de santé publique. Les États Généraux de la Santé, en 1999, ont également joué un rôle majeur. Toujours en 1999, le rapport du *department of health* (NHS) fait référence à l'idée d'un « patient expert » qui est défini comme pouvant prendre des décisions, dans la gestion de son traitement, et le pouvoir sur sa vie (140). Parallèlement, en sciences de l'éducation, les thématiques d'autoformation et de formation par l'expertise se développent. Et l'accès à l'information permis par l'avènement d'Internet participe de cette appropriation de la connaissance par les usagers (*Ibid.*).

Différentes Lois se sont succédé afin de valoriser la place de l'usager dans le système de santé. La Loi du 4 mars 2002 (201) promeut une « vision moderne du système de santé qui comporte tous les volets de la prévention aux soins, et une expérimentation de démocratie sanitaire ». Dès l'épidémie de VIH, les associations de patients se sont développées. Par l'article L.1114-1 du Code de la santé publique issu de la Loi du 4 mars 2002, le rôle d'acteurs de santé publique des associations déclarées est aussi affirmé. Il leur revient la responsabilité de défendre les droits de personnes malades et des aidants, de les informer, d'organiser des formations ainsi que d'assurer la représentation des usagers dans les instances hospitalières et de santé publique. Ainsi, depuis une vingtaine d'années, le modèle paternaliste dans la relation soignant-soigné cède progressivement la place aux approches qui reconnaissent au patient une altérité et la capacité de construire un récit de sa maladie.

Dès 2010, la faculté de médecine de Montréal a développé un nouveau modèle relationnel basé sur le partenariat entre les personnes malades et les professionnels de santé : le « *Montréal Model* ». Ce modèle de partenariat patient s'appuie sur la reconnaissance des savoirs expérientiels, complémentaires des savoirs scientifiques. Les savoirs expérientiels des patients sont « issus du vécu de ses problèmes de santé ou psychosociaux, de son expérience et de sa connaissance de la trajectoire de soins et services ainsi que des répercussions de ces problèmes sur sa vie personnelle et celle de ses proches » (177). La collaboration entre soignants et soignés suppose que les premiers engagent leur responsabilité d'informer le patient et d'entretenir avec lui une « relation d'apprentissage » afin qu'il comprenne mieux les tenants et aboutissants de sa maladie (facteurs de risque, origine, potentielles thérapeutiques). Et ce, afin de lui permettre de devenir progressivement autonome en exerçant son pouvoir d'agir. Il s'agit là d'une relation d'interdépendance. Dans le cas du partenariat de soins du « *Montréal Model* », le patient est impliqué tout au long du processus qui le concerne, comme lors de son parcours de soins ; les décisions étant prises en fonction de ses savoirs, de ses propres valeurs et de ses objectifs de vie. Par conséquent, il apparaît incontournable de former simultanément à cette nouvelle modalité de « faire ensemble » les patients et les professionnels (*Ibid.*).

La parole de l'usager et le droit à la faire valoir à tous les niveaux du système de santé sont notamment reconnus dans la Loi de modernisation du système de santé de 2016 (204) avec la création de l'UNAASS[1] qui fédère les associations agréées du système de santé dans l'objectif de défendre les droits des patients (124).

En 2020, la HAS (155) a publié une recommandation « Soutenir et encourager l'engagement des usagers dans les secteurs social, médico-social ou sanitaire » à l'appui de son axe stratégique « Faire de l'engagement des usagers une priorité ». L'engagement des personnes concernées désigne toute forme d'action, individuelle ou collective, pour eux et leurs pairs, au bénéfice de leur santé, leur bien-être ou leur qualité de vie. Il nécessite en regard l'implication des professionnels et des décideurs afin que l'expérience, les besoins et les préférences des patients soient pris en compte (186). En 2021, la commission « parcours » de la FHF (110) a produit un texte de référence sur les « Territoires de santé » en y associant les associations de patients, ce qui représente une première en la matière. Cette participation a permis d'intégrer les modalités d'intervention des usagers dans les différents territoires et de leur reconnaître une légitimité.

Si la législation a évolué favorablement en positionnant la démocratie en santé comme pierre angulaire du système de santé, dans les faits, les démarches participatives se heurtent encore à de nombreuses résistances. Les associations de patients dénoncent régulièrement des « participations alibis » où leur avis est requis, mais non pris en compte. Les pouvoirs publics ne reconnaissent pas — ou peu — leur rôle dans le fonctionnement du système de santé et dans l'aide à la décision. Cette « ignorance » ne légitime pas leurs actions et en réduit parfois la portée. Nous reviendrons sur ces différents points avec les enjeux éthiques qu'ils engagent.

Typologie des savoirs expérientiels

Pour O. Gross et R. Gagnayre (140), les savoirs expérientiels, ou savoirs liés à l'expérience, concernent quatre domaines : la vulnérabilité, les savoirs en lien avec le parcours de soin, les savoirs en lien avec la gestion quotidienne de la maladie et les savoirs en lien

[1] UNAASS : Union Nationale des Associations Agréées du Système de Santé. La marque est France Assos Santé.

avec la relation soignant-soigné. Dans ces trois dernières situations, les patients savent ce qui fonctionne et ne fonctionne pas pour eux.

En 2017, ces auteurs proposent de caractériser les savoirs expérientiels en quatre types :

– Le premier porte sur les « **savoirs expérientiels implicites** » : qu'est-ce qui fonctionne ou ne fonctionne pas pour soi-même ? Ce sont des savoirs « individus dépendants » qui nécessitent parfois une démarche maïeutique pour amener une personne à prendre conscience de ses savoirs.

– Le deuxième décrit les « **savoirs expérientiels explicites** » : qu'est-ce qui fonctionne pour moi et qui pourrait fonctionner pour une autre personne ? Ce sont des savoirs « individus dépendants ».

– Le troisième type de savoirs est les « **savoirs situés** » qui sont des savoirs construits collectivement : qu'est-ce qui pourrait fonctionner ?

– Le quatrième type de savoirs est les « **savoirs positionnés** ». Ils sont construits collectivement et croisés aux normes : qu'est-ce qui pourrait fonctionner ?

Ces 4 types de savoirs confèrent des « pouvoirs » au patient.

– Les « savoirs expérientiels implicites » renvoient à un pouvoir d'agir sur les décisions qui concernent la personne directement, à partir de ce qu'elle sait qui fonctionne ou qui ne fonctionne pas pour elle-même. C'est un pouvoir intrapersonnel qui permet de répondre aux besoins du quotidien.

– Les « savoirs expérientiels explicites » permettent d'agir sur les décisions d'autrui, pour autrui, à partir des savoirs que la personne pense être utiles pour l'autre. Le pouvoir est interactionnel.

– Les « savoirs situés » s'expriment au travers de communautés (associations de représentants d'habitants, d'usagers ou de citoyens, de forums ou de groupe d'entraide).

– Les « savoirs positionnés » permettent de prendre une position collective, de générer de nouvelles ressources, de nouvelles actions innovantes et correctrices, d'avoir de nouvelles idées.

« C'est à nous patients de nous regrouper, parce que nous avons beaucoup de choses à dire et à faire. Nous sommes malades 24 heures par jour. Notre connaissance de notre maladie est au moins aussi importante que celle des médecins, mais c'est une connaissance intérieure. Il faut donc essayer de dialoguer avec eux et les amener à prendre en compte notre état général. Cela n'est pas évident car nous

nous heurtons souvent à des personnes formatées » (M. Chatton, AFDOC[1] (63)).

Sur certains sujets en santé, les « savoirs positionnés » des personnes malades sont très stabilisés. Dans les pays occidentaux, tous les patients engagés comme acteurs de santé ont la même vision sur ce que devrait être la relation de soin. Ils veulent que leur autonomie soit reconnue (116), leur dignité respectée, « qu'ils puissent acceder aux informations de santé en temps réel et que la justice sociale guide les actions réalisées » (140). La notion de « patient expert » et de « patient partenaire » est issue d'un large mouvement de réaction au modèle biomédical s'orientant vers une pratique de médecine globale (*Ibid.*).

La pair-aidance

L'approche par les pairs s'inscrit dans une dynamique d'intervention fondée sur la ressemblance entre un individu intervenant et le bénéficiaire. Dans le domaine de la santé, la pair-aidance désigne ainsi des personnes ayant choisi de s'investir dans l'entraide, après un parcours personnel qui leur a permis de se rétablir. La paire-aidante ou le pair-aidant sont souvent bénévoles au sein d'association d'usagers (188). La pair-aidance s'exerce parfois dans les programmes d'Éducation Thérapeutique du Patient (ETP) faisant appel à des patients ressources, mais elle s'exerce aussi sur un plan informel via les diverses actions que les associations de patients mettent en œuvre. Des personnes atteintes d'une pathologie chronique depuis plusieurs années valorisent leur expérience de la maladie en transmettant leur histoire et leurs stratégies de *coping* (stratégies d'adaptation) qu'ils utilisent pour gérer au mieux les symptômes et les répercussions sur leur qualité de vie. Cette transmission passe par différents canaux : des groupes de parole, des groupes de travail associatif ou interassociatif, des webinaires, des séminaires, des GEM[2]…

« Je décidais de devenir réalisateur, avec toujours cette folle envie de parler des MICI[3], la vidéo comme outil de formation et d'information, aller au-delà de mon propre témoignage et faire parler les autres patients en partageant des expériences différentes…

---

[1] AFDOC : Association Française Des malades et Opérés Cardio-vasculaires.

[2] GEM : Groupe d'Entraide Mutuelle.

[3] MICI : Maladies Inflammatoires Chroniques de l'Intestin (3).

Je rebondissais tel un ballon sur tous les problèmes qui étaient posés, même ceux que je n'avais jamais envisagés » (E. Balez, (23)).

Parfois, la transmission du savoir acquis par les années d'expérience avec la maladie s'exerce entre deux personnes, l'une pouvant apprendre à l'autre les gestes techniques pour un soin particulier qui vont lui permettre de se débrouiller sans l'aide de professionnels de santé, renforçant ainsi son pouvoir d'agir.

Coopérer avec le patient

Les patients ont investi les universités où ils suivent des cursus. En 2008, à l'université de Rouen, ainsi que nous l'avons évoqué dans la partie précédente, un master a été créé par C. Tourette-Turgis (269) qui forme et diplôme des « patients experts ». Il est fondé sur la reconnaissance des acquis de l'expérience de la maladie.

De même, des personnes atteintes de pathologies chroniques ou en situation de handicap peuvent donner des cours à des publics de pairs ou de professionnels dans le cadre de formations initiales ou continues (132, 167). Autre modèle de participation au système de santé, les RU[1] représentent les usagers dans les instances hospitalières. Leur rôle est défini par la Loi de modernisation du système de santé de 2016 (*Ibid.*) et leur formation est assurée par l'UNAASS. Ils sont obligatoirement membres d'une association de patients agréée du système de santé. À l'avenant, la prise en compte des savoirs expérientiels se constate dans de nouveaux programmes et/ou dans la publication de recommandations de bonnes pratiques.

Coopérer avec la personne malade est l'un des éléments de l'Éducation Thérapeutique du Patient (ETP) qui s'inscrit en regard d'une politique axée sur les intérêts des médecins et des chercheurs, notamment par le développement de l'Evidence Based Medecine. La satisfaction des patients apparaît comme un agent déterminant de l'ETP, les patients étant de plus en plus approchés comme des clients. Il faut les informer, mais aussi les éduquer afin d'être au plus près d'un consentement éclairé (140). En 2007 et 2014, la HAS (151, 152) a publié des recommandations qui visent à aider les sociétés savantes, les organisations médicales et paramédicales, les groupes de professionnels de santé, à définir avec les patients et leurs représentants, le contenu, les modalités de mise en œuvre, l'évaluation de l'ETP dans le cadre

[1] RU : Représentants d'Usagers.

spécifique d'une maladie chronique. La nouveauté porte sur la dimension « avec le patient » et non plus « pour le patient » et ce, dans une perspective d'alliance thérapeutique.

De même, le champ de la recherche voit se développer des recherches participatives (même si elles sont encore peu nombreuses) où les usagers ont une place de « co-chercheurs » et participent activement à toutes les dimensions (et étapes) de la recherche. ATD Quart-Monde a inauguré ce statut de « co-chercheurs » : les savoirs des chercheurs croisent les savoirs des personnes en situation de pauvreté (18, 19).

Dans plusieurs maladies chroniques, la compétence de perception des symptômes est essentielle à la prise de décision thérapeutique. Le « patient sentinelle » (21, 79, 80) est un patient qui décrit des signes avant-coureurs de la crise, non traduits dans la sémiologie médicale. Il a développé une compétence perceptive qui lui permet de s'engager dans un processus d'émancipation. Par expérience et auto-entraînement, les « patients sentinelles » acquièrent une perception fine de signes infracliniques (la sémiologie personnelle). D'autres personnes atteintes de la même pathologie pourraient développer cette compétence utile à la gestion de la maladie. Il faut donc les former à mieux percevoir les signaux que leur envoie leur corps. C'est une nouvelle perspective pour l'ETP. Plusieurs recherches ont déjà été réalisées, financées par les pouvoirs publics qui en reconnaissent la dimension novatrice. Évoquons dans cette « conquête » du patient sur son parcours de santé, les théories psychologiques de gestion de soi-même. Aujourd'hui, un vaste arsenal de stratégies psychopédagogiques est mis en œuvre, mobilisant aussi bien la pédagogie par objectifs, les théories de la motivation, les stratégies de *coping* ainsi que de « manière balbutiante » des approches plus narratives (140).

Comme nous l'avons déjà évoqué, la parole des personnes malades a du mal à se construire devant la difficulté : de surmonter l'asymétrie de connaissances, de faire valoir leur point de vue et de se confronter aux relations de dépendance et de pouvoir. La systématisation de l'implémentation des « patients partenaires », dans les structures de soins ou les formations, permettra de faire valoir le « principe d'humanité ». Nous y reviendrons dans la dernière partie de cet essai consacré à nos recommandations.

2.4.3. La psychosomatique

Nous abordons plus largement ce point ci-après, mais il était néanmoins important de l'évoquer dans la diachronie de la réintroduction de l'unité psyché/soma.

Le terme « psychosomatique » est né dans la seconde moitié du XIXème siècle et est attribué à un psychiatre allemand : J. C. Heinroth. L'apparition de ce nouveau courant médical visait à introduire dans le courant organiciste et expérimental de la médecine du XIXème siècle des facteurs d'ordre psychique pour rendre compte de la causalité et de l'étiopathogénie de certaines maladies. Cette nouvelle appréhension de la personne malade privilégiant une approche globale perdure encore et constitue l'un des courants de la pratique médicale, même si elle est parfois remise en cause (87).

3. LA PLAINTE

« Réduit au soi souffrant, je suis plaie vive » (P. Ricœur (241)).

Dans notre société occidentale, la plainte d'un malade est soumise à des facteurs qui en contraignent l'écoute, la reconnaissance et la prise en compte par les professionnels de santé. L'expression d'une plainte est conditionnée par un héritage culturel, le contexte dans lequel elle s'exprime et par des déterminismes individuels.

3.1. Un émetteur et un récepteur : de la perception à la verbalisation

« Malheur au malade qui dit mal son mal » (P. Queneau (233)).

La plainte est la verbalisation de ce qui « ne va plus ». Lorsque le degré de « mal être » va au-delà de ce qui est tolérable, ou devient suffisamment préoccupant dans ce qu'il peut évoquer de son étiopathogénie, la personne malade va alors aller consulter.

Le « aller vers » est à son initiative, et cet « aller vers » va transformer son statut de personne malade en patient. La plainte engage ainsi un « agir communicationnel » dans le sens que J. Habermas lui a donné (150). Elle s'inscrit dans le récit que le patient fait de sa maladie quand le professionnel de santé l'interroge et signe ce que P. Ricœur nomme « savoir endurer, persévérer dans le désir d'être, et l'effort pour exister en dépit de qui dessine la dernière frontière entre la douleur et la souffrance dès lors qu'elles habitent le même corps [...] Ainsi, la plainte est à la fois exhalée de soi, arrachée du fond du corps » (*Ibid.*). Elle médiatise une perception somatique. Le psychanalyste B. Jacobi (170) la décrit comme étant un « trajet du corps à la parole, du cri au langage de la souffrance ». E. Levinas (200) souligne que, dans cette perception, il y a une activité d'accueil : « d'une certaine manière, toute sensation est passivité et la perception surmonte cette passivité, lui donne un sens et la transforme en signification ».

« C'était à chaud qu'il fallait parler de la souffrance physique. Rien de plus traître, en effet que la souffrance physique, rien qui se dérobe mieux à l'analyse. C'est sur le champ même de son action, sur l'heure qu'il convient de la capter. Dès qu'elle est clamée, dissipée, l'esprit n'est que trop enclin à oublier [...] ou du moins à minimiser ce qu'elle fut. C'est dans l'instant où elle vous ronge, vous anéantit qu'il est indispensable de la saisir. C'est pendant qu'on est malade qu'il faut parler de la maladie » (R. Guérin (144)).

L'expérience expérientielle étaye la plainte qui va se construire à partir d'éléments perceptifs, que le patient va élaborer, conscientiser afin de les verbaliser. La contextualisation de l'apparition des symptômes, le retentissement sur la qualité de vie vont s'y greffer et la moduler. La quête de sens imprègne bien des plaintes. La recherche ou la compréhension de l'origine du mal sur lequel se construit la plainte est alors perceptible et se retrouve notamment dans les maladies graves. Puisque dans le même affect, nous dit P. Ricœur (*Ibid.*), se rencontrent la passivité du souffrir, subi ou même infligé, et une demande de sens : « La question de la souffrance revêt une dimension éthique et philosophique ». Pour ce dernier, l'estime de soi est le « seuil éthique de l'agir humain ». Quand la plainte d'un patient s'adresse à un professionnel de santé, elle indique — *a minima* — l'intérêt narcissique qu'il porte à son corps : « la plainte est une entreprise de restauration narcissique dans la régression de la maladie ». Par conséquent, elle s'exprime en s'étayant sur une assise narcissique. Mais se plaindre entame cette assise quand des éléments de l'ordre de l'intime doivent être communiqués.

Le contexte joue un rôle majeur. L'un des facteurs contraignant l'expression de la plainte est le « 15 minutes chrono », gestion administrative et paiement compris : le temps de la consultation avec des médecins généralistes ou spécialistes ne dépasse guère le quart d'heure. En dix ou quinze minutes, comment demander à un patient d'arriver : à synthétiser ce qui le fait parfois souffrir depuis longtemps, à décrire les conditions d'apparition des symptômes, leur description, et les répercussions sur son autonomie fonctionnelle et sa qualité de vie ? Les compétences descriptives, que certains professionnels de santé requièrent de leurs patients, relèvent d'un exercice cognitif impossible à faire pour la plupart d'entre eux.

3.1.1. De la rencontre au soliloque

« Une maladie qui se prolonge fatigue le médecin » (E 10-11. 4e discours d'Eliu (42)).

Toute émission d'une plainte est généralement conditionnée par l'existence d'un auditeur pour l'écouter. Le « plaignant » délivre un message par l'intermédiaire de ce qu'il raconte au soignant : expliquer ses différents ressentis et les événements qui l'ont amené à consulter, convaincre le soignant de la réalité et de l'importance de sa souffrance, solliciter une aide dans l'objectif de se rétablir (par conséquent, arriver à initier une prise en charge avec des thérapeutiques adaptées). Se plaindre s'inscrit dans une narration où le patient introduit des éléments de langage correspondant à ce qu'il comprend de la logique des symptômes, soit qu'il essaie d'en identifier lui-même l'origine, soit qu'il en délègue la responsabilité au professionnel de santé.

L'anthropologue A. Dumond[1] souligne que les patients fabriquent une véritable « intrigue » à partir de leur maladie. Mais le médecin doit arriver à dégager les indices qui lui serviront à établir un diagnostic ou à reconnaître la maladie. Parfois, il préfère ne pas avoir à démêler les informations qu'il juge intéressantes (c'est-à-dire factuelles, relatives à ses normes professionnelles), d'informations plus relatives (l'expression de la souffrance induite par la maladie) qui l'intéressent beaucoup moins.

Quand la plainte s'accompagne de manifestations physiques ou émotionnelles, le message qu'elle essaie de délivrer peut en être perturbé ou — *a contrario* — être pourvoyeur d'indications supplémentaires, parfois déroutantes pour le praticien qui peut alors interagir de manière inappropriée.

Parce que chaque plainte est « singulière », parce qu'elle repose sur des ressentis cumulant des sensations et des émotions, pour un médecin, elle exprime une « subjectivité ». Ce mot interpelle, car il fait partie

---

[1] Cours de l'Espace éthique Île-de-France (104).

d'un dualisme largement utilisé en médecine : objectivité/subjectivité, savoirs scientifiques/savoirs profanes, sciences dures/sciences molles. Comme nous l'avons vu, dans une dualité, on accorde à la droite de la dyade une moindre valeur. Une part de la plainte est considérée comme imprégnée de « subjectivité » toujours accompagnée de sa connotation négative.

Mais, comme le souligne G. Canguilhem (56) « lorsque le médecin a substitué à la plainte du malade et à sa représentation subjective des causes de son mal, ce que la rationalité contraint de reconnaître comme la vérité de sa maladie, le médecin n'a pas pour autant réduit la subjectivité du malade. Il lui a permis une possession de son mal différente ». Au-delà de ce qu'il écoute, le soignant, à qui la plainte est adressée, doit « l'entendre » pour la reconnaître. Pour P. Ricœur (*Ibid.*) : « La souffrance exhalée dans la plainte est appel à l'autre, demande d'aide ». En outre, il souligne que souffrir « c'est se sentir victime », sentiment qui peut être exacerbé par la « violence subie ». Toute personne atteinte d'une maladie grave ou chronique se sent victimisée par des symptômes incontrôlables et qui induisent une souffrance.

Dès l'émission d'une plainte, une asymétrie s'installe entre l'émetteur et le récepteur, le premier étant en demande de réponses diagnostiques et thérapeutiques (fondées par sa souffrance et les répercussions sur sa qualité de vie), le deuxième dans l'identification du diagnostic et des réponses à y apporter (fondées sur son corpus théorique). La relation se construit à partir d'une demande qui positionne le patient dans une forme de dépendance vis-à-vis du professionnel de santé, potentiel détenteur de la « réparation » de l'état dans lequel il se trouve. De là à transformer la relation soignant-soigné en une relation dominant/dominé, il n'y a qu'un pas facilement franchi.

P. Ricœur (*Ibid.*) allègue que la souffrance appelle. Le patient souffre, mais son interlocuteur ne souffre pas et leurs places sont « insubstituables ». Il retient que la plainte est : « par essence suspectée d'exagération et de délire […] Est-on choisi pour souffrir selon le fantasme de l'enfer personnel […] cette manière qu'a la plainte de friser le délire témoigne peut-être de la nature profonde de la recrimination, oscillant sur le seuil invisible entre la dénonciation du mal et le délire de persécution ».

Pour F. Roustang (246), quand elle se répète, la plainte n'offre pas d'intérêt. Il y dénonce l'instauration d'une « transe négative » qui a pour effet d'enfermer le plaignant dans sa souffrance. Mais, dans le cas où la réponse apportée est « C'est dans votre tête », ce dernier n'a guère d'autres choix que de rechercher un deuxième, voire un troisième avis, l'engageant dans une errance diagnostique, une situation que nous avons déjà constatée dans le chapitre précédent, et qui ne s'arrête que lorsqu'un diagnostic est posé ou un accompagnement au long cours proposé. Les personnes atteintes de maladies rares sont particulièrement concernées par l'errance diagnostique qui couvre parfois plusieurs décennies.

« Je fais des entorses. Je fais des hématomes parce que j'ai dix kilos de trop ? [...] C'était à l'hôpital au deuxième étage. Dire qu'au troisième étage, il y avait un service de génétique Ehlers Danlos ! Quel dommage ! Que de temps perdu ! » (V. Gisclard, UNSED[1] (137)).

La plainte est susceptible d'être accompagnée de culpabilité. Les personnes peuvent aussi se sentir humiliées d'avoir à « avouer » une vulnérabilité, surtout quand l'interlocuteur n'a que peu d'empathie.

« Pourquoi ces phrases monstrueusement blessantes ? Je souffre […] Alors, pourquoi me demander où j'ai mal si c'est pour me démolir psychologiquement derrière ? » (V. Gisclard (*Ibid.*)).

Il est important de souligner que nombre de personnes « arrêtent de se plaindre » quand elles ne sont pas entendues, voire que la maladie perdure et qu'elles constatent que la répétition de la plainte « fatigue » le médecin.

« Mais parce que la douleur est subjective et invisible, parce qu'elle revêt des dimensions psychosociales complexes, qu'elle n'est pas une priorité du système de santé […], le patient peut être rejeté, suspecté de complaisance envers lui-même, de recherche d'un bénéfice secondaire, d'exprimer physiquement un conflit intérieur. Il risque de se trouver au bout du compte abandonné à lui-même et à sa douleur sans solution ou renvoyé vers une prise en charge exclusivement psychologique sans exploration de la part somatique de la plainte » (C. Legendre, AFVD[2] (187)).

---

[1] UNSED : Union Nationale des Syndromes d'Ehlers Danlos (281).
[2] AFVD : Association Française Vaincre les Douleurs (5).

À l'avenant, dans le cas où le locuteur serait conscient que sa plainte va révéler des comportements considérés sur le plan sociétal comme déviants et/ou transgressifs, il ne les évoque pas. La compréhension des symptômes et l'établissement du diagnostic par le praticien sont susceptibles d'être biaisés.

Si la plainte n'est pas entendue, l'une des conséquences peut être le recours à Internet (susceptible de produire de fausses informations) ou à des alternatives thérapeutiques coûteuses, inutiles, voire potentiellement dangereuses. Même si elles peuvent s'avérer dommageables, ces stratégies permettent aux patients d'avoir le sentiment de recouvrer un pouvoir d'agir et un contrôle de leur parcours de santé.

Finalement, la plainte du malade ne doit être que somatique. Pour N. Bensaïd (*Ibid.*), « elle est langage et elle est surdéterminée, c'est-à-dire que le médecin la contraint à se dépouiller de tout ce qu'elle garderait encore de connotation non corporelle ». Il doit trouver une corrélation entre le récit du patient et le corpus théorique auquel il se réfère. Toute émergence émotionnelle, référence à l'impact de la maladie ou des symptômes sur la qualité de vie sont évacués par le soignant. La parole du mal, rapporte N. Bensaïd, est « impure, imaginaire, subjective ».

La tentation de réduire l'écoute à ce que le corps lui-même livre via des examens est donc forte. D'ailleurs, la collecte des données fournies par ces derniers prévaut bien souvent à l'écoute du récit du sujet en souffrance.

3.1.2. Du « plaignant » au « plaintif » : le bon et le mauvais malade

Être un « bon » ou un « mauvais » patient découle souvent de la manière dont la plainte est exprimée. Si l'émergence émotionnelle est trop importante et sort du cadre normé que se construisent les professionnels de santé, la personne malade est rapidement cataloguée comme un « mauvais patient », et sa prise en charge peut en être affectée. La plainte détermine la frontière entre le normal et le pathologique, susceptible d'être vite franchie quand elle adopte un contenu qui ne correspond pas aux références médicales ou qu'elle révèle des comportements jugés transgressifs. Le glissement de la qualification de plaignant en plaintif s'opère alors.

« La première phrase que m'adresse Madame X que je rencontre dans le cadre de la consultation de la douleur est : je viens vous voir pour savoir si je ne suis pas folle ! Elle m'explique qu'elle a vu de nombreux médecins, réalisé des examens qui sont tous normaux. » On « lui avait dit qu'elle avait une fibromyalgie et qu'on ne pouvait rien pour elle » (Dr V. Blanchet, médecin de la douleur (238)).

3.2. Raconter sa douleur

« La plus simple écolière, quand elle devient amoureuse dispose de Shakespeare ou de Keats pour désigner son trouble. Mais laissez un homme souffrant essayer de décrire ses maux de tête à un médecin et le langage fuit » (V. Woolf (234)).

Pour décrire sa douleur, la personne est souvent contrainte d'utiliser des équivalents sémantiques qui sont, comme le souligne N. Bensaïd (*Ibid.*), « d'autant plus incertains que le seul arbitre de leur équivalence est celui qui ne les ressent pas ».

La personne souffrante doit faire tout un travail d'élaboration pour parler d'une sensation couplée à une émotion. En outre, quand elle est plus ou moins diffuse, la douleur est non seulement difficile à décrire, mais aussi à localiser.

Dans les échelles d'évaluation de la douleur, des propositions de mots à scorer comme « les décharges électriques » ou « les coups de poignard » (identifiant des douleurs neuropathiques) témoignent de la difficulté d'un tel exercice, puisque celui qui les exprime ne les a jamais ressentis (il est rare de s'être fait poignarder !). Sans compter que l'endroit douloureux n'est pas forcément le porteur de la lésion. Soulignons les phénomènes bien décrits de douleurs projetées, les phénomènes d'hyperalgésies. B. Jacobi (*Ibid.*) rappelle que la réalité de l'ampleur « des dommages corporels » ne présage pas de « la valeur de la vivacité de la souffrance du sujet ».

C'est particulièrement vrai pour la douleur : plus la personne la décrit avec des qualificatifs (dont certains témoignent d'affects associés) ne correspondant pas au langage technique du praticien, plus elle est susceptible de voir interroger la « véracité » de sa souffrance. Nous le reverrons avec le « syndrome méditerranéen ».

« Stop au déni médical et sociétal, il faut croire le patient, poser un diagnostic permettant d'éviter la chronicisation de la douleur chronique, augmenter les chances d'une prise en charge précoce [...] stop à une détresse psychologique programmée, qu'une compréhension réciproque de la demande du malade et de la proposition du médecin puisse se mettre en place. Une priorité : apprendre aux patients à exprimer leur état d'être, leurs difficultés, à utiliser le bon vocabulaire, à s'observer et à prioriser leurs besoins » (C. Robert, Fibromyalgie France (243)).

3.3. Raconter sa fatigue

« Monsieur le commissaire,

Je vous prie de bien vouloir trouver ci-après les éléments constitutifs d'une plainte contre "ma fatigue". En effet, la main courante récemment déposée suite aux premiers assauts de "ma fatigue" n'ayant pas suffi, je suis contraint de passer au stade supérieur et vous remercie de bien vouloir enregistrer ma plainte pour harcèlement et atteinte aux libertés fondamentales ! » (Patient atteint de la maladie de Parkinson, « Lettre à ma fatigue », Journée nationale des fatigues[1], 2021 (178)).

Avec la douleur, la fatigue est l'un des principaux motifs de consultation en médecine générale. Pourtant, la fatigue conséquente de la maladie chronique est presque systématiquement dénigrée. Il n'existe pas de reconnaissance sur les plans sociétal, social et sanitaire. En France, la fatigue du sportif et sa récupération mobilisent plus d'intérêt que celle de la personne malade. Or, pour nombre de patients atteints d'une maladie chronique, la ou les fatigues entravent lourdement leur vie sociale, professionnelle, et personnelle. Que ce soit les maladies inflammatoires de l'intestin (MICI), le cancer, les hépatites, les rhumatismes inflammatoires chroniques, les maladies neurodégénératives, la fibromyalgie, les maladies rares, telles que le syndrome d'Ehlers-Danlos, le syndrome de fatigue chronique et plus récemment le Covid Long[2], la fatigue est systématiquement présente et concerne la quasi-totalité des personnes atteintes de maladies chroniques, à peu près 15 millions en France.

---

[1] En 2021, la première Journée nationale des fatigues (178) a été pilotée par l'ASFC (Association du Syndrome de fatigue Chronique) et copilotée par France Assos Santé. Les associations de patients ont demandé à leurs membres d'écrire une lettre à « leur fatigue » afin de pouvoir illustrer les répercussions de cette dernière sur leur qualité de vie.

[2] Cette liste n'est évidemment pas exhaustive.

« Penser, parler, lire, respirer, rire, se lever fatigue, la colère, déprimer, pleurer fatigue, suivre une conversation fatigue. RESPIRER, SOUFFRIR fatigue ! Alors il faut se concentrer, encore, encore et encore sur tout, pour tout ! Aucune dépense inutile ! C'est comme une batterie défectueuse ! Une pile usagée ! [...] ma vie c'est un peu un confinement permanent car je suis alitée plus de 99 % de mon temps. Alors le confinement, voyez-vous cela me fait sourire gentiment, c'est ma vie depuis déjà tellement d'années. Je ne serais pas un peu fainéante finalement non ? Non pas du tout ! » (V. Gisclard, « Lettre à ma fatigue », Journée nationale des fatigues 2021 (*Ibid.*)).

La fatigue serait « normale », et naturellement combattue par le repos et le sommeil.

Mais, dans le cas de maladies chroniques où la fatigue devient récurrente, elle se transforme en fatigue chronique résistante au repos. Elle est alors qualifiée d'anormale ou de pathologique. C'est une asthénie du point de vue du médecin, mais un épuisement du point de vue du malade. Il n'existe pas encore d'échelles de mesure de la fatigue en France, mais des recherches sont engagées. La difficulté à l'évaluer comme le manque de réponses thérapeutiques renforcent la dimension d'épiphénomène que lui confère le corps soignant.

« J'ai parlé de toi à ma famille, à mes amis, et même aux médecins. Ils m'ont dit te connaître également, que tout le monde te connaissait, qu'il ne fallait pas exagérer, et prendre de la vitamine C. [...] Puis la vie active a démarré, et il a fallu que je m'adapte à toi, toujours plus envahissante. Faire des pauses le midi dans ma voiture pour dormir, m'enfermer dans un bureau pour m'écrouler sur un bout de moquette, abréger voire annuler des soirées avec des amis... » (Femme atteinte de la maladie de Crohn, « Lettre à ma fatigue », Journée nationale des fatigues, 2021 (*Ibid.*)).

Cependant, ces préjugés sur la fatigue font que nombre de médecins préconisent la récupération par l'effort qui consiste à recommander une pratique d'activité physique au patient afin qu'il récupère de la masse musculaire et le goût de l'effort. Comme nous l'avons déjà évoqué, dans certaines maladies, comme dans le Covid Long ou l'EM/SFC, il a été démontré que cela pouvait entraîner des malaises post-effort très dommageables pour le patient.

3.4. Dimension culturelle et syndrome méditerranéen

La culture est déterminante dans la construction et la transmission de la plainte, comme elle l'est dans la manière dont elle est perçue. Les patients issus de l'immigration emploient parfois un langage métaphorique utilisant des expressions imagées :

« Mon cœur est sombre, mes reins sont morts. Mes poumons essaient de quitter mon corps. Ma tête bat contre un mur » (Patients cités par le Dr Blanchet, médecin de la douleur (238)).

Ce langage peut être accompagné de comportements que les Occidentaux considèrent comme extravertis : parler fort, gesticuler… et/ou d'explications, telles que l'intervention des ancêtres, le mauvais sort, les djinns, la sorcellerie qui laissent parfois le professionnel de santé « sans voix ». La plainte jugée exagérée (sur le fond comme sur la forme) de personnes issues d'Afrique subsaharienne, du Maghreb ou de Turquie, supposée ne reposer sur aucune réalité somatique, est alors dotée d'un jugement sans appel : le « syndrome méditerranéen » !

« À chaque fois qu'une personne à la peau noire arrive dans le couloir, l'équipe se plaint : encore un syndrome méditerranéen ! » (Paroles de soignants, observations personnelles).

A contrario, perdure encore la croyance que les personnes d'origine asiatique doivent être entendues quand elles se plaignent.

« Tu vois, elle, c'est une Asiatique, alors là, si elle se plaint, c'est qu'elle souffre vraiment ! » (Paroles de soignants, observations personnelles).

Pour S. Bouznah et C. Lewertowski (47), spécialistes de la transculturalité, la prise en compte du « fait culturel » représente un « catalyseur actif », optimisant l'interprétation médicale et favorisant la rencontre entre le médecin et son patient.

« Convoquer le fait culturel » se traduit par l'utilisation de modèles explicatifs autres que le modèle biomédical occidental en permettant, l'appropriation de l'étiologie de la maladie par les professionnels de santé, et l'organisation de réseaux thérapeutiques propres à l'ethnie à laquelle appartient le patient. Si la médiation transculturelle est un outil, dans le même temps, elle favorise une position éthique.

Les pratiques à l'œuvre sur d'autres continents sont issues de systèmes de santé complexes et aucunement archaïques, comme le pensent certains professionnels de santé occidentaux. T. Nathan l'a largement démontré. Citons l'histoire de Jacinthe, originaire de Madagascar, de l'ethnie Merina, dont la plainte n'a jamais été entendue jusqu'au jour où on lui a découvert une tuberculose vertébrale ayant pour conséquences une prise en charge tardive et une perte de chance :

« Peut-être aussi que les médecins ne me prenaient pas vraiment au sérieux. Rendez-vous compte, tous les examens étaient normaux. Je suis certaine qu'ils ont longtemps pensé que j'étais hystérique » (Jacinthe (*Ibid.*)).

S. Bouznah et C. Lewertowski citent M. Foucault qui soulignait que « plutôt que de voir dans ces pratiques religieuses un résidu actuel de croyances archaïques, ne faut-il pas y voir la forme contemporaine d'une lutte politique contre la médicalisation politiquement autoritaire, la socialisation de la médecine, le contrôle médical qui pèse principalement sur les populations pauvres, la naissance de la médecine sociale ».

3.5. Être ou ne pas être « cortiqué »

Il est incontournable de parler d'un public dont les plaintes sont souvent réprimées : les personnes en situation de précarité ou exprimées de façon plus politiquement correcte « vulnérables sur le plan social ». Les croyances relatives au lien entre le degré de compréhension de la maladie — ou du traitement — et le niveau social restent encore prégnantes. Et les représentations liées à la catégorie socioprofessionnelle qui, plus elle est élevée, plus elle est supposée être garante de facultés cognitives supérieures, perdurent encore.

« Le lendemain, lors de sa visite, il (le chirurgien) paraît plus calme. Il a besoin de quelques renseignements administratifs [...] Je lui explique que je suis professeur stagiaire [...] Je détaille, un peu lasse, le statut des normaliens. Il se passe quelque chose d'étonnant. Je deviens quelqu'un d'autre. Je ne suis plus la gamine capricieuse qui l'a tirée de son lit. Pour la première fois, cette étiquette me confère un traitement particulier » (C. Marin (207)).

Les qualificatifs de « cortiqué » et de « non cortiqué » sont très souvent employés par certains professionnels de santé qui considèrent qu'ils n'ont pas à expliquer le diagnostic ou les éléments relatifs à la maladie « puisque, de toute façon, il/elle ne comprendra pas ».

« Le chirurgien à la patiente, même s'il avait montré un certain désappointement en apprenant qu'elle n'était pas médecin :

– Bon, vous qui vous travaillez dans la santé publique, vous êtes donc "cortiquée", je vais pouvoir vous expliquer l'opération ! Le monologue très technique a rendu la patiente penaude, de constater que — finalement — elle n'était pas si "cortiquée" que cela et, en sus, inquiète de n'avoir rien compris, ni de la gravité de son état de santé, ni de l'opération à effectuer. Elle fila donc chez son médecin généraliste pour obtenir les explications nécessaires » (Parole recueillie d'une patiente, communication personnelle).

Bien souvent, qualifier une personne malade de « non cortiquée » justifie la mise en place de stratégies d'évitement : ne pas lui parler, éviter d'aller la voir, etc. De même, l'investigation des déterminants de la santé est réduite, voire nulle. Pourtant, ils représentent des éléments essentiels à prendre en considération, d'autant plus nécessaires si la personne cumule une maladie grave et/ou chronique et une situation de précarité (285).

« Pendant 17 ans, j'ai vécu sans chauffage. Quand j'étais malade, mon médecin me disait "restez chez vous au chaud". Mais je ne pouvais pas dire que je n'avais pas de chauffage, j'avais honte. C'est un monde qui est très peu connu des médecins. Il y a parfois une grande incompréhension » (Adhérente, ATD Quart Monde (18)).

Les personnes concernées, à qui le corps soignant ne parle que peu, apprennent en retour à se taire. L'une d'entre nous a développé, avec l'AFPric[1] (6) et Les Petits Frères des Pauvres (199), un dispositif nommé TIGA[2] dont l'objectif est d'accompagner des personnes cumulant une situation de douleur chronique et de pauvreté. Il a mis en œuvre les conditions de l'expression de la plainte et des savoirs expérientiels afin de coconstruire le parcours de santé de chacun(e)s. En

---

[1] AFPric : Association Française des Polyarthritiques (4).
[2] TIGA signifie Douleur en langue Samoen.

outre, il a révélé l'ampleur de douleurs non traitées, qui, évaluées par l'échelle numérique, en démontrent l'importance, l'ancienneté ou la gravité. Soulignons que le réseau LCD[1] et le CETD[2] de l'hôpital Cochin ont accepté d'accueillir ces personnes, de les entendre et de les soigner (267) et ont ainsi instauré un accès aux soins qui, habituellement, leur est difficile.

« Il faut que les médecins comprennent qu'on a besoin d'être pris en considération et non mis de côté ou rejetés. Trop souvent, on s'écrase devant eux, on n'ose pas parler » (Adhérente, ATD Quart Monde (18)).

3.6. La valeur de la plainte

Ainsi que nous l'avons évoqué, pour un patient, la plainte intègre la description de ses symptômes, la répercussion sur son autonomie et sur sa qualité de vie. Elle peut être plus ou moins colorée d'affects, voire de comportements traduisant des émotions associées (pleurs, soupirs, écholalie, agitations…). En outre, elle est soumise à un héritage culturel et à un contexte qui lui imposent le cadre dans lequel elle doit s'exprimer, les contraintes auxquelles elle doit se soumettre et qui lui octroient une plus ou moins grande valeur.

La sobriété dans la plainte confère au sujet souffrant une image de personne dont la dignité est maintenue : « il ne se plaint pas, il reste digne ! ». Ne pas se plaindre est même particulièrement valorisé par la culture judéo-chrétienne, en s'inscrivant dans une dimension sacrificielle et dans le mérite qui y est associé. Quand la plainte s'extrait de la normativité requise, il peut être tentant de n'y voir qu'une « exagération ». Elle s'associe parfois à une « présomption de culpabilité » : si la maladie et les symptômes sont suspectés *sine materia*[3], la personne malade est alors considérée comme seule responsable d'un état qu'elle a contribué à créer par des comportements inadaptés ou par une potentielle « névrose ». Nous l'avons déjà souligné, la psychologisation des symptômes, le « C'est dans votre tête » comportent une part de suspicion de la réalité du vécu de la personne malade.

---

[1] Réseau LCD : Réseau francilien Lutter contre la douleur (238).

[2] CETD : Centre d'Etudes et de Traitement de la Douleur.

[3] Sans matière : sans origine somatique.

« Listez vos douleurs me demande le rhumatologue : deux pages. Non c'est impossible, vous êtes dépressive, c'est probablement une fibromyalgie. Et puis vous avez pris du poids, car vous ne faites plus de sport. Faites un régime, maigrissez, vous irez mieux ! » (V. Gisclard, UNSED (*Ibid.*)).

Finalement, une valeur est octroyée à la plainte lorsqu'elle produit des données strictement somatiques, claires et concises, dépouillées de tout affect, le patient est ici considéré comme suffisamment adulte et autonome. Mais, en même temps, il doit reconnaître le professionnel de santé comme seul détenteur du savoir sur sa maladie, du diagnostic et des traitements. Le paradoxe est là !

4. LE « DEUXIÈME SEXE »[1]

« Les conduites d'aliénation sont féminines comme sont viriles les conduites où un sujet (homme) pose sa transcendance » (S. de Beauvoir (31)).

Dans tout fait social impliquant hommes et femmes, le statut accordé à ces dernières présente des particularités dues à leur genre. Au décours de l'histoire humaine, de multiples influences ont façonné l'existence des femmes, les étapes de leur vie, leur image du corps, comme la façon dont elles vivent leur maladie ou leurs symptômes. De même, la reconnaissance de la souffrance des femmes par les professionnels de santé (plus globalement par le système de santé), comme les réponses qui y sont dédiées, sont imprégnées d'un héritage culturel. La généalogie des déterminismes qui concourent à la représentation genrée de la maladie et des symptômes a de multiples racines que nous allons tenter d'explorer.

4.1. Mythologie, philosophie et religions : de l'Eve pandorienne à l'Eve chrétienne[2]

L'affirmation selon laquelle l'abord de la maladie est susceptible d'être « genré » trouve ses origines dans de nombreux écrits issus de la mythologie, de la philosophie et des religions. La psychologisation de

[1] Terme créé par S. De Beauvoir et titre de son livre « Le deuxième sexe » (*Ibid.*).
[2] Expression due à G. Bechtel (33).

la maladie et de ses symptômes est probablement plus fréquente lorsque la personne malade est une femme.

Deux siècles avant Jésus-Christ, le médecin grec Galien affirmait déjà que les femmes mélancoliques risquent davantage de faire un cancer du sein que les femmes « sanguines » (75).

Cependant, c'est la Genèse qui a profondément marqué le statut que l'on accorde aux douleurs de la femme, aux douleurs dites féminines (provenant de la zone génitale).

« Puis s'adressant à la femme : j'aggraverai les souffrances de ta grossesse, dit-il ; tu enfanteras dans la douleur ! » (Genèse 3 16 (42)).

Elle a contribué à ce que la souffrance des femmes soit laissée pour compte pendant des siècles, mais elle a aussi conditionné leur éducation. Notons que le mot hébraïque original « *Tsaar* », utilisé dans la Bible (42), traduit en latin par le terme « douleur », comporte une connotation corrélée à la passion que ne possède pas ce dernier. Dans les évangiles (Jn 16 21), il est dit que « Lorsqu'une femme est sur le point d'enfanter, elle est dans la souffrance parce que son heure est venue, mais à peine a-t-elle donné le jour à l'enfant qu'elle oublie son angoisse dans la joie de ce qu'un homme est venu au monde ».

« Nous, nous sommes prostituées à l'éternité et nous enfantons sur un lit de souffrance le faux fruit de notre mort. Et le fœtus recroquevillé et pitoyable couvre ses paupières de ses mains comme si une chose affreuse le menaçait et déjà sur son front saillant se lit la marque de l'angoisse de tout ce qu'il n'a pas souffert. Et tous nous finissons comme des filles au ventre déchiré qui meurent en enfantant » (R. M. Rilke (234)).

Le « mal joli », oxymore largement employé au XXème siècle, conditionnait la femme à ne pas se plaindre et à ne retenir de l'accouchement que l'arrivée de son bébé. C'est en 1846 que le docteur Simpson a enfreint le principe sacré du « tu enfanteras dans la douleur » en utilisant l'éther, puis le chloroforme. Ce dernier fut appelé « l'anesthésie à la reine » car la reine Victoria l'a utilisé lors de ses accouchements. Le clergé s'est alors insurgé et a refusé de baptiser les enfants nés dans ces conditions. À ce moment-là, les femmes ont préféré abandonner toute forme d'anesthésie et accoucher dans la douleur.

Ce n'est qu'en 1946 que le pape Pie XII s'est prononcé en faveur de l'accouchement sans douleur. La péridurale a été découverte par Corning en 1885. Son utilisation en France a débuté en 1962 dans le service d'urologie du professeur Aboulkher. Elle était déjà utilisée depuis 1957, aux États-Unis et au Canada, en obstétrique et en chirurgie. En 1989, R. Maury était animatrice au planning familial pour le protestantisme. Et pour elle, on a justifié les souffrances de l'accouchement « pour mieux asseoir le pouvoir de l'homme et les structures masculinistes de la société ».

Dans la Genèse l'origine des maux de l'humanité est attribuée à la femme comme dans la mythologie grecque où c'est Pandore (façonnée sur l'ordre de Zeus, châtiment de la désobéissance de Prométhée qui avait volé le feu du ciel pour le donner aux hommes) qui symbolise le feu des désirs, cause du malheur des hommes. G. Bechtel (33) remarque que « l'Eve chrétienne est l'héritière de l'Eve Pandorienne ».

La psychanalyste F. Couchard (76) souligne que « l'on retrouve dans la Bible et dans le Coran, une représentation stéréotypée d'un éternel féminin concrétisé par la ruse et le mensonge, par le non-contrôle des pulsions, l'incapacité à différer la satisfaction ou à y renoncer, enfin l'irresponsabilité et la légèreté devant les mœurs et les règles sociales. Le récit biblique sec est une condamnation sans appel de la femme, source de péché et responsable de la chute de l'homme ».

R. Rey (*Ibid.*) rappelle que : « dans la lutte de l'humanité contre la douleur, la balance entre l'homme et la femme n'a pas été égale sur le thème de la nature féminine ». Nombre de propos, encore fréquemment usités, avancent des explications contradictoires : « la femme, plus sensible, plus impressionnable ou plus faible que l'homme, a un seuil de tolérance à la douleur inférieure à celui de l'homme, il faut moins tenir compte de ces larmes et de ses cris. Parce qu'elle est plus "sensible", elle s'adapte mieux à la douleur. Ou, ayant davantage l'habitude de souffrir, ne serait-ce qu'à cause de l'enfantement, elle est finalement plus résistante ». Ces discours se voulaient aussi scientifiques (*Ibid.*) : « Comme alibi de mode, de représentation et d'organisation sociale qui se faisait au bénéfice des puissants de ce monde [...] l'attitude de médecin — a été pendant longtemps — étroitement liée au commandement de l'Église. C'est le moment de la naissance où la vie de l'enfant est systématiquement privilégiée à celle de la mère. Choix dont la doctrine de l'Église est partie prenante, d'où découle une série d'attitudes concernant les douleurs et l'issue de l'accouchement ».

La notion de sacrifice se retrouve dans les stéréotypes de genre. Même si, fort heureusement, le supposé devoir de toute femme de se « dévouer corps et âme » à ses enfants et son mari n'est presque plus d'actualité en 2025, perdure encore cette « normalité sacrificielle féminine » que l'on constate dans les métiers du *care*. Les aidants sont majoritairement des aidantes. Nous reverrons, avec l'éthique du *care*, l'importance de la dimension du genre dans le « prendre soin ». En découle le devoir — implicite — d'un sacrifice féminin sur l'autel sociétal.

« Sur l'esplanade de Lourdes, se tenait une douzaine de jeunes filles aveugles [...] Ému un prêtre s'approcha et conversa avec elles [...] il reconnut au son de ces âmes de quel cristal elles étaient faites, et comme pour ceux qui ne voient pas toutes choses dans la clarté du soleil il n'est guère de consolation qui vaille, il tenta d'entraîner ces êtres charmants au sommet de l'héroïsme chrétien. Mes enfants, leur dit-il, l'une d'entre-vous veut-elle de toute son âme renoncer à être guérie, pour que telle de ses compagnes le soit ? Les deux tiers levèrent la main » (R. P. Sanson, (250)).

4.2. Du côté des petites filles

E. Gianini Belotti, l'auteure du livre *Du côté des petites filles* (35, 131), offre une sorte de panorama des conditionnements sociaux et de leurs influences dans la formation des rôles (surtout du rôle féminin) durant la petite enfance. Quand il est sorti en 1973, cet ouvrage a suscité maints débats, innovants pour l'époque, et qui restent encore d'actualité en 2024. Dès l'enfance, les petites filles reçoivent une « instruction » relative à la douleur différente de celles des garçons. Ces derniers apprennent davantage à réprimer leurs émotions, même si, le « tu seras un homme mon fils » n'est plus aussi prégnant qu'il y a une cinquantaine d'années. Et la perspective des douleurs de l'accouchement a pendant longtemps imprégné les conduites répondant à la souffrance des filles. Même si, de nos jours, les propos sont beaucoup moins marqués et le droit de la femme à ne pas avoir à souffrir de ses règles ou de ses accouchements est reconnu, perdurent encore des comportements où l'apprentissage relatif à la douleur est genré.

« Mon médecin m'a dit : si vous vous plaignez maintenant, qu'est-ce que ce sera quand vous accoucherez » (Femme de 20 ans, communication personnelle).

En 2019, des psychologues de l'Université de Yale (États-Unis), Brian *et al.* (50) publiaient une étude dans la revue *Journal of Pediatric Psychology* selon laquelle la douleur des petites filles serait moins considérée que celles des petits garçons. Les adultes auraient même tendance à minimiser cette douleur, à réagir différemment lorsqu'ils sont face à la souffrance d'une fille ou d'un garçon. En pédiatrie, l'évaluation précise de la douleur est essentielle au diagnostic et au traitement. Cependant, peu d'études ont examiné les biais potentiels dans les évaluations de la douleur des enfants par les adultes. Cohen, Cobb et Martin (*Ibid.*) ont rapporté que les participants adultes estiment qu'un enfant subissant une intervention médicale ressentait plus de douleur lorsqu'il était décrit comme un garçon plutôt que comme une fille, suggérant un possible préjugé sexiste. Pour confirmer, clarifier et étendre cette découverte, l'équipe de l'université de *Yale* a mené une expérience de réplication et une étude de suivi examinant le rôle des stéréotypes de genre explicites dans la formation de tels jugements asymétriques concernant la réponse à la douleur chez les garçons par rapport aux filles. Les résultats ont été similaires à ceux de Cohen *et al.* (2014), mais avec un échantillon plus grand et plus diversifié sur le plan démographique : le « garçon » était considéré comme éprouvant plus de douleur que la « fille » malgré des circonstances cliniques et un comportement identiques.

Pourtant, différentes représentations comportent parfois une dimension paradoxale. L'homme peut être considéré comme étant plus douillet que la femme. Nombre de témoignages ou commentaires de soignants (hommes ou femmes), dont nous sommes témoins, l'en attestent encore.

« Mon kiné (homme) m'a dit : ce que vous avez subi là (six mois de MTP[1] pour une rééducation de la cheville), cela équivaut à de la torture, aucun homme ne l'aurait supporté ! » (Patiente, communication personnelle).

---

[1] MTP : Massages Transverses Profonds.

Ce commentaire interroge sur la façon dont ce kiné gère les soins. Considérant qu'un homme supporte moins la douleur, lui aurait-il donné une prémédication antalgique selon le « principe d'indolence » que cette corporation doit respecter ? En faisant partie de leur « nature », la douleur des femmes est-elle « normale » ? De toute façon, les stéréotypes de genre, selon lesquels les garçons sont plus stoïques ou les filles plus émotives, peuvent biaiser l'évaluation par les adultes de la douleur des enfants. Et on ne peut que souligner la perte de chance que subissent les filles dans la reconnaissance et la prise en charge de leur douleur.

4.3. Maladies féminines, maladies de femmes

« Si la souffrance est le lot de l'humanité, il est surtout celui de la femme, précisément parce qu'elle est femme, qu'elle devient épouse, qu'elle devient mère et… qu'elle peut devenir veuve. En même temps que son corps, plus délicat et plus fragile, la prédispose à souffrir avec une intensité plus persévérante et plus redoutable, son âme avec ses perpétuelles émotions, est du seul fait de vivre, la terre élue de la douleur » (R.P. Sanson (*Ibid.*)).

Certes, la littérature de la première moitié du XXème siècle exprimait des opinions sexistes.

Cependant, en 2025, les représentations liées à la maladie ou aux symptômes n'échappent pas à une appréhension et une approche genrées. Le système de santé — lui-même — dans son organisation, dans la construction des parcours de santé, l'octroi des financements, intègre la dimension du genre, qu'elle soit « conscientisée » ou pas. La place accordée à la douleur des règles (encore un tabou)[1] et aux maladies génitales de la femme est révélatrice d'inégalités de genre tant dans l'accès aux soins que dans la qualité de la prise en charge. Citons les ressources et l'intérêt limités accordés à des maladies comme l'endométriose (bien que cela évolue favorablement grâce notamment aux associations de patientes), la fibromyalgie, l'Ehlers Danlos, le Syndrome de Fatigue Chronique (SFC)…, pathologies où, nous l'avons vu, les personnes vivant avec la maladie sont majoritairement des femmes.

---

[1] Les menstruations féminines ont longtemps été soumises à un tabou culturel et religieux. Un exemple des plus parlants : les Américains les appellent « *the Curse* » (La malédiction).

Les ISTS (Inégalités Sociales et Territoriales de Santé), si chères aux ARS[1] (83) systématiquement dénoncées avec des propositions de régulation dans chaque PRS (Plan Régional de Santé), identifient certaines des problématiques propres aux femmes et proposent des réponses, mais qui n'abordent, malheureusement, ni le problème de fond, la condition faite aux femmes, ni la prise en considération genrée des maladies et des symptômes.

Les continuels retours d'une potentielle interdiction de l'avortement restent encore une tentative de contrôler le corps des femmes et de les réduire à un seul statut : celui de la maternité. De même, si la ménopause est un phénomène biologique universel chez les femmes, elle fait cependant l'objet de représentations culturelles et d'un traitement social qui varient à travers les âges et les continents. En France, aux USA et au Canada, la ménopause est ainsi de plus en plus associée à un état de maladie, la conséquence de dérèglements hormonaux, relevant de la compétence de la biomédecine. Or, elle reste dans de nombreuses cultures une étape naturelle du cycle féminin.

D. Delanoë (105) a proposé une analyse critique de l'idée que, dans ces représentations, on retrouve l'idée selon laquelle la femme n'est plus une femme à partir de la ménopause. Il démontre que : « le statut social des femmes ménopausées, loin d'être un fait naturel, constitue un des éléments essentiels du dispositif de domination masculine, et que l'arrêt des règles et de la fertilité fait l'objet d'une construction sociale et culturelle dont l'enjeu n'est autre que la place des femmes dans la société et la définition des rapports sociaux entre les sexes ». Il considère que « le classement social des femmes ménopausées, effectué sur la base de caractéristiques biologiques, procède du même mécanisme que le racisme ».

La liste des maladies, strictement ou très largement féminines, qui ont payé — et payent encore — un lourd tribut dans l'identification du diagnostic, dans la reconnaissance et la prise en compte des symptômes, est longue. Lorsque le manque de marqueurs biologiques, d'imagerie, une méconnaissance de l'étiopathogénie de la maladie et/ou des thérapeutiques s'y surajoutent, le risque d'apporter une réponse inadaptée est grand. Les maladies marquées par les stéréotypes de genre ont subi et subissent encore un désintérêt de la recherche et un déficit de reconnaissance.

[1] ARS : Agence Régionale de Santé.

4.4. Les transgenres : un troisième sexe, les Iel

Il est important de parler des personnes transgenres car leur accès au système de santé est un enjeu de santé publique majeur et les stigmatisations sont nombreuses.

Les iniquités de santé, comme le remarquent A. Baleige et M. Guernut (22), « reposent sur des déterminants sociaux dont nous pouvons supposer qu'ils s'étayent sur une hiérarchie de genre déjà initiée entre les hommes et les femmes et dont la transidentité vient encore rebattre les cartes dépassant la dualité introduisant une transitivité et donc une inconnue qui n'incite pas à les prendre au sérieux lors de problèmes de santé ».

Il est probable que les personnes transgenres atteintes de maladies ou de handicaps subissent des discriminations de genre dans leur parcours de soins et que certains professionnels de santé soient enclins à psychologiser leur maladie et à utiliser l'argumentaire du « C'est dans votre tête ».

4.5. Une psychologisation de la maladie et de ses symptômes genrée : d'un sexisme ordinaire

Tous les éléments décrits précédemment nous font penser que les préjugés sexistes perdurent, engendrant des discriminations. Les rédactrices de cet essai ont recueilli une masse de témoignages qui, même s'ils ne sont pas quantifiables, donnent à penser que la psychologisation de la maladie et des symptômes, le « C'est dans votre tête » sont soumis à des stéréotypes de genre. Ces derniers s'avèrent dommageables pour les femmes parce que leur souffrance ou la réduction de leur qualité de vie n'est pas reconnue, mais aussi parce qu'elles créent des « pertes de chance » (pose du diagnostic, pertinence de la prise en charge ou de l'accompagnement).

De même, la douleur et la fatigue, qu'elles soient directement liées à ces maladies ou conséquences de maladies reconnues comme telles, rapportées par des femmes, sont susceptibles d'être moins bien prises en compte, et ce, même par des soignantes.

La culture, nous l'avons vu, imprègne largement les comportements et les représentations en formalisant ces stéréotypes de genre, encore peu conscientisés et peu abordés, qui renvoient à un « sexisme ordinaire ».

5. EN CONCLUSION

La psychologisation des maladies est une conséquence de théories morales, dont certaines sont très anciennes, issues elles-mêmes de courants religieux et philosophiques. En outre, les représentations que se construisent certains professionnels de santé en corrélant le genre, l'ethnie, l'âge, le milieu social à la « preuve » de la réalité de la maladie ou à l'intensité des symptômes conditionnent la prise en compte de la plainte et la réponse qu'ils y apporteront.

L'héritage culturel et ses implications dans le domaine du soin et de la santé devraient être abordés dans les formations initiales et continues des professions médicales et paramédicales, ainsi que nous le détaillerons dans la partie consacrée aux recommandations. Et ce, afin de mieux comprendre comment ils imprègnent les comportements et pouvoir, sans perdre ses racines, s'en extraire pour une meilleure prise en compte de la souffrance et des savoirs expérientiels d'un patient ou d'une patiente.

DU MÉSUSAGE DU « TOUT PSY »
APPORTS DE LA PSYCHOLOGIE Anaïs Guilbaud
ÉCLAIRAGE DES NEUROSCIENCES Faustine Hélie

Le débat à l'œuvre dans ce plaidoyer tient à la place de la psychologie dans l'accompagnement des patients, mais également au positionnement des professionnels qui s'en saisissent, quelle que soit la profession. En effet, la psychologie balaie une large palette de couleurs théoriques, de la psychologie clinique, à la neuropsychologie, en passant, par exemple, par la psychologie sociale. Les débats entre les psychologues eux-mêmes furent parfois féroces entre les tenants d'une approche plutôt psychanalytique, marchant sur les traces de S Freud, J. Lacan et bien d'autres, et ceux qui défendaient une approche plus « concrète », qu'ils estimaient « plus scientifique », entre autres par l'intermédiaire des thérapies brèves (thérapies cognitivo-comportementales, etc.). Aujourd'hui, si le débat reste latent, les jeunes générations s'accordent plus facilement sur des pratiques plutôt intégratives qui s'adaptent au profil ainsi qu'à la singularité des besoins du patient.

1. LES RISQUES DOGMATIQUES DE L'APPROCHE PSYCHOSOMATIQUE

1.1. Bases historiques et théoriques de cette notion

1.1.1. Quelques éléments d'histoire

Comme nous avions commencé à l'évoquer dans le chapitre dédié au socle anthropologique, cette notion de « psychosomatique » a connu un véritable essor au cours des années 1960 à 1970, bien qu'elle soit apparue en premier lieu dans la bouche d'un psychiatre allemand, J. C. A. Heinroth, pour caractériser une forme d'insomnie en 1946. Selon H. Kamieniecki (208), auteure d'une importante recherche sur l'histoire de ce terme : « Il sera repris un siècle plus tard pour désigner une nouvelle conception de la médecine. Celle-ci, incluant des facteurs psychiques dans le déterminisme des affections organiques, ouvrira une brèche dans le positivisme réducteur qui caractérisait la médecine classique depuis la fin du XIXème siècle. »

H. Kamieniecki poursuit son explication dans un texte que l'on peut retrouver intégralement dans l'ouvrage de P. Marty qui s'intitule

La psychosomatique de l'adulte (208) : « Depuis la Renaissance, les découvertes scientifiques n'ont cessé de bouleverser le champ des connaissances et des techniques. La médecine en bénéficia, mais en même temps s'enferma dans l'idée que toute pathologie se laisserait un jour expliquer en termes physico-chimiques et exprimer en mesures. Cette attitude fut encore renforcée par les progrès de la physiologie, de la biochimie, de la neuroendocrinologie ainsi que par les découvertes pasteuriennes. [...] C'est un physiologiste, Cannon, qui, en 1911, démontre que les effets physiologiques des émotions retentissent à tous les niveaux de l'organisme [...] et qu'elles interviennent dans la régulation de l'homéostasie du milieu interne. Ses travaux, complétés par ceux de Selye sur le syndrome général d'adaptation et la théorie du stress, déboucheront sur la notion de maladies de l'adaptation, dont l'ulcus duodénal et l'hypertension artérielle essentielle seraient des exemples. »

Pour ces auteurs, l'ouverture aux émotions, à la notion de stress et à la psychologie comme causes possibles d'affections somatiques était un concept profondément novateur. Cela ouvrait également de nouvelles pistes de réflexion dans le secteur de la psychiatrie. Mais, alors que ces théories prenaient de l'ampleur, une découverte scientifique vint ralentir cet emballement.

Les neurologues L. Vercueil et C. Bratanov, associés au professeur P. Hot (48), nous l'expliquent dans un article rédigé en mars 2023 : « Le stress, un concept forgé par Hans Selye expliquait alors les maladies de peau, l'hypertension artérielle et les maladies cardiaques, l'ulcère gastroduodénal et les maladies digestives, voire, pour certains, le cancer. Des raisons psychologiques étaient donc censées être la cause de nombreuses affections, dont la responsabilité incombait finalement au sujet lui-même [...] La découverte que l'ulcère gastroduodénal était dû non à l'effet du stress, mais à la présence d'une bactérie dans l'estomac, *Helicobacter pylori*, et pouvait donc être bien mieux traité par antibiotique que “par la parole”, ébranla fortement ce discours. »

Par ces quelques éléments d'histoire, nous commençons à comprendre où ces deux extrêmes nous poussent :

– D'un côté, il y a le risque de penser que la rationalité scientifique apporte des réponses à tout... Dès lors, que faire quand « on ne sait pas », quand la technique n'a pas de réponse ? Et que faire des éléments psychologiques, sociologiques, culturels, qui n'entrent pas dans l'équation rationnelle ?

– De l’autre côté, on constate le risque de présumer de causes psychologiques ou psychosomatiques par défaut, parce que l’on n’a pas d’autre réponse à apporter… Mais sur la base de quel argument ?

Si les connaissances scientifiques actuelles n’apportent pas de réponse aux symptômes de certains patients, cela ne signifie pas pour autant que les causes en sont forcément psychologiques. Et, en même temps, cela n’est pas non plus une raison suffisante pour exclure complètement la psychologie de l’équation. Comme souvent, la juste mesure est difficile à trouver, même pour les plus aguerris de nos professionnels.

Dans leur analyse, après avoir décrit comment la découverte d’une bactérie avait freiné très fortement le développement de la psychosomatique, les trois auteurs cités plus haut (*Ibid.*) poursuivent leur propos en décrivant cette ambivalence qui leur pose deux problèmes : « Sur le plan théorique d’abord : disqualifier une cause psychologique pour la remplacer par une cause biologique témoignait en réalité d’un dualisme d’un autre âge, traçant une frontière artificielle et illusoire entre l’esprit et le corps. Sur le plan pratique ensuite : aujourd’hui comme hier, au moins un tiers des personnes qui consultent un médecin généraliste ou un spécialiste présentent des symptômes bien réels, qui ne sont pas explicables médicalement ». Dès lors, comment accompagner ces gens ?

Mais reprenons notre histoire de la psychosomatique là où nous l’avions laissée. Il est désormais l’heure pour nous de refaire connaissance avec un personnage de l’histoire de la psychiatrie, puis de la psychanalyse qui n’a pu nous échapper tant il est sujet à controverse : S. Freud. En effet, toujours sur la base des travaux de H. Kamieniecki (208) : « deux courants, réactualisant le vieux débat philosophique entre monisme et dualisme divisaient les psychiatres : le courant organiciste et le courant vitaliste. C’est au sein de ce dernier que prit naissance la psychopathologie. À la fin du XIXème siècle, un neurologue viennois, S. Freud, à partir de travaux sur les paralysies, l’aphasie et l’hystérie, découvre la réalité dynamique de l’Inconscient et invente la psychanalyse ».

En décrivant ainsi l’appareil psychique sur la base de la conversion hystérique, dont les symptômes seraient : « le résultat de la transformation, de la “conversion” d’une excitation endogène en innervation somatique » (*Ibid.*), et de différentes « topiques », dont celle de 1920 qui lui permettra de caractériser ce qu’il nomme le « Ça », le « Moi » et le « Surmoi », S. Freud nous apparaît comme l'un des précurseurs de cette conception de la psychosomatique.

Toujours selon H. Kamieniecki (*Ibid.*) : « C'est à partir des travaux sur l'hystérie que les problèmes du "psychosomatique" commencent à se poser. À la même époque, Freud décrit les symptômes de la névrose d'angoisse avec son cortège de troubles fonctionnels comme étant la manifestation somatique d'angoisse s non représentées. [...] Les conceptions freudiennes de la névrose vont se développer, reprises par les psychanalystes américains qui formèrent en 1930 l'École de Chicago. Pour F. Alexander, son fondateur : "Les manifestations les plus primitives du psychisme sont inscrites dans la physiologie des fonctions viscérales correspondant aux besoins vitaux. 'La dualité disparaît — écrit-il — si nous considérons le phénomène psychique comme un aspect subjectif de certains processus physiologiques.' [...] Dans cette perspective psychogénétique, la maladie devient le produit d'un certain nombre de facteurs, dont les réactions émotionnelles créant l'angoisse et l'agressivité et les attitudes affectives qu'elles entraînent. Ces dernières, à leur tour conflictuelles, entretiennent une tension chronique et deviennent pathogènes par excès d'excitations viscérales, créant un 'cercle vicieux psychosomatique' " » (208). Malgré tout l'intérêt que l'on porta à ces théories, leur manque de robustesse fut un point de vulnérabilité dans leurs constructions. À l'instar de F. Alexander, les études lancées sur ce sujet ne purent jamais prouver de manière certaine « les liens organiques qui feraient de l'homme un être psychosomatique » (*Ibid.*). En 1960, la *Revue de médecine psychosomatique* paraît en France. À cette époque, « des psychanalystes de la Société psychanalytique de Paris, rejoints par L. Kreisler, forment un groupe de réflexion et de recherche, à partir d'observations révélant des situations qui n'entraient pas dans le cadre des "conversions hystériques", ni dans celui des "névroses actuelles". Sous l'impulsion de P. Marty, ils créent l'École de psychosomatique de Paris » (*Ibid.*).

1.1.2. La psychosomatique de l'adulte selon l'école de Pierre Marty

Dans son livre intitulé *La psychosomatique de l'adulte*, P. Marty (208) réaffirme son point de vue : « L'homme est psychosomatique par définition. Appeler "psychosomatiques" des malades somatiques et des maladies somatiques ne peut, dans ces conditions, que constituer un motif de trouble ou d'égarement.

Le qualificatif psychosomatique prend seulement une valeur lorsqu'il s'applique à des notions générales, pour préciser le secteur des sciences humaines envisagé. [...] Cela n'aurait que peu d'importance si ce n'était significatif d'une hésitation entre le classique dualisme psyché/soma et l'aventure ouvertement moniste que représente la psychosomatique par rapport au dualisme précédent. Il est utile de le savoir comme de savoir que l'accent mis selon les circonstances sur le psychisme ou sur le somatique n'implique pas une position dualiste ».

Nous y reviendrons plus tard, mais ce point nous semble important : il ne s'agit pas de définir qui de l'œuf ou de la poule est né en premier. L'origine de la souffrance n'est pas questionnée ici, puisque l'on considère dans cette théorie que psyché et soma sont incontestablement liés. Ainsi, sur la simple base de ce paragraphe, on ne peut affirmer à un patient que sa douleur ou son ressenti « sont dans sa tête » ou qu'ils sont « psychologiques ». Non, selon P. Marty « l'homme est psychosomatique par définition » ; dès lors, cette dichotomie psyché/soma, qui donnerait moins d'importance aux ressentis dits « psychologiques », est caduque. Le reste peut, selon nous, se montrer discutable. On lit entre autres que « la psychosomatique et la psychanalyse se trouvent étroitement liées, mais ne se confondent pas. » et que « la pratique psychosomatique chez l'adulte renvoie presque toujours, en partie, aux difficultés de divers ordres des sujets dans leur enfance et surtout dans leur première enfance » (*Ibid.*). Ceci nous semble très caricatural, tout comme les analyses qui en découleront. C'est d'ailleurs l'un des reproches majeurs qui fut longtemps fait à la psychanalyse, et qui l'est probablement toujours dans l'argumentaire de ses opposants.

Alice

« ... Et donc, ce sont les premières fois où, ne trouvant pas les origines des céphalées, on m'envoyait voir le pédopsychiatre [...] qui a dit que j'allais très bien, mais que peut-être ma mère devrait être suivie. Donc que l'inquiétude venait de ma mère. [...] Je n'ai jamais su vraiment ce qu'il lui avait dit. Il nous avait vu l'une et l'autre, toutes seules et, devant moi, il avait dit (à ma mère) : "Je pense que peut-être que c'est vous qui êtes inquiète ?" Je sais juste que ma mère m'avait engueulée derrière en disant : "Je ne sais pas ce que tu as dit au pédopsychiatre, mais il pense que je suis responsable.", alors que je n'avais pas parlé de ma mère pendant l'entretien... »

Témoignage d'Alice, souffrant de multiples allergies (annexe n° 3)

Reprenons par exemple l'analyse qui est faite des céphalalgies à l'époque, citation du livre de P. Marty (208), et mettons-le en perspective avec le témoignage d'Alice (souffrant à ce moment-là de céphalées dont on ne trouvait pas l'origine) que vous pourrez lire dans sa version complète en annexe n° 3 :

« Les céphalalgies trouvent leur place, parmi les processus de somatisation, dans les "débordements passagers de l'appareil mental". Elles font partie des maladies fonctionnelles régressives, "à crise", non évolutives, réversibles, résultant de marquages du développement individuel et faisant appel à des mécanismes somatiques, bien qu'issus de conflits classiques, intrapsychiques. [...] Parentes des conversions hystériques, les céphalées paraissent souvent constituer des mécanismes secondaires de défense par rapport à l'irruption à la conscience d'un ensemble conflictuel œdipien dont au moins certains éléments représentables ont été d'abord refoulés. Une fixation à la seconde phase du stade anal est particulièrement sensible chez les migraineux ».

On peut également évoquer « le système relationnel dit "allergique" qui a d'abord été conçu comme une identification ou une fusion à l'objet. Les idées de fixation massive à un stade pré-objectal d'"indistinction primaire" d'avec la mère ou, dans certains cas, de retour régressif partiel à ce stade normalement évolutif sans doute, sont aujourd'hui retenues » (*Ibid.*).

Alice découvrira par elle-même, à force de s'accrocher à son idée, qu'elle souffre en réalité d'allergies multiples et que le meilleur moyen pour elle de les soigner sera d'adapter son alimentation, parfois les tissus qu'elle utilise pour s'habiller, les produits d'hygiène, etc., ainsi que les antihistaminiques, bien sûr. Une thérapie individuelle pour parler de son enfance, ou de sa mère aurait-elle eu le même effet ? Nous ne le pensons pas. Et ce n'est qu'un exemple parmi tant d'autres.

Certes, nous ne sommes ni psychanalystes ni psychosomaticiens. Nous ne pouvons pas non plus établir ici une thèse exhaustive au sujet des théories psychosomatiques, même si nous tentons d'être « le plus juste possible » dans l'expression de nos opinions. Mais ce que nous pouvons en dire, c'est que ces théories ont très largement dépassé le cadre relativement restreint des échanges entre spécialistes du sujet. Elles ont même fort bien infusé dans les stéréotypes véhiculés par la société. Et aujourd'hui, elles peuvent être source de souffrance pour les patients à qui des spécialistes (mais pas toujours du domaine psychosomatique), n'ayant qu'une vague idée de ce que cette notion impliquait à l'époque où elle a été développée, leur renvoient d'une potentielle origine de leurs symptômes. Attention. Tout ceci est à manipuler avec précaution. Et les hypothèses de travail développées par des chercheurs en sciences humaines et sociales restent des hypothèses de travail !

Nous ne nous attarderons donc pas sur les théories développées, mis à part au travers de quelques citations du livre susmentionné de P. Marty. Selon nous, si elles sont parfois intéressantes dans ce qu'elles aident les spécialistes du sujet à réfléchir à leurs pratiques, et toujours dans une dynamique d'actualisation des connaissances, bien sûr, il ne faut jamais cesser de les remettre en cause. En tout cas, on ne peut pas baser l'accompagnement d'une personne malade sur ce type de propos incompréhensibles du grand public, qui ne sera pas formé à mettre ces théories en perspectives. Et l'on ne peut pas, non plus, transmettre au patient une étiologie des symptômes sur la base d'une hypothèse de travail. C'est de là que peuvent naître un certain nombre de dérives.

La philosophie d'accompagnement développée par l'École de psychosomatique de Paris, à l'époque de l'écriture du livre de P. Marty, s'appuie énormément sur des concepts psychanalytiques : « Les phénomènes de *fixations-régressions*[1], examinés ici à l'occasion de principes du développement, occupent une place centrale dans notre conception psychosomatique. [...] On pourrait finalement avancer que plus le *Préconscient*[2] d'un sujet se montre riche de représentations en permanence liées entre elles, plus la pathologie éventuelle risque de se situer sur le versant mental. Moins le *Préconscient* d'un sujet se montre riche de représentations, de liaisons entre celles qui existent et de permanence des représentations et de leurs liaisons, plus la pathologie éventuelle risque de se situer sur le versant somatique. [...] Le dépassement des possibilités d'adaptation correspond, en psychosomatique, à la notion de traumatisme » (*Ibid.*).

Évidemment, un simple paragraphe ne suffit pas, même au plus averti, pour comprendre réellement les mécanismes réflexifs proposés par cette théorie. Il faut être sensibilisé au vocabulaire ainsi qu'aux conceptions psychanalytiques et psychosomatiques pour en comprendre tous les tenants et les aboutissants. C'est pourquoi, quand les professionnels de santé s'appuient sur une telle théorie dans

---

[1] Concepts complexes développés par S. Freud lors de la construction de sa théorie psychanalytique.
[2] *Idem.*

l'accompagnement des patients au quotidien, cela peut être source d'incompréhensions, voire de jugements hâtifs très culpabilisants pour la personne malade. Cette dernière imaginera que la problématique vient d'elle : pas assez intelligente ? Dans le déni ? Trop sensible ? ; ou peut-être de son enfance : ses parents ? Surtout sa mère !

Ces propos sont caricaturaux par rapport aux concepts proposés par la psychanalyse, mais ils le sont surtout par rapport à la complexité du monde et des gens. C'est le principe même de la différence entre la théorie et la pratique.

1.2. Constats et risques

1.2.1. Ce qui biaise notre interprétation

Prenez la Bible, le Coran, la Torah… Appliquez leurs concepts au pied de la lettre. Et voyez ce que cela donne. Nous prenons le parti de dire que ces textes ont été rédigés tels des paraboles, des enseignements philosophiques/spirituels qui visent à aider les hommes à réfléchir au sens de leur vie. Pour autant, leur lecture nécessite de la tempérance, une certaine compréhension de la symbolique, et une certaine contextualisation au regard des mouvements de pensée dominants à l'époque où ces textes ont été écrits. Si l'on pousse le raisonnement un peu plus loin, nous pourrions dire qu'il en est de même pour toutes les sciences, quelles qu'elles soient. Elles restent relatives. La Terre n'est plus plate. Mais qu'est-ce que l'Univers ? Les sciences nous aident à penser le monde. Mais qu'est-ce que la Vérité ?

Que peut-on en dire en pratique ?

La notion de stress

Marie

« Cela fait des années que je souffre de douleurs […] J'ai 58 ans cette année, je dirais que cela a commencé, j'avais 35 ans à peu près. Au début, ils mettaient ça sur le fait que j'avais une scoliose très accentuée et que cela me provoquait des douleurs musculaires. Et moi j'avais perdu mon oncle, à l'époque ma fille avait 3 ans, c'était en 1989… De ce jour-là, j'ai fait un blocage : je ne pleurais plus. C'est vrai, je ne pouvais plus pleurer ! Et d'ailleurs, ce blocage, il est toujours un peu resté. […] Les émotions, en fait c'est mon corps qui réagit, mais je ne pleure pas, je n'ai pas de larmes. Je vais avoir mes muscles qui vont se contracter et qui vont me faire comme des nœuds partout. Donc, ça me provoque des douleurs intenses. [...] Il y a des points bien précis dans le corps, au niveau des omoplates, il y a des jonctions qui se font et qui, pour les médecins, les aident à déceler cette maladie. Mais en fait, quand vous souffrez de fibromyalgie, il ne faudrait aucun choc émotionnel. En fait, quand j'ai un choc émotionnel, ce sont mes articulations qui réagissent, ce sont mes muscles qui réagissent. Je le savais avant, mais le spécialiste me l'a confirmé. Il m'a dit : "Il faut éviter les chocs émotionnels, les stress trop grands" et c'est vrai que, depuis que j'ai arrêté de travailler en grande surface, il y a moins de stress quand même. [...]

Entre autres, le médecin, il me disait : "ça c'est une maladie imaginaire". Pour lui, c'était une maladie imaginaire. Il expliquait mes douleurs par le travail, par la fatigue... Mais rien de bien précis. Ils m'ont bourrée d'antidépresseurs et un peu d'antidouleurs. Le médecin disait que le mental pouvait aider, comme pour lui c'était une maladie imaginaire, c'était au niveau de la tête. [...]

J'ai eu toutes les phases comme tout le monde. Au début, oui, les gens n'y croyaient pas trop. Et combien de fois on m'a dit — entre autres, ma mère — "Tu n'as qu'à marcher plus vite, tu auras moins mal." ; "Tu n'as qu'à faire du sport, tu auras moins mal." [...] Au début, en 2000, les médecins n'y croyaient pas. Il y en avait quelques-uns, mais pas beaucoup. Pour eux, non... Soit on avait mal, soit on n'avait pas mal, mais pas entre les deux. Ils disaient : "Vous avez trop de stress...", "Vous avez eu un choc..." Bon, il est sûr que les chocs amplifiaient la douleur. Mais ce mal... »

Témoignage de Marie, 58 ans, atteinte de fibromyalgie (annexe n° 1)

Le témoignage de Marie sur les liens entre ses ressentis corporels et ses émotions nous aiguille et nous permet de saisir la subtilité dans les discours. De par son expérience, Marie est en mesure d'exprimer que « les chocs amplifient la douleur » et que son corps vient parfois dire les émotions qu'elle n'est plus en mesure d'énoncer par la parole.

Pour autant, on entend dans son discours à quel point les stéréotypes sociétaux et certains propos de médecins ont pu être stigmatisants et culpabilisants pour elle. C'était une maladie imaginaire ! Comment peut-on penser, d'autant plus lorsque l'on est soignant, que dire à une patiente qu'elle est une « malade imaginaire » va l'aider ?

La notion de stress est une notion qui a beaucoup évolué ces dernières années. Comme nous le disions en ouverture de ce chapitre, elle a été développée par H. Selye (277), endocrinologue canadien, qui l'a découverte fortuitement alors qu'il faisait des expériences sur des rats. Il remarque alors que, quelle que soit l'expérience, tous ont des réactions physiologiques équivalentes, réactions qu'il avait déjà constatées chez certains patients au cours de ses études. En 1936, il parle d'un « syndrome général d'adaptation qui serait le résultat de diverses causes nuisibles » (*Ibid.*). Puis il empruntera le terme de « stress » aux ingénieurs un peu plus tard pour clarifier son propos. Selon lui, le stress serait « une réponse du corps à la suite de changements dans le but de s'adapter » (*Ibid.*).

La docteure C. Grou, psychologue québécoise interrogée dans le documentaire de Laurent Turcot (277), nous explique : « La réponse du corps au stress, c'est d'abord un état d'alerte devant la menace. Et donc, il y a une réaction qui se passe et qui nous permet de fuir, de survivre et d'écarter le danger ». Le corps s'adapte, mais finit par s'épuiser si ces réactions perdurent. H. Selye fait alors la différence entre « le stress positif » qui favoriserait la performance, la mémoire, la vigilance et l'attention ; et le « stress négatif » qui provoquerait des maladies. À l'époque, ce concept apparaît comme une découverte majeure. Mais son écueil principal aura été de vouloir ensuite tout expliquer par ce biais, faisant porter au patient la responsabilité de sa pathologie.

Dans son essai intitulé, *Votre cerveau vous joue des tours*, A. Moukheiber (215), psychologue clinicien et chercheur en neurosciences, va plus loin dans son explication en nous transmettant l'hypothèse de K. Pribram, ce chercheur américain qui postule que les animaux possèdent quatre instincts leur permettant de survivre : « Il les nomme les 4 F : *Feeding* (se nourrir), *Fucking* (se reproduire), *Fighting* (se battre) et *Fleeing* (fuir). Ce qui nous intéresse est l'enchaînement combat-fuite, *fight and flight*, car il correspond au premier stade de réponse au stress chez les vertébrés. ». L'auteur prend l'exemple du pic de stress chez le zèbre ayant remarqué la présence d'une lionne dans son environnement : « son système nerveux sympathique réagit automatiquement en augmentant son activité cardiaque et respiratoire et sa tension musculaire. […] À l'inverse, il inhibe sa digestion, son système immunitaire et sa libido » (*Ibid*). Le stress est une fonction primordiale qui privilégie la survie, mais « il est important de noter que chez l'animal le pic de stress ne dure pas longtemps : une fois le danger écarté, son système nerveux parasympathique (complément inhibitoire du système sympathique) prend le relais et tout revient à la normale » (*Ibid.*).

Il fut un temps où l'Homo sapiens sapiens, avant sa sédentarisation, fonctionnait de la même manière, privilégiant les fausses alertes et la surréaction. Il valait mieux surréagir que se faire manger. Toujours selon A. Moukheiber : « à un certain stade de l'évolution humaine, l'Homme s'est sédentarisé, passant d'un mode de vie où le danger était majoritairement lié à la présence de prédateurs autour de lui à un mode de vie moderne où les dangers sont devenus moins immédiats et moins physiques (échéances, pauvreté, charge de travail, prise de parole en public…). Aujourd'hui, les dangers auxquels nous sommes confrontés sont même pour la plupart d'ordre psychologique. […] À l'échelle de l'évolution, ce changement de mode de vie s'est fait relativement vite, ainsi le stress n'a pas vraiment eu le temps de s'adapter à l'évolution des formes de dangers auxquelles l'homme était exposé. Passant d'un danger physique à un danger psychologique, l'homme utilise désormais quand il stresse un outil qui n'est plus adapté à ses besoins » (*Ibid.*).

Par ailleurs, nous sommes passés d'un mode de stress immédiat et rapide, à un mode de stress quasi chronique qui épuise les ressources du corps : « Au vu de l'impact du stress sur nos fonctions vitales et notre système sympathique, on comprend mieux pourquoi quelqu'un qui fait un *burn-out* peut finir alité, incapable de se déplacer » (*Ibid.*).

Ainsi, lorsque nous voyons les effets néfastes du stress et de l'anxiété sur le corps, il nous est parfois facile d'imaginer qu'ils sont la cause de tous nos maux. Constatant des symptômes similaires : pourquoi ne seraient-ils pas dus effectivement au stress ou à l'anxiété ? On conseillera alors au patient les techniques de lutte contre les effets du stress : méditation, yoga, étirements, techniques de cohérence cardiaque ou sport : « en respirant lentement, vous désamorcez la réaction primaire de *fight and flight*. Vos muscles se détendent, votre cœur retrouve son rythme normal, vous êtes mécaniquement moins stressé. Relâcher le corps va permettre de réduire l'ambiguïté de la situation stressante et la rendre moins anxiogène » (*Ibid.*).

Il reste tout de même un problème. Chez l'être humain, un même symptôme peut venir souligner des causes différentes : des troubles de l'humeur, par exemple, pourront être liés à une pathologie thyroïdienne, une pathologie psychiatrique, une pathologie cognitive, ou autre… Le diagnostic différentiel est le rôle du médecin qui prendra en compte tous les facteurs possibles pour l'établir. À moins qu'il ne se fasse piéger par son propre cerveau…

La notion de biais cognitifs

Gabrielle

« Même à la maison, j'avais des rendez-vous "médecin", et le médecin ne savait pas. Le médecin ne pouvait pas me prendre. Une fois, ils avaient pris un rendez-vous en psychiatrie. Vous vous rendez compte ? Je m'en souviens. C'était en hiver. […] Je ne me sentais pas bien... Ils m'emmenaient aux Urgences… Je voyais les soignants qui me disaient toujours : "On ne peut rien pour vous". Ils m'ont envoyée en psychiatrie. Un soir. C'était tard. On avait froid dans cette salle d'attente. Il n'y avait pas de chauffage. Et une personne est venue pour nous dire : "On ne peut pas vous prendre. Ce n'est pas votre place ici. On ne peut rien faire pour vous". C'est là où ils ont augmenté l'anxiolytique. […]

Je disais que je n'étais pas bien, et que je ne pouvais pas arriver à expliquer ce que je ressentais. Mon médecin me disait toujours… Ce que je n'aimais pas chez mon médecin… C'était mon fils qui m'emmenait et, chaque fois que je disais "je ne suis pas bien", elle le regardait. Elle le regardait toujours, et des clins d'œil. Et ça, je n'aimais pas. Et c'est elle qui m'a chargée en me donnant beaucoup de médicaments. Elle me disait : "On vous donne ça, ça ne va pas. On vous donne autre chose, ça ne va pas." Et j'étais tellement mal… […] Elle le regardait, et lui après disait : "Tu vois bien qu'elle ne peut rien." Ou alors, si j'avais des résultats, elle lui téléphonait. Et j'étais certaine qu'ils en parlaient, et je disais à mon fils que je cherchais à comprendre ce qui s'était passé, mais il me répondait : "Ce n'est pas la peine que tu cherches, cela ne changera rien.". […] Je le vivais mal. Je le vivais mal… Vraiment mal parce que je savais que mon médecin… C'était dur… Et ça a craqué cette nuit-là. Je ne sais pas… Il y a dû avoir un mélange de tout ce que j'ai enduré… »

Témoignage de Gabrielle, 91 ans, souffrant de douleurs diffuses (annexe n° 2)

Le témoignage de Gabrielle nous offre un angle de vue intéressant. Il met en lumière notre réaction lorsque nous ne savons pas, nous ne maîtrisons pas, nous n'avons pas de solution à apporter. Supporter la frustration de ne pas savoir est très difficile pour tout être humain, peut-être un peu plus pour le corps médical. Supporter notre impuissance. Alors, on part du principe que le diagnostic d'une « pathologie psy » se fait par élimination. On rejette les causes somatiques possibles suite à un certain nombre d'examens, puis on étudie la possibilité d'une pathologie psychiatrique. Mais que peut-on en conclure quand le psychiatre répond : « Ce n'est pas votre place ici. On ne peut rien faire pour vous. » ?

Le diagnostic différentiel d'une pathologie psychiatrique se fait peut-être en évinçant progressivement les autres possibilités, pour autant, il ne suffit pas de tout éliminer pour évoquer un diagnostic psychiatrique ou une étiologie psychologique. Toutes les tomates sont des fruits, mais tous les fruits ne sont pas des tomates, quand bien même ils seraient rouges et ronds. Nous avons le droit de dire que nous ne savons pas, sans pour autant décrédibiliser la parole de la personne qui souffre.

Le fait d'affirmer que les symptômes du patient sont psychologiques ou psychosomatiques, quand, en réalité, cela n'a pas été prouvé, s'appuie sur plusieurs biais cognitifs :

Tout d'abord, l'angoisse de ne pas savoir est insupportable pour le cerveau humain, tellement insupportable que l'on cherchera forcément à trouver une réponse, quand bien même elle serait fausse ! Ce phénomène s'appuie entre autres sur *l'effet Zeigarnik (*191), du nom de la psychologue russe qui l'a théorisé, B. Zeigarnik : cela correspond à la tendance qu'a notre cerveau de vouloir compléter une tâche ou une information incomplète. Le fait de s'engager dans la réalisation d'une tâche crée une motivation d'achèvement qui reste insatisfaite tant que la tâche est interrompue et cela génère de la tension dans l'organisme. Une question sans réponse nous laisse donc dans un état très inconfortable.

La théorie d'A. Moukheiber (215) sur ce sujet est également intéressante et complète notre propos. Il aura en effet tendance à parler de *réduction de l'ambiguïté* : « Le cerveau a besoin d'interpréter les signaux que lui renvoie le monde de façon à s'en créer une représentation cohérente et stable. C'est ce qu'on appelle la réduction de l'ambiguïté : dès lors qu'on lui refuse la stabilité en lui présentant des images ambiguës (bistables ou multistables), il opère un choix parmi les différentes options que le réel contient ».

Une image bistable ou multistable est une image qui peut être interprétée de plusieurs façons. Cette ambiguïté nous place dans une situation d'incertitude qui est insatisfaisante pour l'être humain. Spontanément notre cerveau va chercher à « remplir le vide » pour retrouver un état d'équilibre interne, autrement dit une *homéostasie cognitive (Ibid.)*.

Cela se couple avec ce que l'on va appeler *la pensée intuitive*, ou *l'inférence* : « Il s'agit, (toujours selon l'auteur), de la capacité à formuler une prédiction sur l'avenir à partir de nos observations et de nos connaissances sur le monde, et à agir en conséquence en choisissant dans chaque situation la stratégie qui nous paraît la mieux adaptée » (*Ibid.*).

Le cerveau ne pouvant pas toujours peser à chaque instant tous les tenants et les aboutissants, il pare au plus pressé. Deux psychologues, D. Kahneman et A. Tversky ont développé une théorie basée sur les heuristiques, c'est-à-dire les réflexes fondés sur une appréhension approximative et rapide du réel, et les erreurs de jugement liées à la pensée intuitive qu'ils nomment « biais cognitifs ». Ils ont notamment décrit le *biais de représentativité* que nous décrit A. Moukheiber dans son ouvrage : quand, dans certains cas, nous prenons des décisions trop rapidement en nous appuyant sur un nombre limité d'éléments que l'on considère comme représentatifs d'une situation. À la suite de ces travaux, de nombreux biais cognitifs ont pu être répertoriés, comme le *biais de confirmation* qui est la tendance à donner plus de poids aux informations qui confortent nos préjugés.

En l'occurrence, nos idées reçues sur la santé mentale sont nombreuses. Aujourd'hui, dire à quelqu'un que ses symptômes physiques sont psychosomatiques ne choque personne, de la même manière que « l'hystérique » décrite par S. Freud reste très présente dans nos esprits.

Nous ne nous attarderons pas sur le modèle de D. Kahneman, qui évoque deux systèmes de pensée dont l'un serait plus intuitif et l'autre davantage réflexif, car ce n'est pas l'objet de notre propos. Par ailleurs, les recherches actuelles tendent à développer une pensée moins binaire et plus graduelle. Le cerveau humain fonctionnerait plutôt de manière dimensionnelle. Il n'empêche que cette question des biais cognitifs peut nous aider à comprendre comment l'on en vient assez facilement à penser que des symptômes non explicables immédiatement puissent être « psychologiques ».

La science, quelle qu'elle soit, n'est jamais exacte. Elle tend à l'être, mais elle reste toujours relative, cherchant à théoriser des phénomènes énormément complexes. L'être humain cherche naturellement à comprendre et à simplifier. Mais en faisant cela, il peut malheureusement se tromper. Les professionnels de santé ont évidemment des compétences dans le champ qui est le leur. Néanmoins, ils ne sont pas exempts de ce type de biais. *L'illusion de profondeur explicative,* par exemple, évoquée par A. Moukheiber, toujours dans le même ouvrage, fait référence à notre tendance à surestimer notre compréhension du fonctionnement du monde.

E. Klein (184), philosophe, nous avait récemment alertés sur ce phénomène lorsqu'il parlait d'ultracrépidarianisme (donner son avis sur tout sans avoir forcément de compétences dans le domaine) en s'appuyant sur l'effet Dunning-Kruger. Cet effet aussi appelé *biais de sur confiance* est le pic de confiance en nos capacités qui se manifeste chaque fois que nous découvrons un nouveau sujet et que les premières connaissances acquises nous poussent à croire que nous maîtrisons ce sujet. Mais, comme nous le rappelle si bien cet auteur : « *Sutor, ne supra crepidam* » : le cordonnier ne doit pas parler au-delà de la chaussure. Ce n'est pas parce que l'on a des compétences dans un domaine que nous connaissons tout. La question est donc la suivante : où sont les limites de nos compétences, en tant que professionnels de santé ? Prenons pour exemple *la maladie du Nobel*, syndrome popularisé par D. Gorski, médecin américain, autour de 2008, et qui décrivait une tendance des lauréats du prix Nobel à se sentir habilités par leur récompense à s'exprimer sur des sujets extérieurs à leur domaine d'expertise. Quand on ne sait pas, le mieux est peut-être tout simplement de l'assumer.

1.2.2. Qu'est-ce que cela implique pour le patient ?

Alice

« Déjà je suis migraineuse. J'ai des céphalées. Donc, déjà, on m'a toujours dit que c'était le stress de l'adolescence. Et j'étais une enfant très eczémateuse, je suis née avec de l'eczéma. Donc généralement, quand on est petit bébé quand même… Je ne suis pas sûre que cela ne soit que dans notre tête ! Je suis née avec de l'eczéma. C'est passé pendant des années et des années, et c'est revenu effectivement à l'âge de l'adolescence, donc, tout ce qui va être hormonal, quand vous avez des soucis d'ados, le corps qui change… Et donc, ce sont les premières fois où, ne trouvant pas les origines des céphalées, on m'envoyait voir le pédopsychiatre. […] Sachant que j'avais aussi plein de problèmes de dos, j'étais toujours fourrée chez le médecin, et je pense que, des fois, les parents s'inquiètent, ma mère en l'occurrence. Ma grosse poussée d'eczéma, je l'ai faite quand j'ai loupé mon BAC.

À 17 ans, je loupe mon BAC. Grosse poussée d'eczéma. Les mains pleines d'eczéma et les pieds… Enfin, c'était surtout les mains à l'époque. Un truc dyshidrosique, ça fait plein de petites bulles d'eau qui sont très douloureuses, et qui s'infectent et se surinfectent, et qui vous démangent. Donc j'avais une poupée à chaque doigt. Mais j'ai toujours eu des soucis de peau, parce que j'ai toujours été suivie plus ou moins pour des réactions de peau… Ma mère m'a emmenée chez le guérisseur je ne sais pas combien de fois… Je mettais je ne sais quelle onction sur les plaies, etc. Et du coup, évidemment, cette grosse poussée d'eczéma… Vous avez ça, alors que vous venez de rater votre BAC… Donc, le médecin a dit que c'était un effet secondaire du stress d'avoir loupé mon BAC, que ça allait passer. […]

L'année d'après, je repassais mon BAC, j'avais toujours les mêmes soucis de peau, mais ça ne faisait que fluctuer. C'était peut-être moins important. Et après, quand je suis allée à la Faculté de médecine, ça a flambé flambé flambé. J'avais les pieds qui pourrissaient, et les mains aussi. Mais on a mis ça sur le compte du stress des examens : "c'est quelqu'un de stressée, elle a des maux de tête… Elle est un petit peu introvertie… donc elle est stressée". Et mon médecin généraliste, c'était mon médecin de famille qui me connaissait depuis que j'étais toute petite. Et surtout qu'à cela s'associaient des maux de ventre. Des maux d'intestins. Donc du coup, au-delà de toutes les crèmes à la cortisone que l'on me mettait sur les mains et les pieds, ils m'ont aussi donné des plâtres pour essayer de limiter les douleurs intestinales. J'avais passé des examens en dermatologie dans une grande ville, parce que j'avais quand même la gangrène sur les pieds. Ils voulaient me garder hospitalisée une semaine avec les pieds à l'air parce que j'avais vraiment les pieds qui pourrissaient. Quand je dis qu'ils pourrissaient, c'était vraiment ça ! J'avais de la peau qui se décollait et ça ne sentait pas bon. Comme les escarres… Comme la gangrène… Vraiment, c'était ça. Du coup, quand ils m'ont fait les tests d'allergie, j'y suis restée juste une heure avec les trucs dans le dos. Et je n'ai eu aucune réaction. Donc, ils ont bien spécifié que du coup, cela devait certainement être dans ma tête, plutôt que dans mon organisme immunitaire. Et puis du coup, c'est resté comme ça jusqu'à ce que j'aie 24 ans.

Après, évidemment, l'école de psychomotricité, elle vous apprend quand même à relativiser, ou pas… Parce que vous voyez, le fait d'avoir fait de la psy en psychomotricité, et notamment les courants psychanalytiques… On voyait beaucoup, surtout dans le rapport mère-enfant et dans le rapport du corps, on voyait beaucoup toutes ces idées de psychanalyse qui vous disent que quand même la mère est largement responsable, ou le non-investissement de la peau par les parents, par la mère souvent. Eh bien, en fait, cela retranscrit des maladies de peau plus tard. Notamment, je ne sais plus qui dit… que les bébés eczémateux, c'est un défaut d'investissement du corps du nourrisson par la mère. C'est Pick ou Spitz ? Je crois que c'est Spitz ? […] Et donc du coup, vous baignez là-dedans, donc vous restez ancré là-dedans. La psychosomatique, on l'étudie beaucoup en tant que psychomotricienne parce que l'influence de tous les troubles psychologiques se répercute forcément sur le corps, et notamment les troubles psychologiques à proprement parler, sans parler de pathologies somatiques. Évidemment. Bien sûr que, quand vous êtes stressés, vous pouvez avoir mal à la tête. Bien sûr que, quand vous êtes stressés, vous pouvez avoir une maladie de peau, vous pouvez… je ne sais pas .. avoir mal au dos… C'est vrai. Le mal de dos, c'est le mal du siècle Quand on n'est pas bien, c'est là… Vous avez des nœuds à l'estomac, c'est ça… "Il vous reste un truc en travers de la gorge", toutes ces expressions de corps en fait… À chaque fois… Et en fait, quand vous travaillez en psychiatrie, c'est pareil aussi. Même si l'on met un peu à distance. Et j'ai commencé à mettre la distance de l'influence du trouble psy sur le corps quand, moi-même, en fait j'ai découvert que j'étais allergique. C'est quand j'ai fait une grosse poussée d'eczéma sur le visage, parce que j'avais toujours plein de boutons sur le visage, mais au bout d'un moment… […]

C'est moi qui ai dit un jour, parce que mon médecin continuait à me donner de la crème à base de cortisone quand ça n'allait pas… quand j'avais de l'eczéma… J'avais moins d'eczéma dyshidrosique, mais quand même. J'avais des poussées d'eczéma, par endroit. J'avais plein de psoriasis dans les cheveux aussi, pendant très longtemps, quand j'étais ado. Et je me souviens, j'avais 24 ans, je venais juste de finir mes études. Et j'ai fait une grosse réaction cutanée sur le visage. Cela me brûlait tellement j'avais mal. Cela me démangeait. J'ai dit : "J'en ai marre, je vais voir un allergologue moi-même". Je me suis dit : "C'est pas possible, il y a un truc quand même". Et lui, quand il m'a vue arriver, il a dit : "Oh, vous avez fait du ciment !" ; "Ben, comment vous savez ?". Il a dit : "Vous avez la tête de quelqu'un qui a été en contact avec du ciment", c'est la maladie du maçon. OK. Vous vous dites, c'est volatile, c'est ponctuel. Mais il me dit : "Vous devez avoir d'autres soucis, non ?" Il m'a demandé si on m'avait déjà fait les tests d'allergie. Oui, mais bon, à l'époque, il n'y avait rien. Il me dit : "Mais, vous n'avez pas des problèmes intestinaux ?" ; "Bah, comment vous savez ça ?". En effet, j'étais souvent en diarrhée. Et du coup, lui, il m'a fait des tests, que j'ai gardés trois jours. Des tests transcutanés : pour le bouleau, la pomme, tous ces trucs-là. Et les tests, en les gardant trois jours effectivement : j'étais allergique aux fragrances, au bichromate de potassium, donc le chrome dans les colles des chaussures de cuir. Il m'avait bien expliqué : en fait, c'est le chrome dans la colle des cuirs, dans les ceintures, des fois dans les boutons… les parfums et le baume du Pérou. À l'époque, le baume du Pérou, il y en avait dans tous les cosmétiques. Mais, comme c'est très allergène, ils l'ont enlevé de beaucoup de cosmétiques maintenant. Et c'est quand même à partir de ce moment-là où, moi j'ai changé aussi ma pratique un petit peu…

Je travaillais déjà en psychiatrie. Du coup, moi, on m'envoyait les gens, la psychomotricienne, quand il y avait des troubles psychosomatiques. Des troubles du sommeil, ou des douleurs inexpliquées. Des douleurs qui n'avaient pas d'origine pathologique. Pas d'origine identifiée en tout cas. J'avais une dame qui avait passé tous les examens de la Terre. Elle le décrivait comme si elle avait une arête de coincée là ici, à chaque fois qu'elle déglutissait. Ou pas. Tout le temps, une gêne là. Mais qui ne l'empêchait pas de parler ou de manger. Et je me souviens du psychiatre qui m'avait dit : "Elle a des choses qui lui restent en travers de la gorge, de son histoire familiale." Ce qui était vrai, parce que cette dame était très en boucle sur son histoire familiale compliquée. Sauf que cette dame, elle avait aussi eu un staphylocoque doré sur une plaie à un doigt, et, en fait, le staphylocoque doré s'était mis sur une amygdale. Donc, vous vous dites bon… À la base, il n'y a peut-être rien aux examens… Elle avait tout eu ! Les IRM, les échos, les analyses de sang… Ils ne trouvaient pas, mais c'était il y a vingt ans… Peut-être que la médecine n'était pas assez au point non plus pour trouver tout ça. Et du coup, voilà.

Et donc, pour revenir à moi, on a arrêté de me dire que c'était dans ma tête quand on a découvert que j'étais allergique. Mais depuis toute petite jusqu'à 24 ans, on me disait que c'était dans ma tête. C'est le stress. "Elle est stressée". »

Retour sur le témoignage d'Alice, 46 ans, souffrant d'allergies (annexe n° 3)

Comme nous le disions précédemment, le témoignage d'Alice est riche d'enseignements car il permet de croiser les regards. Elle montre les risques de s'attacher plus spécifiquement à une théorie en termes d'étiologie : la culpabilisation des parents et celle de la patiente elle-même qui serait trop sensible, timide ou « stressée ». Elle illustre l'errance médicale qui en découle pendant de nombreuses années. Elle démontre que la bataille de l'étiologie offre rarement une réponse simple et qu'il ne s'agit pas d'un facteur déclenchant contre un autre. Souvent, la réponse est multifactorielle : on peut avoir une pathologie psychiatrique, une gêne, une douleur inexpliquée, une histoire familiale complexe génératrice de traumas… et un staphylocoque doré.

Ce témoignage est une invitation à l'ouverture d'esprit telle que décrite par W.V.O. Quine et D. Davidson (74) lorsqu'ils évoquent *le principe de charité :* ce choix d'accueillir la parole de l'autre en suspendant ses propres préjugés, c'est-à-dire de « lui faire crédit, sans jugement ni a priori ». Ils définissent cette posture comme « une curiosité pour l'autre » (*Ibid.*), un intérêt ouvert sans aucune arrière-pensée. Ce type de positionnement permettrait peut-être d'éviter quelques erreurs et maladresses.

Les propos d'Alice sont également une invitation à faire des théories qui nous guident, une aide à la réflexion, plutôt qu'un dogme.

Dorothée

« En fait, cela faisait des années, hein, j'ai toujours eu très très mal au ventre quand j'avais mes règles. Et puis j'ai commencé à avoir des symptômes digestifs, mais on me disait que c'était le stress… Alors, j'ai un médecin, mon médecin généraliste qui m'a parlé d'endométriose, j'ai retrouvé dans des comptes rendus, quand j'avais 25 ans. Mais, en fait, il m'en a parlé une fois, ma gynécologue n'avait pas rebondi dessus et je n'avais pas du tout cherché ce que ça pouvait signifier. […] À ce moment-là, on n'en parlait pas du tout du tout du tout. Je ne savais pas. Je ne comprenais pas trop et, en plus, ma mère me disait tout le temps que j'avais la même chose qu'elle, qu'elle c'était comme ça, qu'elle avait des ovaires kystiques, qu'elle faisait des kystes, qu'elle avait toujours eu très mal au ventre quand elle avait ses règles, et que c'était comme ça. Que les femmes souffrent et que c'est normal. Et voilà, il faut juste arrêter de râler et prendre sur soi. Et à chaque fois que j'ai eu de gros kystes, parce qu'en fait, je faisais des kystes d'endométriose et j'en ai eu même qui ont failli se rompre à des périodes de ma vie… Et il y en a eu qui ont eu la taille de balles de ping-pong… Et à chaque fois, on me dit : le stress… Le stress, “Faut vous détendre, Madame.” […]

Cela m’agaçait. Alors, du coup, en lien, il y a eu des prises de poids, plus ou moins importantes, aussi des prises d’alcool plus ou moins importantes […] parce que j’étais stressée, parce que ça m’angoissait et que je me disais que je n’arrivais pas à gérer ça. Et on me disait que c’était de ma faute si j’avais mal. Et, en fait, moi, je n’arrivais pas à ne pas avoir mal, donc en fait, ça ne pouvait être que de ma faute. Et c’était moi et ma volonté qui ne fonctionnions pas bien quoi. Donc, je n’ai pas été très très bien pendant quelques années. […]

C’est-à-dire que le jour où l’on m’a diagnostiqué l’endométriose, c’était la veille de mon arrivée ici. J’ai changé de médecin traitant, il était parti à la retraite. J’avais une nouvelle médecin traitant qui m’a dit : “Oh là là, quand même, moi je trouve ça bizarre vos douleurs. J’aimerais que vous alliez voir une autre gynéco que votre gynécologue habituelle”. Et tout de suite, l’autre gynécologue, en me faisant mon toucher, m’a dit : “Vous avez de l’endométriose, on fait une IRM de contrôle pour argumenter mon intuition.” Donc l’IRM de contrôle, je l’ai eue le jour où j’ai déménagé. Je l’ai passée le matin, et normalement les gens vous donnent les résultats, mais là on m’a fait attendre vraiment longtemps. Et l’interne est arrivé en disant : “On attend le sénior”.

Donc, là je me suis dit : “Bon, ça pue un peu…” Et en fait le sénior est arrivé et il m’a dit : “Bon, il y a des kystes qui sont à la limite de se rompre. On ne peut pas trop vous laisser partir comme ça. Et vous avez une atteinte vraiment assez haute au niveau digestif. Et dans le cul-de-sac de Douglas. Et qui pourrait faire que vous auriez un anus artificiel”. Et on me balance ça comme ça. Et je leur dis : “Ben non… Parce qu’en fait dans trois heures… Le camion est plein. Dans trois heures je déménage dans une autre région”.

Donc, en fait, le trajet a été un peu dingue, parce que j’ai pleuré pendant tout le trajet. Parce qu’en fait à l’époque, on n’avait pas de smartphone. Donc, je n’ai pas regardé tout de suite sur Internet ce que ça pouvait être. Et j’ai juste promis au médecin de là-bas que j’allais voir directement un médecin en arrivant ici. Ici, il se trouve qu’on a pu avoir un rendez-vous avec un gynécologue en urgence, qui nous a envoyés sur la grande ville la plus proche. Et dans cette ville, on a commencé à enclencher tous les examens pour faire une FIV. Parce qu’en fait, on essayait d’avoir un enfant depuis un an, un an et demi… Et cela ne fonctionnait pas. Et mon ancienne gynéco me disait aussi que c’était dans ma tête, que j’étais stressée, qu’après le déménagement j'allais me détendre et que j'allais tomber enceinte… Mais bon, en fait, mon corps de toute façon n'était pas du tout disponible pour que je sois enceinte. Et ce n'était vraisemblablement pas dans ma tête, mais dans mon corps. Et, en fait j'avais une atteinte digestive, du coup j'avais des nausées tous les jours. Donc, régulièrement, je croyais que j'étais enceinte, mais en fait non. […]

De 15 ans à 32 ans, on m'a dit que mes douleurs, c'était dans ma tête. Mais vraisemblablement c'était déjà l'endométriose très très tôt. Parce que j'ai eu une atteinte tellement importante. J'étais au stade IV. Il y a cinq stades et j'étais déjà au stade IV avec une forte clinique, de douleurs. »

Témoignage de Dorothée, 42 ans, souffrant d'endométriose (annexe n° 4)

On retrouve dans le témoignage de Dorothée le risque d'avoir recours à des stéréotypes sociétaux qui imprègnent tout autant l'entourage familial des patients que le milieu médical lui-même, au point d'en devenir écrasants de culpabilité pour les patients. C'est une souffrance qui se surajoute à la souffrance initiale, avec, ici encore, une longue errance médicale qui aurait pu induire des risques plus importants pour la santé de la patiente. Le regard des autres, y compris des soignants, vient par ailleurs impacter la vie de la personne souffrante pendant plusieurs années. À cela s'ajoute, dans ce témoignage, le défaut d'empathie au moment de l'annonce, où le soignant ne se rend pas compte de ce qu'induit son message. La patiente passe d'un « faut vous détendre madame » à « vous aurez peut-être un anus artificiel » en un claquement de doigts… de quelques années.

Dorothée

« J'étais complètement déséquilibrée et puis il y a eu des choses… En fait, je pense que les deux compagnons fixes que j'ai eus dans ma vie… euh le premier, il s'en fichait complètement, ça ne l'intéressait pas trop… Enfin, il pouvait me voir pliée en deux avec bouillotte pendant trois jours, ça ne l'empêchait pas de sortir faire la fête… Et le compagnon que j'ai eu ensuite, ça a été un cheminement.

Maintenant, il est beaucoup plus attentif… ça a vraiment été un cheminement. Parce qu'en fait, quand on a commencé à en parler, il me disait : “Mais en fait, tu n'en parles pas. Tu ne me dis pas quand tu as mal…” Et je lui répondais : “Oui, mais je le dirais tous les jours en fait.”

Parce qu'en fait j'ai mal tous les jours. Donc, je n'ai pas envie de dire tous les jours "j'ai mal… ça ne va pas...". Donc, je ne le disais pas. […]

En fait, pour mon compagnon actuel, si je ne verbalise pas la chose, elle n'existe pas. Donc, ça vaut pour tout. Du coup, quand j'étais en Belgique, j'avais vu différents gynécologues qui n'étaient pas ma gynéco habituelle. Dans ma précédente région, j'avais changé de gynéco, qui était aussi psychanalyste, et qui m'avait dit aussi qu'il fallait que je me détende et que c'était des kystes de stress, qui étaient aussi liés à mon hygiène de vie… Donc, je trouvais ça toujours très culpabilisant. De toute façon, c'était ma faute, voilà. »

Poursuite du témoignage de Dorothée (annexe n° 4)

Nous terminons ce chapitre sur un autre risque du dogmatisme autour de ces questions qui est l'annihilation de la parole de la personne souffrante. C'est-à-dire qu'à force de décrédibiliser l'expression des ressentis du malade, à force de toujours tenter d'expliquer des phénomènes que l'on ne maîtrise pas aux personnes qui sont principalement concernées, à force de les culpabiliser… Toutes finissent par se taire. Cela ne les soigne pas, mais elles s'adaptent à leur entourage et à la société, pour qui l'impuissance en miroir qu'elles renvoient est insupportable.

2. LES ENJEUX DE L'ACCOMPAGNEMENT EN PSYCHOLOGIE

2.1. Quelle juste place pour la psychologie dans l'accompagnement du patient ?

Pour reprendre les paroles des neurologues L. Vercueil, C. Bratanov, et du professeur P. Hot dans leur article *Troubles psychosomatiques : qu'en dit la science ?* (48) : « Les états émotionnels, qui constituent d'abord des états physiques avant d'être des sentiments, ont un impact sur la régulation de nombreux systèmes, comme le développe le neurologue Antonio Damasio dans ses célèbres ouvrages *L'erreur de Descartes* et *Spinoza avait raison.* »

Cela implique que l'opposition entre psyché et soma que semble induire la fameuse expression « C'est dans votre tête » n'a aucun sens : « Il faut se garder alors de revenir à un dualisme qui séparerait d'un côté les maladies "organiques", trouvant leur origine dans des dysfonctionnements physiques clairs, et de l'autre les maladies fonctionnelles "psychogènes", qui seraient générées par le psychisme.

Non seulement parce que cette vision dualiste fait des patients "les auteurs de leur propre infortune", pour paraphraser le titre de l'ouvrage d'Angela Kennedy, [...], mais aussi parce qu'elle revient à ignorer que des facteurs psychologiques sont également inscrits dans nos structures neuronales. [...] "C'est dans la tête" ne signifie pas que la plainte clinique est imaginaire, inventée ou simulée » (*Ibid.*).

Tout cela revient à dire que les questions qui touchent à l'étiologie des symptômes et des pathologies énoncées tout au long de ce plaidoyer ne sont pas encore tranchées, et ne le seront peut-être jamais complètement. Le débat autour du dualisme corps/esprit est désormais désuet. Bien qu'avec des prismes qui restent différents, certains auteurs actuels font d'ailleurs cet effort de faire évoluer leur pensée vers des théories plus intégratives et complexes. Par exemple, dans l'ouvrage collectif qu'il a dirigé, F. Joly (174), psychologue, psychanalyste, psychomotricien et docteur en psychopathologie fondamentale et psychanalyse, constate l'intrication des liens qu'il tente d'établir entre corps et psyché : « Le corps n'est pas donné dès le départ ; il est le résultat d'une lente expérimentation et d'un processus complexe d'appropriation et d'"habitation". Chemin qui consiste (Bullinger, 2007) à faire de l'organisme et des données somatiques (bio-physio-génétique et du substrat neurocognitif initial) un corps *habité* et *approprié subjectivement.* [...] (Le corps) n'existe en vérité qu'en tant que kaléidoscope pluridimensionnel. »

Dans toute discipline, il est normal d'effectuer des hypothèses de travail, des modélisations, et de les faire évoluer au gré des avancées scientifiques. En revanche, les théories développées ne doivent plus être une excuse à « la sur-invisibilisation » des souffrances des patients/patientes, ces personnes souffrant déjà pour la plupart de maladies invisibles, mais pour autant bien réelles. Il nous semble que là n'est pas la place de la psychologie, dans une quête du Graal autour de l'étiologie des symptômes qui, au final, n'apporte rien, si ce n'est peut-être une déresponsabilisation du soignant face à son patient : « c'est dans ta tête, je ne suis pas responsable de ta souffrance, je m'en détache et donc m'en trouve moins affecté. »

Ainsi, il nous semble plutôt que l'intérêt de la psychologie se trouve ailleurs, dans l'accompagnement du sujet face à ses souffrances, l'écoute, l'aide à l'expression des ressentis, « mettre des mots sur des maux » (enfin un stéréotype utile), aider le patient à se réapproprier son histoire, y mettre du sens, redevenir acteur plutôt que victime, etc.

Dorothée

« Alors déjà, celui qui m'a annoncé à l'IRM qu'il ne fallait pas que je parte et qui a fait une annonce un peu forcée en fait… Parce que je lui disais : « Ben non, moi je pars. ». Peut-être, la manière dont il me l'a dit, déjà, je n'aurais pas parlé d'anus artificiel. Parce que, finalement, je ne l'ai pas eu. J'aurais pu, si j'avais été opérée, dans le cadre de l'opération, je l'aurais eu, et cela aurait été temporaire. Mais… Après moi, c'est ce que j'ai entendu.

Aussi, ce que je regrette, c'est d'avoir été seule sur ces annonces. Parce qu'après, c'est moi qui transmettais à mon entourage. Donc, forcément, je devais transmettre ce que moi je retenais et je le vois bien avec mes patients, on leur donne beaucoup d'informations, mais on ne sait pas toujours ce qu'ils retiennent. Et je trouve que sur des annonces de diagnostic, là où ça a eu le plus de répercussions dans ma vie, ça a été quand on en a discuté et qu'on était à deux, par exemple en consultation. Quand mon conjoint est venu avec moi en PMI, même si ça ne lui a pas trop fait plaisir… Il m'a quand même accompagné et il a pu entendre des choses. Et ma gynéco actuelle […] m'a beaucoup aidée à objectiver les choses […] ça m'a fait énormément de bien.

Et du coup, quand j'ai participé à l'hôpital de jour sur l'endométriose, ça faisait déjà six ou huit ans que j'étais suivie, que je savais. Mais ça a été une étape hyper importante. C'était il y a un an et demi. Et ça m'a soulagée d'un fardeau. Enfin, je ne sais pas comment dire. J'ai l'impression que tout ça, finalement, ça prend énormément de temps. Et l'acceptation aussi. […]

Et je pense que ce n'est pas pour rien que je ne suis pas retournée dans le libéral et que, finalement je suis beaucoup dans le chronique. Je suis dans des pathologies qui ont plus un rapport avec la chronicité. Je me reconnais complètement dans les parcours des gens que j'accompagne.

Poursuite du témoignage de Dorothée, orthophoniste, souffrant d'endométriose (annexe n° 4)

Le témoignage de Dorothée nous offre à nouveau ce regard croisé de la position de soignant à la position de soigné et réciproquement. Elle insiste sur l'importance d'un accompagnement humain, faisant preuve d'empathie. À travers son histoire, celle d'Alice et celle de bien d'autres, nous comprenons que nous sommes tous les mêmes, vulnérables et solides à la fois, interdépendants, mais aussi tous concernés par les aléas de la vie et la maladie : c'est-à-dire qu'il n'y a pas « le soignant qui sait » et « le patient qui subit un discours auquel il adhère plus ou moins ». Deux personnes se font face, l'une et l'autre auront à surmonter des expériences de l'ordre de la maladie, de la douleur et de la souffrance dans leur vie. L'une le subit déjà. Mais l'autre, quand bien même il serait médecin, n'en est pas protégé pour autant. Dès lors, ne devrions-nous pas rester humbles et prêter une oreille attentive à ces ressentis ? Face à la dureté de la vie, c'est finalement ce qui nous lie qui nous sauve.

Il nous semble que la place de la psychologie est dans ce travail de lien entre les uns et les autres, dans ce qui constitue leur humanité.

2.2. De la nécessité de réintroduire de la complexité par l'écoute et la prise en compte de la parole du patient

Au fil des chapitres de ce plaidoyer, nous nous rendons compte que le message que nous souhaitons porter n'est ni plus ni moins qu'une lutte contre les stéréotypes et les préjugés que nous pouvons avoir au sujet de la psychologie, de la santé mentale, de la souffrance et de la maladie. Ou, en tout cas, nous souhaiterions que cela reste un point de vigilance pour les praticiens, mais aussi pour les citoyennes et citoyens que nous sommes toutes et tous. Avons-nous peur à ce point de la souffrance et de ce qu'elle nous renvoie pour lui abandonner autant de nos semblables et ainsi décrédibiliser leur parole ?

Évidemment, la recherche de la maladie et de son étiologie est importante d'un point de vue médical et technique, il en va de la santé du patient. Pour autant, on peut mettre en place des choses et accompagner son patient, même quand « on ne sait pas ». On accompagne, et par là même on soulage, autrement.

L. Vercueil, C. Bratanov et P. Hot (48) précisent leur pensée dans le texte qui suit : « Lorsqu'ils sont ressentis péniblement ou qu'ils suscitent des signes cliniques (fatigue, tremblement, douleur, vertiges, etc.), les états physiques doivent être pris en charge, même si la cause médicale n'est pas évidente à première vue. En effet, ces symptômes sont réels, subis et non pas inventés. [...] Toute la difficulté, dans la prise en charge des troubles "psychogènes", est de parvenir à penser l'intervention des facteurs psychologiques sans se résoudre à une séparation artificielle corps/esprit. Pour cela, il est souhaitable de partir du corps, des changements induits par les situations, les expériences vécues, en particulier traumatiques, et les attentes qui y sont associées. Souvent, notre corps nous échappe. »

Dans leur article, les auteurs expriment la difficulté parfois à déterminer l'étiologie de symptômes qu'ils constatent sans savoir les expliquer, cette situation générant une certaine maladresse de la part du praticien, déstabilisé dans la prise en soin de son patient. Réciproquement, ils reconnaissent un effet des émotions sur le corps ; nous l'évoquions nous-mêmes un peu plus haut en abordant la notion de *stress*. Ils témoignent ainsi de la complexité et de l'intrication de tous ces phénomènes qui nous mettent en échec dès lors que l'on tente de les analyser, le plus souvent au détriment du patient.

Pourtant, face à de tels symptômes, à la fois inscrits dans le réel du corps et liés à une multitude de facteurs, ne pourrait-on pas imaginer qu'entendre la parole du patient puisse à la fois servir de boussole, et en même temps enclencher un rapport de confiance dans la relation ? En ce sens, s'intéresser à ce que dit la personne qui souffre pourrait être considéré comme un soin, à prodiguer immédiatement, et qui ne nécessiterait pas obligatoirement un diagnostic pour agir.

Alice

« Je voulais quand même être en "psy", en "psy-quelque chose". [...] Parce qu'on expliquait beaucoup de choses par des croyances un peu magiques, et peut-être que je cherchais d'autres explications... Je me demandais si nos histoires de vie avaient un impact sur ce qu'on pouvait déclencher après. Est-ce que réellement un manque d'affection maternel pouvait par exemple déclencher de l'eczéma plus tard ? Ce qui n'était pas mon cas en plus, mais je me questionnais là-dessus, y avait-il un lien psychologique ou autre ? [...] Personne ne l'a la réponse... Heureusement qu'on ne l'a pas d'ailleurs, parce que cela faisait peur. Depuis la nuit des temps, on disait que c'était la faute des parents. Alors que ça ne l'est pas, même s'il y a des troubles qui le sont. [...] C'est obligé. Mais de là à créer des maladies, je ne sais pas. Est-ce que ce n'est pas plutôt ça la question ? Des troubles peut-être, mais des maladies, je ne suis pas sûre. [...]

Je crois quand même qu'il y a des désordres psychologiques qui créent des maladies qui sont déjà des... Je crois que les gens... Peut-être même génétiquement... On le sait maintenant, on a des faiblesses, dans nos corps et nos génomes... Il y a des gens, on le sait maintenant, le cancer, il y a des marqueurs du cancer, y a des choses... Moi, je suis issue d'une famille quand même, mon grand-père avait plein de problèmes. Il était asthmatique et avait de l'eczéma. Je pense qu'il y a une transmission de certaines choses, et qu'après les événements et la vie font que ça va se déclencher ou pas. Et quand ça se déclenche, la maladie se met là où vous êtes la plus faible, où il y a des lacunes et des carences.

Après, on sait maintenant que du stress peut créer un ulcère. Mais pourquoi tous les gens qui sont stressés n'ont pas d'ulcère ? Peut-être que la fragilité de la personne était située sur l'estomac. Après, quand vous recevez des gens pour des douleurs, qui n'ont pas d'explications somatiques à proprement parler ou pathologiques… Quelqu'un qui est angoissé, par exemple… La douleur, elle est bien réelle. Elle n'est pas dans votre tête, elle est dans votre corps. C'est ce que je disais aux gens. Mais par contre, votre tête ne va quand même pas bien quand vous êtes angoissé. Mais la douleur est réelle dans le corps. Dans le corps perçu, et réel, elle est là. Mais elle n'est pas décelable. La douleur n'est jamais décelable scientifiquement, la maladie l'est, mais pas la douleur. […]

Et le risque de ça surtout, quand on vous dit que c'est dans votre tête, c'est que si on a réellement quelque chose… Comme on vous a toujours dit que tous vos maux venaient de votre tête… Quand on a des difficultés vraiment somatiques, on ne les met pas en avant. Parce qu'on se dit, ce n'est pas la peine que j'aille voir le médecin qui va encore me dire que c'est dans ma tête. […] Notre parole est décrédibilisée, du coup, après on se tait. Et on se referme encore plus. »

Poursuite du témoignage d'Alice, elle raconte son choix de se tourner vers la psychomotricité (annexe n° 3)

Katarina

« Ce qui m'a desservi, c'est peut-être à des moments de ne pas être en capacité de bien décrire ce que j'avais. Des fois c'est compliqué parce que, quand on a mal, sur le moment c'est… Voilà. . Et, par moment, on n'a plus mal et on occulte. Moi j'ai tendance à occulter les choses. J'ai moins mal, donc j'oublie vite. Donc il y a ça…

Après, il y a des fois des professionnels qui n'écoutent pas vraiment. Après, moi, le neurochirurgien, il est très très pris. Quand j'ai un rendez-vous avec lui, c'est chronométré. Il prend le temps d'écouter, mais c'est… On a l'impression que, attention, il ne faut vraiment pas oublier quelque chose parce que le temps est tellement compté que cela met une pression supplémentaire en fait.

Globalement, homme, femme, soignant, je n'ai pas de… par rapport à ça, non… Mais ce qui m'a permis d'avancer, c'est d'avoir quelqu'un en face de moi qui cherche vraiment, qui me pose des questions, qui se dise : “Tiens, celle-là, elle dit oui ou non, mais elle ne dit pas tout.”. Il faut creuser quoi. Moi, faut creuser avec moi. En fait, je vais décrire un truc, mais je ne vais pas forcément l’analyser. Je ne suis pas dans la médecine. Donc je vais décrire un fait, mais je ne suis pas en capacité de l’analyser, je ne suis pas soignante. [...] Et au final on m’a écoutée. On a creusé creusé... Après j’ai été suivie sur un pôle antidouleur donc... Voilà, je n’ai pas eu à me plaindre de ce côté-là.

Après, ce qui est important pour moi c’est quand même la prise en compte. De savoir qu’on prend en compte. On prend en compte. On considère les choses médicalement. »

Témoignage de Katarina, 50 ans, souffrant de troubles musculo-squelettiques (annexe n° 5)

Comme nous le disions un peu plus haut, l’Homme est un être complexe et les symptômes qu’il exprime sont souvent multifactoriels. Or, nous avons tendance à « mettre des étiquettes » très rapidement sur les gens : on décrira par exemple un patient comme « vieux » ou » psy » en pensant que cette appellation le résume. L’âgisme (54), c’est-à-dire la discrimination envers les personnes âgées, aurait tendance à nous faire croire « qu’un vieux, ça a tout le temps mal quelque part ». De même, on imaginera facilement un « psy » exprimer une souffrance psychique par l’intermédiaire d’une douleur physique, ou encore « en faire trop »... sans penser une seule seconde qu’une personne âgée ou atteinte d’une pathologie psychiatrique pourrait souffrir d’une douleur d’étiologie inconnue.

La catégorisation est un processus psychologique qui nous aide à penser et à réduire notre charge mentale. Pour autant, elle n’est pas la vraie vie. La vraie vie, elle, nous incite à nous adapter constamment à l’altérité et à la complexité humaine. « Le Réel », comme le dirait J. Lacan (185), est insaisissable. « La chose », en tant que phénomène, n’existe que par les mots que nous lui poserons dessus pour nous aider à la matérialiser et à la faire exister. Comme le dit Dorothée dans son témoignage : « Pour lui, si je ne dis rien, ma douleur n’existe pas ». Libre à nous donc — et on y revient — de « mettre des mots sur des maux », d’enrichir notre vocabulaire pour « dire » et d’accepter de nous arrêter dans cette machine infernale qu’est la temporalité de la vie quotidienne, afin tout simplement d’écouter. Écouter, même si nous n’aurons pas forcément de solution. Faire fi de notre sentiment d'impuissance. Et accepter par là même de recevoir parfois la détresse d'autrui, qui peut prendre l'apparence de l'agressivité. Cela n'est pas un exercice facile, mais il est nécessaire.

2.3. *Focus* sur la notion d'empathie

Comme nous le disions un peu plus haut, citant le témoignage de Dorothée, une quarantenaire souffrant d'endométriose, ne pas avoir de réponse à apporter au patient n'exempte pas le professionnel de faire preuve d'empathie. Ce concept, longtemps considéré comme l'alpha et l'oméga de l'univers soignant, semble être devenu aujourd'hui, en tout cas aux yeux de certains, un concept un peu « *has been* ». Mais prenons le temps de nous y arrêter un peu.

Selon S. Tisseron (268), contrairement à ce que l'on pourrait croire, l'empathie n'est pas un mot-valise bien qu'en effet elle recouvre plusieurs notions, car ces notions restent très étroitement liées : « Ce sont des composants partiellement distincts qui interagissent et s'allient dans des proportions variables, à la fois sous l'influence de l'histoire de chacun et de son environnement. *La motivation à se préoccuper d'autrui*, à laquelle l'empathie est souvent identifiée, n'est pas en effet un comportement inné ni indépendant du contexte social. [...] Elle sollicite également des compétences très variées, comme l'observation, la mémoire, les connaissances et le raisonnement, qui interviennent dans *le partage affectif* et *la régulation des émotions*, mais aussi dans *la prise de perspective* et *le souci de l'autre*. Rien d'étonnant, donc, si elle fait intervenir de nombreuses zones cérébrales, comme le cortex préfrontal, le cortex antérieur, l'amygdale, l'insula et le striatum ».

Dans son ouvrage sur le sujet, l'auteur nous décrit les différentes composantes de l'empathie :

– **L'empathie émotionnelle** : c'est la partie la plus « archaïque » de l'empathie qui semble apparaître autour de la première année. Dès lors que le bébé n'est plus dans une forme de fusion avec la mère et qu'il peut identifier les émotions d'autrui et les éprouver sans se confondre avec lui, alors il n'est plus dans *la contagion émotionnelle*. Pour expliquer schématiquement le fonctionnement de cette première vision de l'empathie, S. Tisseron cite J. Decety qui, lui, parle de » partage affectif », un système intuitif, rapide et automatique, qui jouerait un rôle fondamental dans la communication non verbale et qui impliquerait la synchronisation attentionnelle et affective entre individus.

– **Le souci de l'autre :** il apparaîtrait autour de 2 ans et refléterait « la préoccupation du bien-être d'autrui et le désir d'alléger ses souffrances » (*Ibid.*). Cela impliquerait la capacité pour le nourrisson de pouvoir comprendre l'état subjectif d'autrui en fonction de la situation sans que des signaux émotionnels explicites soient nécessaires. C'est le souci de l'autre qui motiverait les comportements d'aide. Toujours selon l'auteur, cette compétence est très proche de la notion de *care,* notion anglo-saxonne qui implique néanmoins beaucoup plus de choses que la simple motivation à aider.

– **L'empathie cognitive** : « comprendre ce que l'autre pense et ressent » (*Ibid.*). À partir de 3 ou 4 ans, l'enfant peut enfin comprendre les émotions d'autrui ainsi que leurs causes sans pour autant se les approprier, et tout en sachant que lui-même ne les ressentirait pas forcément en pareilles circonstances. Cette composante est primordiale dans la mise en perspective, même si, comme le rappelle S. Tisseron : « il est essentiel de garder à l'esprit que l'empathie cognitive est intellectuelle, froide et rationnelle, et qu'elle peut tout aussi bien être mise au service de l'entraide et de la solidarité que du désir d'emprise et de manipulation » (*Ibid.*).

– **La régulation émotionnelle et la capacité d'adopter intentionnellement le point de vue d'autrui :** Ceci est le point le plus important à comprendre pour saisir toutes les nuances de l'empathie sans en faire une caricature. Une « juste empathie » devra automatiquement passer par de la régulation émotionnelle, et nous ne sommes pas tous égaux face à ce phénomène. Il s'agit d'un ensemble de processus qui permettent à une personne de gérer la durée et l'intensité des émotions qu'elle éprouve de telle façon qu'elle coure moins le risque d'être débordée par l'excitation émotionnelle. Toujours selon le même auteur : « Si une personne est animée par le souci de l'autre et encouragée par l'environnement, cette compétence lui permet d'adopter intentionnellement, et plus seulement intellectuellement, le point de vue d'autrui. [...] Le contrôle des émotions est en effet corrélé positivement avec le souci de l'autre et la capacité de manifestations empathiques » (*Ibid.*).

Nous comprenons ainsi que cette construction de l'empathie est un processus complexe qui s'appuie à la fois sur des facultés innées, mais aussi sur des compétences acquises, cultivées par l'éducation. Ne pas être conscient du rôle de ses émotions, c'est prendre le risque d'être dépassé par elles avec pour résultat une inadaptation de la réponse que l'on donnera au patient : agressivité, mise à distance...

S. Tisseron pousse le curseur un peu plus loin lorsqu'il parle d'un mécanisme de défense qui pourrait parfois venir expliquer la maltraitance :

« La lutte interne contre le risque de se laisser envahir par des émotions ou des affects douloureux et de perdre le contrôle sur soi-même peut alors susciter un processus de mise à distance qui est une forme de déni. Il s'agit d'une défense d'urgence face au risque d'envahissement émotionnel vécu comme dangereux. [...]Ce processus explique probablement que des personnes très sensibles à la souffrance d'autrui et qui s'engagent dans des professions d'aide puissent, après quelques années pendant lesquelles elles se sont dévouées à ceux dont elles ont la charge, manifester à leur égard diverses formes de maltraitance » (*Ibid.*).

Dans une moindre mesure, dessinant les contours d'une empathie telle qu'elle devrait être idéalement, nous comprenons à quel point il est difficile à tout un chacun de faire véritablement preuve d'empathie. Pour M. Vannotti (282) : « Deux conceptions s'opposent dans la définition du rôle du médecin :

– celle du médecin efficace, imperturbable, qui a une vision objective du patient et de sa maladie, et qui peut ainsi prendre des décisions d'expert et gagner en efficacité ;

– celle du médecin empathique et humain qui s'intéresse non seulement à la maladie de chaque patient, mais également à la manière dont il la vit, à sa situation personnelle, sociale, à son histoire. »

Les premiers pensent que les seconds sont : « trop impliqués émotionnellement auprès de leur patient pour prendre les décisions qui, quelquefois, s'imposent » (*Ibid.*). Réciproquement, les seconds soutiennent que : « sans empathie, le médecin ne sait pas qui est son patient, et ne peut donc prendre avec lui les décisions adéquates le concernant » (*Ibid.*).

Il s'agit en effet d'un juste équilibre à trouver entre trois risques : d'un côté, la contagion émotionnelle qui balaierait toute considération rationnelle, de l'autre le paternalisme qui effacerait complètement le patient dans son identité en l'infantilisant, ou encore une mise à distance telle qu'elle confinerait à de l'indifférence.

S. Rameix (236) le formulera autrement lors de l'une de ses interventions : « C'est le respect de la personne qui empêche l'empathie de devenir pitié infantilisante et humiliante. C'est l'empathie devant l'homme vulnérable qui empêche le respect de devenir indifférence insensible et égoïste. »

Dans son intervention sur les dangers de l'empathie (73), Y. Constantinides, philosophe et professeur également à l'Espace éthique Île-de-France, nous explique comment, « en formalisant à l'excès la relation d'aide proposée par C. Rogers (être congruent, avoir une considération inconditionnellement positive pour le patient), on l'a réduite à un ensemble de recettes prêtes à l'emploi. Or, l'empathie ne se commande pas, elle doit être une démarche individuelle et réfléchie ». Selon ce même auteur, l'empathie ne se feint pas, elle n'a de sens qu'à être éprouvée réellement, que si l'on entre véritablement en relation avec l'autre sans être dans une forme d'hypocrisie polie. Reprenant la définition de C. Rogers en 1959 qui soulignait alors que l'empathie « consiste à percevoir avec précision le cadre de référence interne de l'autre, ainsi que les composantes émotionnelles et les significations qui lui appartiennent », Y. Constantinides fait ensuite un parallèle avec le vécu actuel des patients. Selon lui, « l'écoute active et sans prévention promue par C. Rogers doit justement permettre d'accéder aux pensées intimes du patient. Or, si les malades se plaignent si couramment d'un manque d'écoute de la part des médecins et des soignants, c'est bien parce qu'ils ne se sentent pas reconnus dans leur singularité, leur unicité. Leurs droits sont généralement respectés, mais leur perception particulière des choses n'est pas réellement prise en compte » (*Ibid.*).

Stefan

« On m'a dit : "Vous vous êtes déconditionné à l'effort physique pendant le premier confinement." Je leur ai dit : "Mais ça fait un an et demi le premier confinement ! Depuis, je cours, j'ai une gêne respiratoire, mais je cours quarante-cinq minutes deux fois par semaine. Je cours moins vite qu'avant, ça peut me brûler parfois quand je cours. Je respire moins bien. Mais je cours deux fois quarante-cinq minutes par semaine, donc ne me parlez pas de déconditionnement à l'effort physique." Là ils m'ont renvoyé direct sur le psychosomatique, mais alors c'était tout de suite : "C'est vous qui vous faites des idées… Il faut vous relâcher, vous décontracter… Faites de la sophrologie. Faites de la relaxation. Et puis, il faudra peut-être en arriver à prendre des antidépresseurs." Direct. Cela m'a… Je suis sorti de là, elle m'a pris ma tension, j'étais à 17/10. Je suis sorti de là plus mal qu'en y rentrant. Terrible quoi. Mais vraiment, ça m'a… J'ai trouvé ça épouvantable. Mais vraiment aucune connaissance du Covid Long, mais vraiment rien du tout. […] C'était censé être une unité spécifique Covid Long, mais visiblement, leur discours c'était déconditionnement à l'effort physique et psychosomatique.

Donc j'ai vu cette première médecin, elle m'a fait une prise de sang et elle m'a pris rendez-vous en neurologie. Puis, elle m'a donné un deuxième rendez-vous un mois après pour refaire un point. Donc j'y suis retourné en octobre. J'ai vu un de ses collègues, pareil, même discours. Moi, j'étais arrivé avec une feuille pour des analyses de sang plus poussées à faire, donc il a bien voulu la faire, histoire je pense de se débarrasser de moi. Et j'ai reçu quelque temps après un courrier de sa part qui disait en gros que je me plaignais d'une asthénie à l'effort, sans préciser qu'il s'agissait de l'effort intellectuel, alors que je ne me plaignais pas du tout du physique… Et donc, il met "asthénie à l'effort, pourtant il déclare courir deux fois quarante-cinq minutes par semaine." Donc, il n'avait rien compris de ma plainte. Ensuite, il dit que l'état général est bon, que la biologie est normale, que "le TEP scan est sans particularité" et "qu'il présente tout au plus un hypométabolisme olfactif". Il ne fait aucun commentaire sur la relation avec le Covid Long. Donc "au total, la symptomatologie semble fonctionnelle".

Alors, sur le coup, je ne savais pas ce que cela voulait dire "fonctionnel", mais en fait c'est ce qu'on appelle "les troubles somato-fonctionnels", donc c'est psychosomatique. Il dit "qu'il y a très peu d'arguments pour que (j'ai) été infecté par le SARS-CoV-2" et, en plus, il se permet de rajouter : "Quant à l'entité du Covid Long, l'existence de cette dernière est débattue. Il vaudrait mieux parler de symptômes post-Covid, car il n'y a aucune affection active.". C'est quand même énorme qu'il écrive ça ! […] Il travaille dans une unité Covid Long et il n'y croit pas du tout quoi. Pour lui, c'était ça, troubles somato-fonctionnels… Psychosomatique… Bon.

Après, j'ai attendu de voir le neurologue, en janvier 2022. Il m'a dit qu'en effet, il y avait quelques légers petits troubles niveau concentration/mémoire. Et il m'a renvoyé vers une neuropsychologue pour faire un bilan cognitif. Donc, le temps d'avoir rendez-vous, cela a pris six mois, on était en juillet 2022. Ben voilà, cela prend un temps fou quoi. »

Témoignage de Stefan, ingénieur de 50 ans, souffrant du Covid Long (annexe n° 6)

Par ces témoignages et les éléments théoriques développés par les auteurs précités, on comprend à quel point la relation avec le patient peut-être abîmée par une communication peu, voire pas du tout, empathique. Quel est le but d'un médecin ou d'un professionnel de santé ? Est-il simplement de diagnostiquer, purement et uniquement d'un point de vue technique ? Ou est-il de soigner ?

Le mot *soin* possède deux racines : l'une « *songne* » vient du latin médiéval « *sunnia* » et du francique « *sunnja* » et signifie « nécessité, besoin » ; l'autre « *soign* » qui vient du latin tardif « *sonium* » qui signifie « souci, chagrin ». Soigner, c'est donc se soucier de l'autre, c'est donc l'accompagner. Un sens du soin parfois oublié par les professionnels occidentaux, habitués désormais à ne vivre qu'au travers du regard de la technique. Mais user de la technique sans faire preuve d'humanité revient à faire mourir le sens premier du soin et à se montrer complètement contre-productif.

Au contraire, accompagner le patient en faisant preuve d'empathie, en se souciant de son vécu, ne pourrait que l'aider à aller mieux. Et si, comme nous l'avons vu, nous ne sommes pas tous égaux dans la construction de notre empathie, certains chercheurs s'accordent à dire que l'empathie pourrait s'apprendre.

Par exemple, les auteures B. Lamboy, R. Shankland et M. O. Williamson (187), ont tenté de formaliser un apprentissage des compétences psychosociales dès l'école. Dans leur ouvrage *Les compétences psychosociales : manuel de développement*, elles explicitent comment favoriser l'apprentissage des compétences psychosociales, sur la base de ce qu'expérimentent les pays anglo-saxons depuis les années 1970. Elles proposent ainsi des exercices pour travailler les compétences émotionnelles (capacité à gérer ses émotions et son stress), les compétences sociales (la communication positive et non violente, l'empathie, la capacité à formuler et recevoir des critiques, à savoir s'affirmer et résister à la pression sociale…) et les compétences cognitives (la conscience de soi, la capacité à analyser et résoudre des problèmes).

Ce type d'apprentissage formalisé à l'école est-il suffisant ? Et comment éviter l'écueil des fameuses « recettes prêtes à l'emploi » décrites par Y. Constantinides pour qui le développement de l'empathie ferait plutôt partie d'une expérience et d'un parcours personnel ? En effet, selon lui (73) : « Il ne faut pas sacraliser cette vertu, dont l'origine est sans doute modeste. Son impulsion première est probablement la simple curiosité pour autrui, qui n'est pas encore de l'intérêt ou de la sollicitude, mais qui représente déjà un progrès par rapport à la complète indifférence ».

La « juste place » par rapport au patient se situe peut-être dans un équilibre difficile à trouver. Peut-on apprendre les compétences psychosociales et plus particulièrement l'empathie et/ou est-ce un cheminement individuel qui se construit au cours du temps et qui commence par la curiosité pour autrui ? L'enjeu est de taille et nous aurons l'occasion d'y revenir dans les chapitres suivants. Mais probablement n'aurons-nous pas toutes les réponses à nos questions tant le sujet est complexe.

2.4. De l'importance d'envisager la psychologie comme un outil visant à l'amélioration du bien-être du patient

2.4.1. Un outil qui aiderait à se réapproprier son histoire

La narration de son parcours permet au patient de lui redonner un sens, de se réapproprier son corps, son histoire, et par ce biais de redevenir acteur, de retrouver un sentiment d'autonomie. Si le soignant accepte de se laisser affecter par ce récit, sans toutefois s'y perdre, il fait acte de *reliance*[1] (134), et nous pouvons imaginer qu'il agira ainsi, au moins en partie, sur son propre sentiment d'impuissance. C'est un cercle vertueux qui permettra au soignant de majorer le bien-être de la personne qu'il accompagne, de la « soigner » d'une manière différente, au moyen de la rencontre. La parole est un soin dans le sens où elle permet au patient de se réapproprier son monde, même si celui-ci lui paraît plus fragile. Elle est aussi un soin par le lien qu'elle tisse entre les gens, d'autant plus quand ceux-ci se racontent.

Dorothée

« C'était la première fois que j'assistais à des séances de groupe avec une psychologue et d'autres patientes atteintes d'endométriose. Et au début, je me suis dit que je n'avais rien à voir avec ces femmes… "Moi, je suis professionnelle de santé. Je suis sportive. Je sais ce qu'il faut faire…" Bon, j'étais la première à pleurer, bien sûr ! Et, en fait j'ai trouvé que les plus jeunes étaient hyper au courant. Je les ai trouvées vraiment "patientes expertes" comme on dit maintenant. Et du coup, elles étaient vachement objectives aussi sur la maladie, sur plein de choses… Elles avaient mis beaucoup de choses en place aussi, très tôt. Très très tôt.

[1] La *reliance* sera développée plus loin dans le point 4.3.

Moi, je me dis… Moi j'ai commencé à être prise en charge à 32 ans… Le seul truc qu'on m'a proposé, c'était la ménopause artificielle avant que je commence la FIV. Donc ça a calmé les douleurs, mais… j'en ai eu d'autres en fait. J'avais des bouffées de chaleur, prise de poids, pilosité… D'autres inconvénients… Mais oui, j'ai adoré ça. Et si j'avais du temps, je recommencerais. Mais j'ai du mal à prendre ce temps-là. […]

Après, je me dis que j'ai 42 ans, j'ai le corps d'une femme de 42 ans, mais qui a subi beaucoup de choses… C'est-à-dire que j'ai eu quand même des traitements pour les FIV, des traitements très forts de ménopause artificielle. Donc, ma peau n'est pas la même qu'une femme de 42 ans qui n'a pas eu tout ça. Mon corps n'a pas 42 ans en fait. Parfois, j'ai l'impression qu'il a 80 ans. Mais du coup, ça me fait du bien de courir, ou de faire des courses à pied, ou de faire des trucs ou je me dis : "Bon, il n'est pas complètement pourri !" et de me dire qu'il est quand même fonctionnel. »

Poursuite du témoignage de Dorothée, elle raconte son expérience en hôpital de jour spécialisé (annexe n° 4)

Marie

« Personnellement, quand j'ai fait mes séances de kétamine, j'ai vu une psychologue. Elle m'a demandé si je voulais que l'on parle ensemble de ce qui m'arrivait. Je lui ai expliqué que, pour moi, les douleurs avaient commencé quand mon oncle était décédé. Avec mon oncle, nous étions très proches. Il venait toujours à la maison. Nous étions très proches. Quand il est tombé malade, un cancer des intestins, je n'ai jamais autant pleuré. Nous l'avons accompagné pendant deux ans. […] Et quand il est mort, de voir tous ceux qui pleuraient à son enterrement alors qu'ils n'étaient pas venus le voir de son vivant… Cela m'a tellement énervée. Je me suis bloquée toute seule. De ce jour-là, je n'ai jamais plus pu pleurer normalement. C'est l'hypnose qui m'a beaucoup aidé à prendre conscience de tout cela. »

Poursuite du témoignage de Marie, atteinte de fibromyalgie (annexe n° 1)

Tous ces témoignages nous montrent l'importance de la parole dans la réappropriation de son histoire, ce qui favorise le bien-être, de même que d'être acteur de son propre soin.

P. Ricœur (16) théorise en partie cette idée dans ses ouvrages lorsqu'il évoque le concept d'*identité narrative*. Il nous explique comment, par la narration régulière qu'il fait de son histoire à autrui, l'individu se construit lui-même en se racontant et pose les bases d'une identité, faite à la fois de mêmeté et d'éléments mouvants, qui se reconstruit continuellement au fil du temps : « L'histoire d'une vie ne cesse d'être refigurée par toutes les histoires véridiques ou fictives qu'un sujet se raconte sur lui-même. Cette refiguration fait de la vie elle-même un tissu d'histoires racontées. [...] L'identité narrative n'est pas une identité stable et sans faille ; de même qu'il est possible de composer plusieurs intrigues au sujet des mêmes incidents [...] de même, il est toujours possible de tramer sur sa propre vie des intrigues différentes, voire opposées. [...] En ce sens, l'identité narrative ne cesse de se faire et de se défaire. »

Le fait de réintroduire ses symptômes et son parcours de soins dans un récit adressé à autrui, et plus précisément à un professionnel, permet de redonner du sens à son histoire. Donner du sens aux événements aide à réduire l'angoisse que l'on peut ressentir face à l'inconnu et à ce que l'on ne maîtrise pas. Retravailler les souvenirs et les ressentis associés pour se les réapproprier permet au patient de redevenir et de se sentir à nouveau acteur de sa vie et non plus victime. Le professionnel se positionne ainsi dans l'accompagnement de son patient comme un pilier sur lequel celui-ci s'appuiera dans la reconquête de sa *normativité individuelle* telle que décrite par G. Canguilhem (56) dans son ouvrage intitulé *Le normal et le pathologique*.

Pour G. Canguilhem, c'est d'abord le malade lui-même qui donne du sens à sa maladie. Le médecin, quant à lui, va chercher à restaurer le sujet dans sa normativité vitale, à remettre l'individu dans un rapport de créativité, d'inventivité. Comme l'explique très bien F. Gzil (148), philosophe, professeur de philosophie et codirecteur de l'Espace éthique Île-de-France dans l'une de ses interventions : « Pour Canguilhem, le normal réside dans l'expansion, la prise de risque, dépasser les normes, en créer d'autres. C'est l'instauration de normes nouvelles singulières en permanence. [...] La normativité vitale représente la façon dont un individu essaie de modifier, d'accroître la relation qu'il entretient avec son milieu. [...] La maladie représente une puissance normative réduite qui essaie de préserver au minimum le rapport que l'individu entretient au milieu. […] La médecine, c'est d'abord la clinique comme relation médecin-malade, et la thérapeutique comme technique d'instauration ou de restauration du normal. Ce n'est pas d'abord des méthodes de rationalisation scientifique. » Cette approche philosophique nous fait réfléchir à la posture médicale et à la posture soignante face au malade. Elle invite à se situer plutôt dans une écoute et dans une recherche de compréhension, plutôt que dans une mise à distance rationalisante.

On peut retrouver également cette idée dans ce que l'on appelle l'Éducation Thérapeutique du Patient, et dans les liens qu'elle tisse autour des personnes souffrantes. Il s'agit dans cette dynamique d'accompagner la personne à trouver ses propres solutions, en tout cas de ne pas la laisser seule, et de chercher ensemble. Nous développerons cet exemple dans la partie *Recommandations.*

2.4.2. L'utilisation de la parole comme d'un outil au service du soin

Pour comprendre au travers d'un exemple concret le retournement de pensée que nous souhaitons opérer par rapport à « la psychologie », nous allons aborder ensemble comment les effets *placebo* et *nocebo* peuvent être utilisés comme des preuves visant à décrédibiliser les personnes alors qu'ils devraient être perçus comme des aides importantes dans le parcours de soins du patient.

L'effet Pygmalion (276), thématique abordée en 1968 par R. Rosenthal et L. Jacobson dans leur ouvrage *Pygmalion à l'école* (171) au sujet de l'effet des attentes des enseignants vis-à-vis de leurs élèves, développe l'idée que les performances d'un sujet s'amélioreraient en fonction du degré de croyance en sa réussite par une autorité ou son environnement, telle une prophétie autoréalisatrice. De la même manière, *l'effet Golem* serait un phénomène psychologique qui mettrait en œuvre une prophétie autoréalisatrice dans laquelle des attentes moins élevées placées sur un individu le conduiraient à de moins bonnes performances.

Nous pouvons mettre en parallèle ces deux phénomènes avec *les effets placebo* ou *nocebo,* dont nous parlions en introduction de ce sous-chapitre, qui viendraient agir sur le potentiel d'un médicament selon la croyance que peuvent avoir le médecin et le patient de son efficacité ou de sa nocivité, et cela à hauteur de 30 à 40 %. De nombreuses recherches ont été faites sur ce sujet et, aujourd'hui, la réalité des *effets placebo* et *nocebo* est indéniable.

Selon l'Institut National de la Santé et de la Recherche Médicale (169), la puissance de l'*effet placebo* aurait été decouverte pendant la Seconde Guerre mondiale par le médecin américain H. Beecher. Alors qu'il soignait des combattants blessés et qu'il manquait de morphine pour soulager leurs douleurs, il leur aurait administré une solution saline en continuant de dire à ses patients qu'il s'agissait du médicament analgésique. Suite à cette découverte, il aurait été à l'origine de l'introduction systématique d'un groupe placebo dans les études cliniques.

L'article poursuit : « Ce qui est certain c'est qu'il s'agit d'un effet bien réel, produit par le cerveau, avec des conséquences observables sur la physiologie. Des études d'imagerie cérébrale ont notamment permis de mesurer concrètement ce phénomène, montrant une diminution de l'activité de certaines régions du cerveau associées à la sensation de douleur. De plus, l'effet placebo s'accompagne aussi d'une augmentation de la sécrétion des endorphines et de la dopamine, les hormones du "plaisir" » (*Ibid.*).

Que vient nous dire ce texte de l'INSERM ? Attention à ne pas interpréter les choses à l'envers ! Encore une fois, il s'agit là de saisir toute la complexité et toute la subtilité du corps humain. *L'effet placebo* est par essence la métaphore typique de ce que nous souhaitons dénoncer. En effet, combien de fois a-t-on pu assister à des scènes où des soignants donnaient à des patients des placebos, estimant l'expression de leur douleur non réelle ou exagérée. Et lorsque le patient trouvait formidable l'effet de « la petite pilule verte », qui peut se targuer de ne pas avoir souri à l'idée de savoir qu'il s'agissait d'un placebo ?

Lorsque nous sourions face à ce type de situation, nous nous croyons au-dessus des autres, nous pensons que nous ne nous ferions pas avoir, nous qui ne souffrons pas. Mais il ne s'agit pas de « se faire avoir ou non » ni d'exagérer une souffrance ou non. De même que l'on entend des soignants nous dire parfois : « Il souffrait soi-disant, nous avons discuté, et cela allait mieux, comme par hasard ». Encore une fois, posons-nous la question de savoir ce qui nous pousse à toujours interpréter les choses par la négative.

Qu'est-ce qui nous pousse à sourire d'un enfant calmé par de l'eau sucrée, ou par une embrassade ? Qu'est-ce qui nous étonne dans le fait de soulager la douleur, même temporairement, par une simple discussion, la prise en compte de la souffrance, ou l'usage d'un placebo ? Pourquoi étiqueter ces pratiques comme du mensonge, de l'imaginaire, ou encore des créations de l'esprit ? Il ne s'agit pas de cela. Il ne s'agit pas de dire que « c'est psychologique » ou « dans votre tête ». Si *l'effet placebo* fonctionne à hauteur de 30 ou 40 %, pourquoi le décrédibiliser ? Parce qu'il ne s'agit pas d'un soin technique et que l'on ne comprend pas complètement son action ?

Ce que nous venons dire dans ce plaidoyer, c'est que nous mélangeons tout lorsque nous faisons l'amalgame entre théorie et pratique et lorsque, pour tenter de maîtriser des phénomènes que l'on n'explique pas, on se contente de dire au patient que « c'est dans sa tête ». La psychologie n'est pas là pour expliquer l'étiologie des symptômes ni pour prouver quoi que ce soit.

La psychologie, comme d'autres disciplines, est là pour accompagner le patient dans son parcours de vie et de soin. Ni plus ni moins. Nous venons dire qu'il est temps de passer à autre chose. Il est temps d'arrêter de voir le corps et l'esprit comme deux unités indépendantes. Il est temps d'arrêter de valoriser les soins techniques au détriment des soins « non médicamenteux ». Tout est complémentaire dans une prise en soin globale et pluridisciplinaire. Et il est temps de faire preuve d'humilité dans l'écoute du patient. Nous sommes tous « placebo-répondeurs » à notre échelle : cela signifie que nous avons tous la possibilité d'être affectés, d'une manière ou d'une autre par notre environnement. Et ce n'est pas parce que nous ne savons pas que nous devons projeter sur autrui une image négative, parfois discriminante, construite sur la base de préjugés. Ce d'autant plus, qu'à l'inverse, décrédibiliser la parole d'une personne n'est pas sans conséquences.

Ce que nous disent ces témoignages, c'est que le corps est une énigme. Nous ne pouvons pas toujours comprendre tous les phénomènes qui le traversent. En revanche, nous pouvons nous servir de nos connaissances pour accompagner les patients dans leur quête d'un mieux-être. Et cela commence par une lutte contre les préjugés.

Alice

« Moi, je n'ai jamais dit aux gens que leur douleur était dans leur tête, les gens qui venaient pour un mal de dos... Je leur disais : « Elle n'est pas dans votre tête, elle est bien dans votre dos, votre douleur. Mais on peut peut-être la minimiser grâce à votre tête. On peut peut-être prendre les choses dans l'autre sens. » ; « Est-ce qu'on peut essayer d'agir sur votre esprit pour mettre à distance votre douleur ? On va lui donner une fausse information à votre douleur, à votre cerveau. ». C'est comme cela d'ailleurs que l'on traite. « On va donner une fausse information à votre cerveau pour que cette douleur s'en aille, et on verra si ça fonctionne. »

Poursuite du témoignage d'Alice qui, forte de son expérience, accompagne les autres différemment (annexe n° 3)

Dorothée

« Et ma gynéco actuelle, qui est une spécialiste de l'endométriose et qui est géniale, m'a beaucoup aidée à objectiver les choses. [...] C'est-à-dire que, justement, elle me disait : « Que ça soit dans votre tête ou pas... Que ça soit le stress qui majore... » Parce que je peux faire des poussées parce que je suis très anxieuse, ça, c'est possible. Parce que, quand je suis très anxieuse, je vais manger beaucoup plus de sucres. Du coup, je vais créer une inflammation, etc. Ou quand je suis en stress, je peux faire une poussée de douleurs. Mais elle m'a expliqué : « que ça soit dans votre tête, ou pas, la douleur est réelle. Donc, en fait, ce n'est pas dans votre tête, c'est dans votre corps. » Et que je l'entende d'un professionnel de santé reconnu, ça m'a fait énormément de bien.

Dorothée nous explique comment sa nouvelle gynécologue a pu aborder sa problématique avec elle sans la culpabiliser (annexe n° 4)

Alice

« Ben, c'est une amie très migraineuse. Quand je dis très migraineuse, c'est-à-dire qu'elle a déjà été hospitalisée plusieurs jours dans un service spécialisé, avec des perfusions pour la douleur, parce que les gens, ça les couche. Physiquement, on ne peut rien faire. La migraine, on ne sait pas non plus d'où ça vient en fait. C'est multifactoriel. Mais c'est quand même un truc pour lequel on donne des médicaments assez costauds et qui ne sort pas des antidépresseurs.

Une nuit, elle s'est réveillée avec le côté gauche complètement paralysé. C'est-à-dire qu'elle s'est levée et qu'elle est tombée. Elle n'a pas pu utiliser son bras gauche et sa jambe gauche pendant trois jours. Ils lui ont fait tous les examens possibles : IRM, scanner, prise de sang, tout ce que vous voulez... Et jusqu'au moment où, c'est elle qui le dit, le médecin a dit à son mari : "Est-ce que je peux parler à votre épouse seule ?" Et en fait, le docteur a fini par lui expliquer : "Bon, écoutez, on a fait tous les examens. Il en reste peut-être d'autres, mais qui vont être très invasifs. Là, ça fait trois jours, vous êtes extrêmement fatiguée. Il n'y a rien qui passe. Vous ne retrouvez pas vos fonctions, et on ne trouve pas de cause cérébrale qui expliquerait cette perte motrice. Est-ce que, dans votre vie, il y a des choses qui ne vont pas bien ?" Et, en fait, je ne sais pas comment il l'a abordé, mais mon amie nous a dit qu'elle s'était rendue compte, quand il lui avait dit ça, qu'elle avait cherché, et elle a fini par comprendre qu'effectivement cela n'allait pas bien dans son mariage. Et quelques mois plus tard, elle demandait le divorce.

Et à partir du moment où elle lui a dit que oui, peut-être que, dans son couple cela n'allait pas bien, ses fonctions motrices ont commencé à revenir. Ce n'est pas une légende. Et il lui a expliqué que cela a un nom… Je ne sais plus quel terme… Mais que les gens, sur un fond migraineux… On sait quand même que la migraine peut toucher tout ce qui est névralgie et le reste… Il arrive qu'il y ait comme ça des choses qu'à l'époque on appelait conversion hystérique. Alors, il n'a pas parlé d'hystérie ni de problème psychologique. Il lui a demandé : "Comment vous êtes dans votre vie en ce moment ?" Je ne sais pas trop comment il a abordé le sujet. Et elle ne s'est pas du tout sentie dénigrée dans sa douleur ou décrédibilisée.

Peut-être que, sociétalement, il y a des choses, mais je crois aussi que, dans notre pratique de la médecine, il y a des choses… Certains médecins ont du mal à comprendre l'apport de la relaxation ou de la méditation dans les maladies chroniques. Alors qu'on sait maintenant que, dans des maladies chroniques avérées, on sait qu'il faut aussi s'occuper de son corps et de son esprit. »

L'exemple d'Alice qui nous parle d'une amie migraineuse (annexe n° 3)

Ces témoignages nous montrent tout d'abord que les professionnels de santé peuvent accompagner un patient sans forcément tout comprendre de ce qui se passe dans son corps et des phénomènes qui le parcourent. Mais ils nous font également comprendre que l'on gagnerait à utiliser ces phénomènes et à en faire des outils de soin, plutôt que de les critiquer, de les juger, ou d'en renvoyer la responsabilité au patient.

2.4.3. La fonction psychosociale : un soin à part entière

Le Professeur R. Gil, ancien responsable de l'antenne de Poitiers de l'Espace de Réflexion Éthique Nouvelle-Aquitaine nous dit ceci, dans une chronique radio de février 2023 intitulée *Amour et Éthique de reliance* (134) : « L'éthique est, pour les individus autonomes et responsables, l'expression de l'impératif de *reliance*. Tout acte éthique, poursuivait E. Morin, est en fait un acte de *reliance*, *reliance* avec autrui, *reliance* avec les siens, *reliance* avec l'humanité [...] Pour E. Morin, être reliant se distingue d'être relié. En effet, le participe passé "relié" employé comme adjectif est passif. À l'opposé le participe présent employé comme adjectif dans "être reliant" est actif : il désigne de la part du sujet une action que le sujet met en œuvre et qui est une action de *reliance* [...]. (Toujours selon E. Morin) plus nous sommes autonomes et responsables, plus nous devons assumer l'incertitude et l'inquiétude, plus nous avons besoin de *reliance*... ».

Être humain, autonome et responsable, c'est devoir faire face à l'incertitude, l'inquiétude. C'est assumer notre part d'impuissance face à la contingence du monde. Mais c'est le faire ensemble. Et c'est le message que devrait porter la psychologie aujourd'hui.

L'argument psychologique ne devrait jamais être un argument de déliance vis-à-vis d'autrui : « c'est psychologique, donc cela t'appartient ». Au contraire, face aux mystères de la vie et du corps humain, la psychologie est un outil d'accompagnement : « je ne sais pas forcément ce dont tu souffres, mais je suis là et nous allons chercher ensemble comment faire au mieux ».

Au-delà de la parole, c'est la force du lien qui soigne, c'est la puissance de la rencontre entre deux personnes qui se font confiance mutuellement et qui sont solidaires, car elles savent l'une et l'autre que nous sommes tous vulnérables et interdépendants.

Dorothée

« Je me reconnais complètement dans les parcours des gens que j'accompagne. Alors, forcément, cela n'est pas la même finalité. Mais, je pense qu'il y a quand même cette compassion que je n'avais pas avant. Ou en tout cas cette notion que nous ne sommes pas dans le même espace-temps que nos patients. Je pense que, pour moi, cela n'était pas aussi présent avant. Maintenant, souvent, je le dis aux gens. Je dis : "Bon, on n'est peut-être pas dans le même espace-temps vous et moi, ou vous et votre compagne, ou votre compagnon, parce qu'on ne vit pas les mêmes choses quoi. Et que la douleur, elle transforme le temps aussi, et la façon dont on vit ce temps-là." »

Reprise du témoignage de Dorothée, qui a également changé sa pratique professionnelle au regard de son propre vécu (annexe n° 4)

Se laisser affecter par autrui, c'est toute la force de la compassion. Certains voient la compassion comme un soin en tant que tel puisque, sur la base d'une vulnérabilité commune, on génère de la solidarité. Le soignant devient alors un pilier sur lequel le patient peut s'appuyer pour avancer. Mais la juste mesure est difficile à trouver.

Pour E. Levinas, philosophe décrypté par F. Gzil (148) lors d'une intervention à l'Espace éthique Île-de-France : « Autrui est considéré sous l'angle de sa fragilité et de sa souffrance. Le sujet est vu comme un pôle passif d'affection par autrui, ce qui requiert une humilité radicale ». Cela nous laisse penser que cette humilité radicale du soignant, interpellé par le patient qui souffre, est en fait une responsabilité qui l'oblige, qui s'impose à lui : « C'est une disposition à répondre à l'égard d'autrui quand autrui est vulnérable. [...] La responsabilité pour autrui ressemble à l'amour du prochain dans la religion ». Attention dans ce contexte à ne pas tomber dans un rapport sacrificiel, envahissant ou condescendant.

Alertant sur ce risque, Y. Constantinides (73) estime que la compassion « comporte un risque de maternage parce que *la contagion affective* balaie alors toute considération rationnelle, l'empathie semble en revanche plus lucide, plus réfléchie : elle n'est pas qu'un transport sensible, comme la sympathie, mais comporte une dimension intellectuelle ». Il évoque néanmoins la nécessité de porter attention à l'autre et de prendre le temps : « il n'y a pas véritable compréhension empathique si l'on n'épouse pas le rythme d'autrui, tel un danseur novice qui suit comme il peut le mouvement de son partenaire plus expérimenté dans l'espoir de parvenir bientôt à s'accorder totalement à lui ».

Si tous ces auteurs peuvent avoir des avis qui diffèrent sur la « juste distance » dans la relation soignant-soigné, ou sur les enjeux et ce que l'on doit en attendre, tous se retrouvent sur la nécessité d'une rencontre de qualité entre professionnel de santé et patient. On imagine souvent la première rencontre comme un préliminaire au soin là où, en réalité, la première rencontre est déjà un soin. Il nous semble primordial de la considérer comme telle.

2.4.4. La psychologie, dans une dynamique intégrative au service[1] du patient

Vous l'aurez compris, nous pensons que la psychologie a toute sa place :

– dans l'accompagnement du patient,

– dans une prise en soin globale, pluridisciplinaire et individualisée.

– Quand elle aide à la prise de contact avec le patient, par la méthode avec laquelle le professionnel va à la fois écouter et communiquer,

– ou dans une possible orientation du patient vers un professionnel auprès duquel il pourra apprendre à dire ses ressentis, son vécu, se réapproprier son histoire, s'il le souhaite.

En revanche, la psychologie est rarement au bon endroit quand elle se situe dans la recherche d'une étiologie des symptômes, encore moins lorsque l'on évoque cette hypothèse par défaut.

L'incertitude est inconfortable pour celui qui cherche, mais elle est salutaire et elle est un enjeu éthique majeur dans l'accompagnement du patient : rester à l'écoute et laisser au doute toute sa place permettra au professionnel de ne pas commettre d'impair auprès de la personne qu'il accompagne. En ce sens, il est toujours important de se rappeler que nous ne connaissons pas tout, et que la recherche avance tous les jours. Par exemple, certaines pathologies chroniques, encore inconnues il y a dix ans, sont non seulement beaucoup mieux documentées aujourd'hui, mais la recherche a également permis de développer des techniques d'accompagnement qui soulagent considérablement la qualité de vie des personnes qui en sont atteintes, que cela soit par des techniques de rééducation, ou par l'adaptation du quotidien.

Accompagner un patient, c'est le faire tout au long de son parcours, même quand les explorations techniques n'ont rien donné. C'est lui permettre de se réapproprier l'histoire de ses symptômes et de sa maladie dans un récit qui fera sens pour lui, de faire preuve de *résilience*. Pour cela, il est important d'adapter notre discours afin qu'il ne lui paraisse pas discriminant, mais au contraire, qu'il soit porteur pour lui. Savoir rester humble, à l'écoute… mais aussi reconnaître que son parcours de soins lui appartient.

---

[1] Ici, nous défendons l'idée d'une clinique qui revienne à son sens premier : « au chevet du malade » et d'une psychologie qui ne soit pas une excuse pour mettre à distance, mais qui se situe plutôt comme un outil parmi d'autres au service du patient, non pas pour répondre à tous ses désirs, mais bien pour l'aider et le soutenir au maximum dans son parcours quel qu'il soit, sans jugement ni condescendance, afin d'améliorer le plus possible sa qualité de vie.

Alimenter une confiance mutuelle, c'est aussi accepter que son patient fasse ses propres expériences, avec la certitude pour celui-ci qu'il aura toujours quelqu'un vers qui se tourner en cas de besoin. Ainsi, libre à lui d'aller expérimenter les techniques qui le soulageront au mieux, dans le prolongement d'une exploration médicale et d'un accompagnement paramédical et/ou de rééducation adapté.

En complément, les outils de la psychologie sont multiples : thérapies dites « classiques », groupes de parole, thérapies cognitivo-comportementales, EMDR[1]... Chaque personne a ses propres besoins et pourra en passer par l'une ou l'autre de ces propositions. La liste est non exhaustive.

Par ailleurs, il y a bien d'autres disciplines ou techniques qui pourront soulager la personne selon sa sensibilité à leur action : sophrologie, hypnose, acupuncture, réflexologie... Et selon ses croyances également, c'est pourquoi certains se tourneront vers le développement personnel, la spiritualité, les magnétiseurs ou autres rebouteux. Peu importe, si, en fin de compte, le patient se sent mieux.

Tout cela peut être bénéfique dès lors que la thérapie proposée respecte des règles déontologiques et éthiques[2]. Il faudra tout de même vérifier les formations des uns et des autres, et se méfier de certaines techniques qui peuvent être très déstabilisantes. Mais l'idée principale reste celle d'un accompagnement global et pluriprofessionnel, au service du patient et dans le respect de celui-ci, de ses contraintes, de ce en quoi il croit et de son rythme.

Marie

« Parce que j'ai fait aussi des séances de kétamine à l'hôpital. C'est une drogue, ni plus ni moins, un anesthésiant. Et donc, j'allais faire des perfusions de kétamine à l'hôpital. La première fois, j'étais super contente. Pendant six à huit mois, je n'avais plus mal du tout. Par contre, quand vous revenez, vous êtes très "stone", vous avez

[1] *Eye Movement Desensitization and Reprocessing* : thérapie d'intégration neuro-émotionnelle par des stimulations bilatérales alternées mise au point par F. Shapiro en 1987 et qui vise à reconsolider les mémoires traumatiques.

[2] Avertissement : si, par exemple, certains « coupeurs de feu » sont parfois invités à l'hôpital, n'oublions pas que les activités citées sont peu réglementées et peuvent parfois s'avérer dangereuses pour les patients (selon l'éthique et la déontologie du professionnel). De même, tout comme pour l'automédication, nous insistons sur le fait que tout nouveau symptôme devra toujours être signalé à un médecin en première intention.

l'impression de marcher sur un terrain très très volumineux… Vous n'avez pas le droit de conduire et vous êtes trois semaines en arrêt. Et donc, ils m'avaient dit que cela serait bien d'en faire tous les ans.

L'année d'après, l'effet a duré à peine six mois. Et l'année d'après, cela ne m'a rien fait du tout. Donc j'en ai fait trois ans de suite, et j'ai arrêté. J'avais 45 ans. Et donc j'avais fait ça sur les conseils de mon médecin. Le spécialiste m'avait dit : “Il faut faire ça, vous verrez, vous irez beaucoup mieux.” Ah ben vous parlez, moi, je ne voulais pas de ces traitements lourds. (Mais) je connais quelqu'un qui a fait ça, maintenant elle a un boîtier électrique avec stimulations… […]

Là, par exemple, j'ai plus de douleurs. J'ai moins de douleurs quand il fait chaud. L'été, pour moi, c'est plus bénéfique. Dans le centre spécialisé, ils m'avaient dit : “Le mieux pour vous, cela serait d'aller vivre dans les îles !” Je rigole, mais c'est vrai que beaucoup de gens le disent, qui ont des douleurs articulaires ou qui ont été opérés, ils ressentent une douleur quand il ne fait pas beau. […]

Je vois aussi une magnétiseuse deux fois par an. […] Et quand elle vient, je me sens super bien après. Elle me dénoue tout ce qui ne va pas. […] Elle travaille plus sur les énergies et vos entités, au niveau spirituel. Et c'est impressionnant comme elle peut trouver des choses que je ne lui avais pas dites. »

Poursuite du témoignage de Marie, au sujet de ce qu'elle a essayé pour calmer sa douleur (annexe n° 1)

Dorothée

« Alors maintenant, je suis suivie par un algologue dans un hôpital de jour de l'endométriose et j'ai un super médecin qui est tellement génial… Déjà, il m'a expliqué comment la douleur fonctionnait. Il m'a expliqué qu'en fait, mon seuil de tolérance à la douleur était extrêmement bas, dû au fait que j'avais des douleurs chroniques et que du coup, une douleur chez quelqu'un d'autre — qui n'a pas de douleurs chroniques — cela ne résonnerait pas autant, mais chez moi cela résonne très fort. Et pourtant, paradoxalement, on m'a toujours dit que j'étais dure à la douleur. J'ai accouché, je ne me suis pas plainte des contractions… De toute façon, j'avais l'habitude d'avoir mal, donc je me disais que c'était comme ça… Et en fait, quand même, mon corps… Donc on a travaillé, d'abord j'ai eu des neuroleptiques que je n'ai pas du tout supportés, pour baisser le seuil de douleur. Pour calmer mon système nerveux central qui était trop excité par les douleurs. Du coup, maintenant, je fais du tens. Ce sont des électrodes que je me mets tous les jours, normalement… Bon j'avoue, je le fais moins ces derniers temps. Mais ça marche très très bien ! Et cela contracte. Je le mets sur mon ventre et dans le dos. Je me fais des sessions, et si j'ai mal, ça calme la douleur. Je ne sais pas très bien comment cela fonctionne. Alors, j'ai essayé pleins de trucs magiques aussi, parce que je me disais, j'étais intimement persuadée que, en fait, comme on peut avoir des symptômes psychosomatiques, donc négatifs sur notre corps, je pense qu'on peut avoir des choses positives sur notre corps aussi. Mais je n'arrivais pas à le faire toute seule. Donc je suis allée chercher de l'aide. Je me suis tournée vers les médecines alternatives. Alors, pas l'homéopathie, parce que je suis contre, déontologiquement. Mais acupuncture et médecine chinoise. Et j'avais un médecin chinois dans ma précédente région, qui me conseillait des sortes de tisanes à me faire. Alors, les mélanges venaient directement de Chine, cela puait dans toute la maison, mon copain détestait ça… et j'ai bu ça pendant des mois… […] Je crois surtout que j'avais besoin de faire quelque chose, de ne plus subir quoi. Et en même temps, j'ai commencé à courir. Et pour moi, cela a vraiment été une thérapie… De faire un truc positif avec mon corps. Et aussi d'être un peu dans le contrôle de ce corps. Bon, je n'ai jamais vraiment été dans le contrôle… Mais pour moi, c'était déjà beaucoup. »

Poursuite du témoignage de Dorothée, qui nous explique comment elle a tenté de se réapproprier son corps avec de l'aide (annexe n° 4)

Nous avons vu dans les paragraphes précédents à quel point le corps humain est complexe. Face à cette entité multidimensionnelle, comment imaginer un seul instant que nos grilles de lecture, quelles qu'elles soient, puissent être suffisantes ? Et à quoi bon s'affronter dans la théorisation de phénomènes qui nous dépassent ? Par bien des aspects, nous ne pourrons jamais réellement maîtriser et comprendre totalement nos réactions corporelles ; et pour autant, les symptômes inexpliqués sont là, bien présents. Ils existent !

Confrontés à ces manifestations qui les questionnent, les scientifiques et les professionnels du soin et de l'accompagnement développent des pratiques et des approches complètement différentes. Ces regards pluriels sont très riches et extrêmement bénéfiques aux patients dès lors qu'ils n'alimentent pas des stéréotypes stériles ; d'où l'intérêt d'un travail en partenariat qui ne perd pas de vue la singularité de chaque souffrance.

Et pour finir, dans ce subtil patchwork que nous venons d'illustrer, ne peut-on pas imaginer que la psychologie gagnerait à être promue au rang de compétence à acquérir, quelle que soit la formation de base du professionnel, plutôt que de rester dans une forme de fantasme général où elle semble parfois perçue comme la réponse à toutes nos incertitudes ? Cela permettrait peut-être aux usagers d'éviter des mois, et parfois même des années, d'errance médicale.

3. ÉCLAIRAGE DES NEUROSCIENCES

Nous avons commencé à l'évoquer dans les parties précédentes : les neurosciences cognitives, affectives et sociales ont permis, en quelques décennies, des avancées spectaculaires sur la compréhension du fonctionnement de notre cerveau. Par exemple, certaines pathologies, désignées sous l'appellation de « troubles » ou de « syndromes » dont les causes ne sont pas comprises, peuvent, grâce à la neuro-imagerie, révéler des atteintes cérébrales clairement identifiées. Aujourd'hui, ces disciplines apportent des perspectives précieuses pour comprendre et traiter les maladies et sont un complément indispensable à la psychologie clinique ; d'où l'importance de développer une vision intégrative du soin et de l'accompagnement des patients. L'usage de technologies de pointe offre également la possibilité d'observer les modifications de l'état du cerveau, à plus ou moins long terme, sous l'influence de facteurs émotionnels et sociaux (10, 280). Ainsi, les neurosciences accroissent, de manière plus précise et subtile, la compréhension des maladies et de leur évolution.

3.1. Les connaissances scientifiques en neurosciences cognitives, affectives et sociales

3.1.1. L'identification des altérations cognitives

L'utilisation de technologies, telles que l'imagerie par résonance magnétique fonctionnelle (IRMf) ou la tomographie par émission de positons (TEP), aide les praticiens et les chercheurs à observer des activités cérébrales associées aux symptômes. Dans le cas de pathologies dont les causes sous-jacentes sont encore floues, elles peuvent révéler des anomalies dans les circuits neuronaux ou des lésions cérébrales. C'est le cas du Covid Long dont certains patients décrivent des problèmes de concentration, d'insomnies, de mémoire, d'essoufflement, etc. Or, l'évaluation par la TEP métabolique (ou

Tomographie par Émission de Positrons métabolique) a permis de révéler la présence chez certains d'entre eux d'un hypométabolisme « démontrant l'origine cérébrale de ces symptômes » (10). Selon le professeur E. Guedj, « Corroborer l'expérience, le vécu des patients par des examens rigoureux et fiables, c'est montrer que le Covid Long correspond bien à une réalité cérébrale » (*Ibid.*).

Ces techniques d'exploration neurologique contribuent à améliorer la compréhension de certains symptômes inexpliqués, et à informer le patient, qui se sent ainsi soulagé et reconnu dans son vécu.

« Quand j'ai reçu les résultats, je me suis enfin sentie comprise et reconnue ! Je n'inventais pas mes symptômes… je n'étais pas folle ! » (Patiente atteinte de Covid Long, communication personnelle).

L'observation par imagerie cérébrale confirme de manière très concrète la remise en cause de la séparation entre le corps et l'esprit en identifiant des marqueurs lésionnels dans la description de ce qu'on pourrait nommer habituellement des troubles fonctionnels. D'un point de vue purement scientifique, la distinction nette entre maladies organiques et fonctionnelles n'a plus lieu d'être. De même, on peut s'interroger sur la description des troubles somatiques fonctionnels (TSF) faite par certains spécialistes. Selon eux, ils représenteraient des symptômes physiques éprouvés par les patients, mais qui seraient non expliqués, ou pas entièrement, par des pathologies médicales ou des lésions organiques. Les symptômes qu'ils décrivent incluent généralement la douleur, la fatigue, les troubles gastro-intestinaux, et d'autres manifestations physiques, comme la tachycardie, qui sont présents dans de nombreuses maladies. Certes, ces spécialistes reconnaissent les symptômes des patients comme étant réels, seulement ils les associent d'office à des troubles d'origines psychiques, provoquées par un stress initial intense que le patient entretient. Ce fut le cas de maladies comme l'ulcère gastroduodénal que nous avons cité dans le chapitre précédent, mais aussi de la sclérose en plaques, l'autisme, les maladies psychiatriques, comme la schizophrénie (67), ou encore l'épilepsie et bien d'autres maladies récemment expliquées par la science. Dans l'exemple de l'épilepsie, les professionnels de santé la reconnaissent aujourd'hui, grâce au développement des neurosciences, comme une maladie chronique neurologique. Les manifestations de cette pathologie se caractérisent par des crises récurrentes dues à une décharge excessive et synchronisée de neurones dans une région du cerveau. Il a été observé que les déséquilibres dans les neurotransmetteurs, comme le glutamate (excitateur) et le GABA (inhibiteur), sont source d'apparition de ces crises. Grâce à ces découvertes, les recherches peuvent se concentrer sur la manière dont les substances chimiques influencent l'excitabilité neuronale. L'une des thérapies proposées pourra consister à remodeler les connexions neuronales afin d'atténuer l'activité électrique du cerveau. Avant ces découvertes majeures, l'épilepsie était considérée d'un point de vue uniquement psychique, laissant un pan ouvert à l'interprétation et la stigmatisation des malades. Le livre *L'Idiot*, publié entre 1868 et 1869, décrit le ressenti de certaines crises de son auteur, F. Dostoïevski, atteint lui-même d'épilepsie, à travers son personnage le prince Mychkine, considéré comme un imbécile.

« À cet instant, le visage et surtout le regard s'altérèrent terriblement. Convulsions et crampes s'emparent de tout le corps et de tous les traits du visage. Un cri atroce, inimaginable et qu'on ne peut comparer à rien, s'échappe de la poitrine. Dans ce cri semble disparaître tout ce qui est humain et il est impensable ou du moins très difficile pour un témoin de se figurer et d'admettre que ce cri vient de ce même homme » (F. Dostoïevski (94)).

Les découvertes récentes des neurosciences nous invitent donc à reconsidérer les approches psychologisantes d'un point de vue biologique, tout en préservant un intérêt certain pour le vécu du patient qui contient de précieux indices d'exploration. Ces disciplines remettent en question le recours excessif au « tout psy » dans la pratique de la médecine à l'heure où, en un siècle à peine, des révolutions scientifiques et technologiques changent notre compréhension du développement humain et des rapports sociaux. Il ne s'agit pas d'ériger la médecine fondée sur les preuves comme un nouveau dogme, mais de s'y référer pour appréhender certains symptômes depuis un nouvel éclairage. Face à ces évolutions, les médecins ne devraient-ils pas faire preuve de prudence dans leurs diagnostics et envisager d'explorer les pistes neurologiques lorsqu'ils sont confrontés à des symptômes non expliqués ?

3.1.2. Les bouleversements sociaux et émotionnels liés à la maladie

L'exploration des circuits cérébraux montre également la manière dont les émotions sont impliquées et comment les variations affectives coexistent avec la maladie, quelle qu'elle soit. Les neurosciences affectives et sociales ont cette particularité d'offrir une meilleure compréhension sur la différence entre des symptômes provoqués par des lésions cérébrales bien identifiées et caractéristiques d'une maladie, et le retentissement émotionnel provoqué par une modification des conditions de vie de la personne malade, liée à cette pathologie. Les maladies chroniques, telles que le diabète, l'arthrite, les maladies cardiovasculaires… peuvent affecter la qualité de vie des patients et générer au quotidien des émotions désagréables, telles que l'anxiété, la peur, la frustration, etc.

Un environnement défavorable, une errance médicale et la douleur peuvent avoir un impact émotionnel profond chez les patients adultes et mineurs. À titre d'exemple, C. Gueguen, pédiatre, décrit, dans l'ouvrage collectif *Développer les compétences psychosociales à l'école* (142), que la maltraitance émotionnelle impacte le cerveau des enfants et des adolescents. Selon elle, « la maltraitance émotionnelle est définie internationalement comme tout comportement ou parole qui rabaisse l'enfant, le ridiculise, le critique, le punit, l'exclut, lui procure un sentiment d'humiliation, de honte ou de peur (Hornor, 2012 ; Samson, Teicher, 2016) […] Quand la sécrétion de cortisol est intense et répétée, cela peut affecter de nombreuses structures cérébrales et circuits neuronaux, dont le fonctionnement du cortex orbitofrontal. Il en résulte pour l'enfant une plus grande vulnérabilité et une augmentation du risque de développer des pathologies comportementales et psychiatriques ».

Les neurosciences affectives et sociales étudient les mécanismes de la douleur chez l'adulte et examinent comment certaines régions du cerveau sont modifiées émotionnellement par les interactions avec l'environnement (10). Pour identifier les dysfonctionnements émotionnels, les chercheurs observent trois zones : l'amygdale (impliquée dans la réponse émotionnelle comme lorsque l'on est anxieux ou lorsqu'on a peur), le cortex préfrontal (associé à la régulation des émotions et à la prise de décision) et l'hippocampe (siège de la mémoire et des apprentissages). Ces explorations décrivent les interactions entre les différentes aires cérébrales et peuvent détecter des perturbations de l'équilibre des neurotransmetteurs (comme la sérotonine, la dopamine ou encore le GABA), des circuits neuronaux et des hormones (comme le cortisol). Ainsi, un stress prolongé lié à une maladie peut augmenter les niveaux de cortisol. Ce genre de phénomène, généré en réponse aux douleurs et aux modes de vie de la personne soignée, influence à la fois les émotions, le comportement et la cognition de la personne concernée. Réciproquement, une maladie hormonale peut amplifier le taux de cortisol et donc l'anxiété du patient. Dans cette configuration, il sera inutile de proposer une psychothérapie en première intention sans traiter la véritable étiologie du symptôme.

Ainsi, les neurosciences reconnaissent l'importance des conséquences psychosociales sur les personnes malades. Elles invitent les professionnels de santé à mettre en place des dispositifs de soin et d'accompagnement globaux (personnel, familial, social et professionnel) sur les bases d'échanges empathiques afin d'atténuer les effets nocifs du stress et d'améliorer le bien-être de la personne affectée.

3.2. L'impact des neurosciences cliniques sur la prise en soin

3.2.1. Comprendre les pathologies pour mieux soigner et accompagner

Ainsi, la phrase « C'est dans votre tête ! » revêt des causes organiques multiples et nécessite d'apporter de la nuance et de la précision sur la description des symptômes, leurs causes et les conséquences possibles liées à une maladie. Un même symptôme peut avoir des étiologies différentes. Prenons l'exemple comparatif de la dépression et du Covid Long. Ces deux pathologies pourraient, d'apparence, avoir des caractéristiques similaires. Dans le premier cas, la dépression « se caractérise par des perturbations de l'humeur (tristesse, perte de plaisir). L'humeur dépressive entraîne une vision pessimiste du monde et de soi-même. Elle dure plus de deux semaines et retentit de manière importante sur la vie quotidienne (perte du sommeil, troubles de l'appétit et du désir sexuel, perte des performances intellectuelles, isolement...). La volonté seule ne permet pas de s'en sortir » (17). Dans le contexte du Covid Long, certains symptômes peuvent être évocateurs d'un état dépressif. Pourtant, des psychologues nous ont partagé leurs expériences et leurs témoignages, rappelant l'importance d'écouter le patient et d'éviter d'établir un diagnostic prématuré. Selon eux, les patients atteints de symptômes prolongés de la COVID-19, au contraire des personnes touchées par la dépression, décrivent des épisodes au cours de la journée « intermittents »,

« passagers » et « fluctuants » de « déprime » ou d'« idées noires », qui peuvent disparaître spontanément au bout de plusieurs semaines.

Par ailleurs, les personnes affectées font état d'une liste de symptômes multisystémiques persistants et fluctuants, eux aussi non caractéristiques de la dépression. Ces nuances apportées par la narration des patients sont alors précieuses à entendre pour établir un diagnostic différentiel.

De ce fait, nous pensons qu'il est important d'établir une rencontre et un dialogue entre savoirs scientifiques et expérientiels en fournissant au récit des patients des explications et des preuves objectivables. Par effet domino, la compréhension des mécanismes organiques des maladies et la narration des patients enrichissent le savoir des praticiens. Un article de *The Canadian Journal of Hospital Pharmacy* (260) souligne que l'intégration de données probantes dans la pratique clinique améliore la prise en soin des patients. Il est indiqué que « pour combler l'écart entre les données et la pratique, il faudra faire appel à un processus appelé “application des connaissances” (c'est-à-dire) un processus dynamique et itératif qui englobe la synthèse, la dissémination, l'échange et l'application conforme à l'éthique des connaissances dans le but d'améliorer la santé, d'offrir de meilleurs produits et services de santé et de renforcer le système de santé ».

C'est le cas des recherches sur la maladie d'Alzheimer qui révèlent des anomalies dans les protéines tau et bêta-amyloïde ainsi que des modifications dans les circuits neuronaux associés à la mémoire. Les explorations de cette maladie ont créé un pont avec la narration des patients et de leurs proches, affinant ainsi les stratégies de prise en soin. À ce titre, les explorations cérébrales ne devraient-elles pas être davantage encouragées et plébiscitées par les médecins ? Les découvertes en neurobiologie peuvent aider à identifier les maladies à un stade précoce et à déterminer les sous-types de maladies grâce au développement d'outils diagnostiques plus précis. En identifiant les lésions organiques et les phénomènes cérébraux, les professionnels de santé peuvent concevoir des plans de traitement qui tiennent compte des spécificités neurologiques, psychologiques et sociales de chaque patient. En outre, la « science ouverte » offre un accès libre et gratuit aux publications scientifiques. Elle pose les bases fiables de la littératie en santé en donnant les moyens aux patients et aux professionnels de santé d'amorcer un dialogue constructif depuis des informations validées par un consensus scientifique.

Les savoirs expérientiels peuvent donc servir de guide et de boussole à la science. Réciproquement, la recherche en neurosciences permet parfois d'apporter une analyse plus fine des facteurs impliqués dans l'étiologie des symptômes. Les deux formes de savoirs se répondent l'une l'autre et se prémunissent ainsi des interprétations fallacieuses et des généralisations excessives. Les savoirs expérientiels et les découvertes scientifiques sont donc deux sources complémentaires de connaissances en perpétuelle actualisation. L'alliance de ces savoirs peut conduire à une compréhension enrichie et plus nuancée de l'expérience vécue, en améliorant les pratiques et en développant des stratégies d'adaptation innovantes.

Ainsi, les propositions thérapeutiques peuvent être discutées à travers un échange empathique et une écoute mutuelle entre professionnels de santé et patients. Elles peuvent inclure des thérapies médicamenteuses pour soulager la douleur et les symptômes, mais pas seulement. Nous avons insisté sur le fait qu'un environnement soutenant, source de stimulation cognitive grâce aux interactions sociales, avait également un impact bénéfique sur le patient. En ce sens, la réhabilitation cognitive et la réadaptation physique peuvent aider les patients à récupérer des fonctions perdues ou altérées. Par exemple, les thérapies de réadaptation et de rééducation fonctionnelles pour les patients ayant subi un accident vasculaire cérébral favorisent la récupération des capacités motrices et cognitives. Partant du principe que la pression sociale, les conflits ou un environnement stressant sont propices à l'exacerbation des symptômes de certaines maladies, les propositions thérapeutiques pourront également inclure des méthodes de *pacing* (125) pour prévenir les malaises post-effort (MPE) et les exacerbations des symptômes post-effort (ESPE). L'application de cette méthode permet de réduire le risque d'aggravation de l'état de santé du patient et, dans certains cas, favorise le rétablissement et l'inclusion sociale et professionnelle. L'expérience des patients sujets aux malaises post-effort montre que le *pacing* est l'une des méthodes les plus efficaces pour améliorer leur qualité de vie et éviter une aggravation de leur état de santé. Néanmoins, il est important de souligner qu'elle ne constitue pas un remède à part entière et doit toujours être considérée comme une approche complémentaire dans un cadre thérapeutique global.

« Depuis que je m'autorise à m'allonger une heure par jour dans le noir après un effort cognitif ou physique trop important, je récupère plus rapidement. Avant, il me fallait trois jours pour m'en remettre » (Patient atteint de Covid Long, communication personnelle).

Cette méthode, d'apparence simple, requiert pourtant l'acquisition de connaissances sur les solutions qui soulagent et des compétences d'accompagnement pour sortir la personne malade d'un schéma de culpabilité. C'est pourquoi, l'implication dans les structures de soins de partenariats avec des patients-ressources, de la pair-aidance et le soutien de « patients sentinelles » (80) sont nécessaires pour aider à mieux connaître et à gérer la maladie. En cela, les « patients sentinelles » développent de véritables compétences perceptives en apprenant à repérer les signes annonciateurs d'une crise.

Enfin, il existe des dispositifs de soins et d'accompagnement qui impliquent l'intégration des différentes dimensions de la vie du malade : psychologique, relationnelle, sociale, professionnelle. À titre d'exemple, le guide du « parcours de soins de l'adulte avec des symptômes prolongés de la COVID-19 », publié par la HAS (157), suggère la mise en place de programmes d'Éducation Thérapeutique du Patient (ETP) dans le parcours de santé de la personne malade (152). Ces dispositifs sont généralement présentés sous forme d'ateliers coanimés par des patients partenaires et des professionnels de santé. Ils permettent aux patients et à leurs proches d'être co-acteurs de leur maladie en développant des compétences et des savoirs au service de l'amélioration de leur bien-être et de leur autonomie. De cette manière, l'Éducation Thérapeutique du Patient participe à « augmenter les chances d'un rétablissement » (*Ibid.*). Il convient toutefois de souligner que le programme d'éducation thérapeutique ne doit pas être considéré comme un traitement curatif, mais comme un soutien. À l'instar de l'accompagnement psychologique, il est destiné à compléter les soins, mais ne saurait se substituer aux recherches et aux avancées scientifiques dans le domaine médical. Le guide de la HAS (*Ibid.*) fait état également de l'importance de mobiliser les professionnels de santé au niveau territorial, les réseaux locaux, comme les cellules de coordination portées par les Dispositifs d'Appui à la Coordination (DAC) ainsi que les professionnels de l'accompagnement psychologique et social.

Nous tenons à ajouter que, quand bien même les techniques d'exploration du cerveau ne montreraient pas de lésions cérébrales caractéristiques, il convient de rester prudent et humble face aux limites de la science et de ses techniques. Les origines de ces symptômes peuvent être d'une autre nature, telle que des facteurs immunologiques, vasculaires…, ou ne pas encore être identifiées. Par conséquent, il est pertinent de s'appuyer sur les savoirs expérientiels qui offrent des sources d'informations aux professionnels de santé et des pistes d'exploration pour la recherche scientifique. Comme nous le disions dans le chapitre intitulé *Construction occidentale de la psychologisation de la maladie : socle anthropologique*, la mobilisation de différents savoirs expérientiels, classés par O. Gross et R. Gagnayre (140) est, dans ce cas, d'un grand intérêt pour la reconnaissance de la pathologie, la recherche, mais aussi une meilleure prise en soin.

3.2.2. Changement de regard sur la maladie : un enjeu de société

Compte tenu de leurs impacts, les neurosciences associées aux savoirs expérientiels du patient ont un potentiel considérable de transformation des représentations sociales des maladies. Elles sont source d'amélioration des diagnostics, des traitements et participent à réduire la stigmatisation en explicitant clairement les mecanismes cérébraux en jeu. En montrant que ces maladies ont des bases biologiques et neurologiques, les neurosciences confirment l'importance de changer de perception sur les maladies complexes, en les considérant davantage comme des symptômes médicaux reels plutôt que comme des manifestations de faiblesse ou de faute personnelle. Cette compréhension scientifique contribue à réduire les interprétations erronées et les jugements négatifs associés à ces pathologies. Elle peut contrer les préjugés en fournissant des récits plus nuancés sur les affections inexpliquées et les étayer avec des arguments solides qui seront validés par la narration du patient, des aidants et accompagnants. Par exemple, comprendre que les troubles de l'humeur ont des substrats biologiques peut diminuer les attitudes de stigmatisation et de jugement, favorisant une vision plus éclairée et empathique. Les avancées thérapeutiques dérivées des neurosciences combinées aux pratiques de soins et d'accompagnement montrent aux patients et au grand public que les maladies peuvent être traitées de manière ciblée et adaptée, luttant ainsi contre les stéréotypes et favorisant l'inclusion des personnes soignées au sein de la société.

Les découvertes en neurosciences enrichissent le savoir collectif et modifient les représentations sociales en fournissant des informations actualisées. Cela aide à replacer ces maladies dans un contexte scientifique moderne, plutôt que dans des cadres anciens ou obsolètes. Car, comme nous l'avons constaté, certaines théories psychologisantes n'ont pas évolué et sont largement questionnées à la fois par les avancées scientifiques et le narratif des patients (49). Ces découvertes ont également un impact sur les discours véhiculés dans la société. Les recherches en neurosciences de ces dernières décennies contribuent fortement à la déconstruction de la séparation, propre à l'Occident, entre la psyché et le corps. Elles ont donc introduit un vocabulaire décrivant plutôt des mécanismes cérébraux cognitifs, émotionnels et sensoriels impliquant l'interaction entre l'environnement et l'individu.

Ces changements impliquent de nouvelles représentations ainsi qu'un brassage sémantique et font émerger de nombreux débats, comme celui de l'existence ou non de la conscience. Il ne s'agit pas dans ce plaidoyer de prendre position en faveur d'un courant de pensée mais de faire dialoguer les savoirs, de préciser l'expérience derrière le concept au service du soin et de l'accompagnement dont l'intention est d'améliorer la qualité de vie et l'autonomie du patient.

L'ÉTHIQUE INTERPELLÉE

Anaïs Guilbaud, Faustine Hélie, Laurence Roux

« Dominez donc votre monde intérieur, apprenez à gérer vos émotions et vous resterez en bonne santé. Et vous qui avez laissé la maladie entrer en vous, cherchez le conflit mental qui vous a rendu vulnérable, reprogrammez votre existence et vous vaincrez le mal » (V. Gelly, (130)).

La psychologisation de la maladie désavouant l'expression des savoirs expérientiels interpelle l'éthique, dessine de nombreux enjeux et porte atteinte à la démocratie en santé.

« C'est dans votre tête » condamne tout échange et attribue à la personne malade la responsabilité de son état de santé, lui-même présumé dépendant de la psyché. D'un diagnostic fait à la hâte, ne reposant sur aucune donnée probante, à l'abandon du patient ou à la prescription de traitements inadéquats, les effets délétères peuvent être nombreux : de l'aggravation de la maladie à la répercussion sur la santé mentale. De même, les proches peuvent souffrir de cette situation.

Les questions que nous avons déjà posées méritent d'être abordées sous l'angle éthique afin d'élargir le spectre de notre réflexion en apportant des éléments susceptibles d'ouvrir le dialogue avec les professionnels de santé et les pouvoirs publics. Nous scindons cet abord de l'éthique en dissociant ce qui se joue dans une relation soignant-soigné et dans la démocratie en santé.

1. ENJEUX ÉTHIQUES À L'ŒUVRE DANS LA RELATION SOIGNANT-SOIGNÉ

1.1. Lorsque « C'est dans votre tête » s'invite dans la relation soignant-soigné : mise à mal de l'alliance thérapeutique

Dans une consultation qui aboutit à la psychologisation de la maladie ou des symptômes par un professionnel de santé, deux dimensions sont en jeu : soit les conditions favorisant l'expression du récit du patient sur sa pathologie n'ont pas été mises en œuvre, soit il n'est pas entendu. Dans le colloque singulier soignant-soigné, ce dernier n'existe comme sujet souffrant que si — et seulement si — le premier considère que l'instauration d'un dialogue produit des données essentielles à la compréhension de la maladie. Les résistances s'y opposant portent atteinte à l'alliance thérapeutique et posent nombre de questions éthiques.

1.1.1. Dissymétrie dans la relation soignant-soigné

Nous l'avons décrit précédemment : une asymétrie est systématiquement présente dans la relation entre un soignant et un patient. Ce dernier se soucie de ce dont il souffre et souhaite recouvrer un état de santé satisfaisant. Il requiert une aide, un soulagement de ses symptômes, des informations relatives à sa maladie, un pronostic. Le praticien, lui, se soucie d'identifier un diagnostic étayé par des symptômes qui doivent s'inscrire dans son corpus théorique, se révèlent par un examen clinique, des marqueurs ou une imagerie médicale, parfois ne recouvrant que peu ou prou ce que vit et/ou exprime la personne malade. Les savoirs scientifiques s'appuient sur des données probantes qui illustrent « objectivement » les troubles organiques ou fonctionnels. En outre, certains professionnels de santé considèrent que le patient produit un récit de la maladie et des symptômes — « subjectif » — imprégné d'affects perturbant la transmission d'informations fiables pouvant étayer le diagnostic.

Nous l'avons vu, nous manquons tous d'équivalents sémantiques pour transmettre des ressentis (signifiés) en éléments de langage (signifiants) intelligibles pour celui qui les entend. De surcroît, la potentialité pour le patient de transmettre un message compréhensible dépend de son niveau de littératie en santé et/ou de sa capacité à mettre des mots sur des perceptions : comme nous l'avons évoqué, parler de sa douleur ou de sa fatigue peut être difficile, voire impossible.

« J'ai parlé de toi à ma famille, à mes amis, et même aux médecins. Ils m'ont dit te connaître également, que tout le monde te connaissait, qu'il ne fallait pas exagérer, et prendre de la vitamine C. Cela m'a un peu vexée : j'avais quand même le sentiment que nous entretenions une relation particulière, pour ne pas dire toxique » (Femme atteinte de la maladie de Crohn, « Lettre à ma fatigue », Journée des fatigues 2021 (178)).

Si le récit d'un patient qui « donne à entendre » son expertise de la maladie et de ses symptômes n'est pas pris en compte, la pertinence du diagnostic comme de la réponse thérapeutique en est forcément affectée.

« Oui, alors déjà très jeune sur une douleur extrême où le médecin a carrément formulé : “Vous ne croyez pas que votre fille fait la comédie ?” devant moi. J’avais 16 ans. Ce n’était pas une comédie, ça a fini par une hospitalisation et une septicémie. C’était une torsion d’ovaire » (Katarina, témoignage présenté en annexe n° 5).

Que ce soit dans la littérature ou dans les témoignages de personnes malades, on retrouve largement cette difficulté à se faire entendre.

« Et puis, début avril, rebelote ! Pareil. Revoilà la petite toux avec la gorge légèrement prise et là, j’ai quand même trouvé bizarre, je me suis dit : “Ben mince, ce n’est pas le covid quand même ?” C’était étonnant d’avoir les symptômes comme ça qui revenaient, exactement les mêmes. Et donc là j’ai appelé mon médecin, qui m’a dit que les deux événements n’avaient strictement rien à voir » (Stefan, témoignage présenté en annexe n° 6).

Quand on ne peut faire valoir ses symptômes, la santé mentale (elle-même considérée comme déterminant de la santé) est impactée. Systématiquement se surajoute une souffrance induite par un argumentaire médical qui ne reconnaît pas la problématique exprimée par la personne vivant avec la maladie.

« La douleur fait émerger les cimes de la chair, y creuse des tranchées. Ce corps se découvre de nouvelles formes invisibles aux yeux des autres […] j’ai de moi-même l’image d’un pantin chargé de poids qui rendent sa démarche caricaturale et ridicule, ces poids que les autres ne peuvent voir, me déséquilibrent sans cesse. Pour les médecins, rien n’est lié […], mais j’ai compris que les explications du malade ne valaient rien » (C. Marin (207)).

Les conséquences peuvent être nombreuses : de l’humiliation ressentie au syndrome dépressif, de l’isolement à l’abandon des soins. La réduction de l’autonomie fonctionnelle, les potentielles atteintes corporelles, les répercussions familiales, sociales, professionnelles, entament l’estime de soi. Bien souvent, le fait de ne pas être entendu contraint la personne malade à ne plus s’exprimer, ou à devenir mutique. Elle peut s’engager dans un parcours d’errance médicale pouvant durer plusieurs années, voire solliciter des recours chirurgicaux inutiles. Parfois désespérées, elles se tournent vers des médecines dites

« alternatives » qui peuvent se révéler dangereuses et sont souvent monnayables.

Plusieurs facteurs contingents impactent également l'expression du récit d'un patient sur sa maladie : l'attitude du soignant, sa capacité et/ou son appétence à favoriser le dialogue, le lieu où se déroule la consultation, le nombre de personnes présentes (staff hospitalier dans la chambre de la structure de soins, etc.). Rappelons que le manque de connaissances de la maladie, de traitements disponibles, les tableaux atypiques peuvent potentialiser le manque d'intérêt du soignant. Enfin, dans le contexte actuel, les conditions de travail, la fatigue des professionnels de santé ont des répercussions majeures dans la relation qu'ils développent avec les patients.

La dissymétrie à l'œuvre dans une relation soignant-soigné induit des problématiques qui interpellent l'éthique en engageant la responsabilité des professionnels de santé. Nous y reviendrons.

1.1.2. La maladie psychiatrisée

Jusqu'à l'établissement d'un diagnostic fiable, nombre de patients ont pâti d'une psychiatrisation de leur maladie.

« La douleur persiste au fil des années […] le médecin diagnostique un abaissement du seuil de la douleur et convaincu que la cause de cette aggravation est psychique, il m'adresse à un psychiatre […]. Dès lors, je suis invitée à quitter le versant somatique du traitement pour m'engager dans un chantier purement psychothérapeutique, fondé sur une vision psychosomatique et dualiste du corps/esprit selon laquelle la résistance à la guérison trouve une explication dans ma psyché » (C. Legendre, AFVD[1], (193)).

Certaines personnes ont même été internées jusqu'à ce que la pathologie à l'origine de leurs troubles soit identifiée. Les 7000 maladies rares et/ou génétiques sont particulièrement difficiles à diagnostiquer (6). En France, 3 millions de personnes en sont atteintes.

Le syndrome de Cushing[2] en fait partie. T. Fournier (122, 123) a largement témoigné de son errance médicale (qui a duré 8 ans), de

---

[1] Association Francophone Vaincre les Douleurs (5).

[2] Le syndrome de Cushing est dû à un adénome sur l'hypophyse qui, en produisant trop d'hormone ACTH, force les surrénales à produire de grandes quantités de cortisol (122, 123).

symptômes, dont l'origine a été attribuée à l'angoisse ou une dépression, et de ses internements en psychiatrie. Jusqu'au jour où un médecin généraliste diagnostique enfin sa maladie lui permettant d'avoir une prise en charge adaptée (qui lui a d'ailleurs sauvé la vie).

Maintenant reconnues comme entrant dans un modèle biomédical, pendant longtemps, nombre de maladies ont été classées dans les maladies psychiatriques ou catégorisées comme « psy » : la fibromyalgie en est un exemple. Une expertise collective de l'INSERM (168) (conséquente à la pression exercée par les associations de patients[1] atteints de fibromyalgie) a souligné l'importance de la reconnaître comme une maladie à part entière. Pourtant, les représentations ont la « vie dure » : de jeunes rhumatologues sont encore persuadés de la primauté de la dimension psychologique dans cette pathologie.

1.1.3. Induction d'un syndrome post-traumatique

On constate l'importance de la construction d'un récit autour d'un soin, de l'instauration d'un dialogue entre patients et soignants, quand — *a contrario* — elles en sont empêchées. Les témoignages d'adultes, qui décrivent un traumatisme subi dans l'enfance, illustrent l'importance de prendre en compte l'altérité de la personne, quel que soit son âge. Lors d'actes de soins ou d'interventions chirurgicales, ne pas « mettre » de mots sur ce qu'un enfant — même très jeune — va endurer, lui confère un statut d'objet aux mains de soignants alors perçus comme des persécuteurs.

Le Dr Cohen-Salmon (66) a décrit le traumatisme que des enfants ont vécu lors de l'ablation des amygdales qui, jusque dans les années 60, se déroulait sans analgésie et sans que l'on informe le jeune patient de l'intervention qu'il allait subir. Il souligne que ces opérations ont provoqué nombre de stress post-traumatiques, suscités par une « violence incompréhensible », car l'enfant sans annonce, sans récit de ce qui allait lui arriver, vivait alors « une situation folle, absurde, propre à l'émergence de tous les fantasmes de destruction et de punition ». Des auteurs, dont M. Leiris (195) et M. Tournier (274), ont relaté le traumatisme de leur amygdalectomie et les effets délétères conséquents.

À l'âge de 5 ans, M. Leiris a subi cette opération sans anesthésie qu'il a qualifiée « d'Agression » :

[1] Par exemple : Fibromyalgie France (112) et Fibromyalgie SOS (113).

« Mes parents avaient d'abord commis la faute de m'emmener chez le chirurgien sans me dire où ils me conduisaient. Si mes souvenirs sont justes, je m'imaginais que nous allions au cirque [...] Cela se déroula, point par point, ainsi qu'un coup monté et j'eus le sentiment qu'on m'avait attiré dans un abominable guet-apens [...] Voici comment les choses se passèrent : laissant mes parents dans le salon d'attente, le vieux médecin m'amena jusqu'au chirurgien, qui se tenait dans une autre pièce en grande barbe noire et blouse blanche (telle est, du moins, l'image d'ogre que j'avais gardée) [...] et, sans doute, eus-je l'air effrayé, car, me prenant sur ses genoux, le vieux médecin dit pour me rassurer : "Viens, mon petit coco ! On va jouer à faire la cuisine". À partir de ce moment, je ne me souviens de rien, sinon de l'attaque soudaine du chirurgien qui plongea un outil dans ma gorge, de la douleur que je ressentis et du cri de bête qu'on éventre que je poussai. Ma mère, qui m'entendit d'à côté, fut effarée ».

M. Leiris devint alors mutique pendant 24 heures :

« Ce souvenir est, je crois, le plus pénible de mes souvenirs d'enfance. Non seulement je ne comprenais pas que l'on m'eût fait si mal, mais j'avais la notion d'une duperie, d'un piège, d'une perfidie atroce de la part des adultes, qui ne m'avaient amadoué que pour se livrer sur ma personne à la plus sauvage agression [...] Toute ma représentation de la vie en est restée marquée : le monde, plein de chausse-trappes, n'est qu'une vaste prison ou salle de chirurgie ; je ne suis sur terre que pour devenir chair à médecins, chair à canon, chair à cercueil ; comme la promesse fallacieuse de m'emmener au cirque [...] ou de jouer à faire la cuisine, tout ce qui peut m'arriver d'agréable en attendant, n'est qu'un leurre, une façon de me dorer la pilule pour me conduire plus sûrement à l'abattoir où, tôt ou tard, je dois être mené ».

Cette illustration démontre — à quel point — ne pas établir de dialogue et, davantage encore, mentir, engendre le risque de développer, chez un enfant, un traumatisme majeur et d'entacher ses relations futures.

Pour un jeune patient, les conséquences d'être soigné sans attention démontrent donc l'importance de le prendre au sérieux et de lui reconnaître le droit de pouvoir entendre ce qui lui arrive sans le duper. L'impact des relations soignants-soignés mal engagées se déroule parfois sur plusieurs décennies. Avec pour conséquence une perte de confiance tant vis-à-vis des professionnels de santé que du système de santé.

Parfois, même chez un adulte, le traumatisme, vécu lors d'une consultation déniant la souffrance du patient, induit une méfiance à l'égard du monde soignant pouvant se traduire par un abandon des soins ou par un déni de symptômes requérant une prise en charge rapide pour une maladie grave. Certaines personnes vivant avec la maladie (des années, voire des décennies après une consultation où leur souffrance n'a pas été reconnue, où « C'est dans votre tête » a été l'argumentaire répondant à leur souffrance et à l'incompréhension de ce qui leur arrivait) racontent, avec moult détails, le déroulé de l'échange avec le praticien en donnant l'impression que les faits sont récents. D'après notre expérience, ces récits ne sont pas rares. Ils démontrent l'impact traumatique d'avoir eu à entendre que la problématique motivant le recours à un médecin n'était que « psy ».

1.1.4. Savoir et pouvoir

« Nous devinons alors que le pouvoir est présent dans les mécanismes les plus fins de l'échange social : non seulement dans l'état, les classes, les groupes, mais encore dans les modes, les opinions courantes, les spectacles, les jeux, les informations, les relations familiales et privées, et jusque dans les poussées libératrices qui essayaient de le contester » (R. Barthes, (24)).

Savoir et pouvoir sont étroitement liés. D. Houpert-Merly (165) rappelle que, pour Platon, le savoir s'impose et confère le pouvoir : « Quand Platon distingue trois catégories d'individus en fonction de l'élément qui domine en eux, le désir, le courage ou la raison, c'est à cette dernière qu'il reconnaît la faculté d'exercer le pouvoir, d'être les “bergers” de l'ensemble de la société ». Elle souligne que le système d'organisation indo-européen, comme la tradition philosophique occidentale, attribue au savoir la légitimité du pouvoir.

Pour M. Foucault (118), la connaissance et le pouvoir sont tellement liés qu'ils finissent par être la même chose. Ils induisent un ensemble de relations telles que l'un parvient à déterminer ou à contrôler la conduite de l'autre.

Le duo conceptuel savoir/pouvoir est prégnant dans la relation soignant-soigné. Lorsque l'on oppose les savoirs scientifiques aux savoirs du patient qualifiés de profanes, c'est un rapport hiérarchique que l'on établit. Rapport octroyant aux premiers la légitimité apportée par la science et des données « objectivées », par conséquent, la fiabilité du diagnostic — ce que nous ne réfutons pas —, sauf quand il vise à psychologiser la maladie, tout en se privant de données fournies par l'expertise expérientielle de la personne malade.

Le pouvoir des professionnels de santé se crée à partir des savoirs qu'ils revendiquent, concrétisant bien souvent une relation dominant/dominé forcément préjudiciable pour le patient. J. Chanceaulme-Joubert (61) décrit les soignants comme « les maîtres du jeu » !

Dans la relation soignant-soigné, le médecin interprète des signes qu'il peut relier à une causalité qui échappe au patient. En effet, les savoirs homologués « profanes » sont considérés, par le monde soignant, comme des savoirs imprégnés d'affects et d'éléments de langage, concrétisant implicitement l'ignorance de celui ou de celle qui les exprime de l'origine de la maladie.

L'argumentaire « C'est dans votre tête » repose sur la certitude du médecin que les patients n'ont que des savoirs subjectifs illégitimes lorsqu'ils revendiquent une causalité somatique. Catégoriser la maladie comme « psy » soustrait la recevabilité de l'expertise du patient dans la construction du diagnostic et la mise en place des thérapeutiques. Les savoirs issus de l'expérience ont une moindre valeur que les savoirs scientifiques !

Dans la médecine actuelle, ces derniers reposent sur des données complexes. En France, le plateau technique et la pluralité des moyens permettant l'établissement d'un diagnostic sont considérables et vont se multiplier encore avec l'Intelligence Artificielle. D'une certaine façon, le refus qu'opposent certains professionnels de santé à une investigation plus poussée, lorsqu'ils pensent que la maladie est « dans la tête », remet en question l'objet même de la médecine qui est de soigner et de soulager les souffrances (186).

Refuser d'investiguer plus avant quand tout n'a pas été fait (cela exclut les cas où tous les examens possibles ont été réalisés) est toujours dommageable pour le patient.

À A. Spire (265) qui lui posait la question du lien entre pouvoir et souffrance, M. Benasayag répond qu'il y a quelque chose de profondément politique, non pas dans le sens des partis de droite ou de gauche, mais dans celui de l'être, de l'individu, du respect de la dignité de chacun : « Parlant du médecin, on part de cette idée optimiste qu'il fait le bien du peuple, mais il peut se révéler barbare car ce bien est fait malgré le peuple, malgré les malades… Je pense qu'il peut y avoir un traitement démocratique ou éthique de la douleur ».

Quand le *care* est inexistant, les mots et la sollicitude absents, voire la parole brutale, la personne malade est réduite à un corps-objet, contrainte à subir le soin, le geste technique et la douleur iatrogène (douleur provoquée par les soins). Le professionnel de santé est alors, seul propriétaire du savoir diagnostique et pronostique, maître absolu du geste technique censé réduire les symptômes, parfois même « autorisé » à tenir des propos agressifs.

« Le chirurgien surpris de me trouver debout et pas endormie sur la table d'opération, il laisse parler sa sensibilité : qu'est-ce qu'elle fout à poil celle-là […] où est-ce qu'elle se croit ? C'est de lui que dépend la disparition de la douleur qui me tenaille depuis le matin. Je le laisse donc m'humilier » (C. Marin (*Ibid.*)).

Ne reposant sur aucune donnée probante et réfutant l'expertise expérientielle du malade, la psychologisation de la maladie et des symptômes interpelle l'éthique.

1.2. Responsables et coupables

« Au guichet, on vous regarde avec apitoiement quand vous venez faire une fibro. C'est atrocement douloureux, oui, c'est insupportable. C'est le cauchemar, la violence de cet examen fait immédiatement surgir la nécessité du suicide […] J'étouffe. Je ne supporte pas ce tuyau dont on bourre ma trachée […] L'idée de suicide revient et celle de l'humiliation physique la plus absolue, la plus définitive » (H. Guibert (145)).

L'humiliation que ressentent les personnes malades a été maintes fois décrite lorsque l'origine de leur maladie et/ou de leurs symptômes est supposée localisée « dans leur tête ».

Implicitement, derrière ces propos, elles entendent qu'il suffirait d'un peu de « bonne volonté » pour y remédier et s'en ressentent non seulement responsables (sanction attribuée par le « savoir scientifique »), mais aussi coupables (puisque dépendant d'un déséquilibre de leur « psyché », supposée détentrice du contrôle du « soma »). Elles se retrouvent alors soumises à une forte culpabilité, parfois dans un *Double Bind :* rester autonome malgré la maladie, souffrir encore, ne pas guérir alors que « C'est dans la tête » (avoir des symptômes potentiellement dépendants d'une ressource cognitive qu'il leur est impossible de mobiliser).

« Christine, 42 ans, a souffert pendant des décennies d'infections urinaires chroniques. "Je passais des nuits entières [...] buvant des litres d'eau que j'éliminais goutte à goutte, m'efforçant mentalement de 'voir' les bactéries emportées. Puis je finissais par ingurgiter les antibiotiques ! Jusqu'au jour où un énième urologue m'a, en cinq minutes, conseillé une opération bénigne. Et voilà, plus de cystite depuis ce jour ! Il m'a fallu atteindre la quarantaine pour que l'on décèle une anomalie congénitale…" » (V. Gelly (*Ibid.*)).

L'une des stratégies d'adaptation, pour le patient, consiste à « quémander » une prise en compte de sa souffrance, à demander ce qui relève alors d'une faveur et non plus d'un droit. Il doit « séduire » les soignants afin de s'octroyer leur bienveillance. Mais, d'après les témoignages que nous avons recueillis, la mise en place de ces stratégies ne supprime pas la dimension de soumission de la personne malade, « écrasée » par le pouvoir soignant.

« Donc, je me dis, je vais me trouver une endocrino ailleurs, une jeune, dans un centre hospitalier. Parce que celle que j'avais ici me disait : "Oui, il va peut-être falloir bouger de votre canapé et perdre du poids". Et je lui disais ! En fait, comme je travaillais deux jours par semaine, j'allais à la salle tous les jours. Je faisais une heure à une heure et demie de sport tous les jours. Cela m'épuisait. Je comptais toutes mes calories. J'étais à 1200 calories par jour, c'était largement en dessous de ce qu'il me fallait. Et je continuais à prendre du poids quoi ! Et en fait, à part me faire culpabiliser… Et elle ne voulait absolument pas augmenter mes doses de cachets. Elle ne voulait pas changer mes dosages » (Isobel, témoignage présenté en annexe n° 7).

1.3. D'une valorisation de l'autonomie morale

Lorsque la maladie est considérée par le professionnel de santé comme relevant d'une cause « psychologique », ce qu'exprime le sujet souffrant n'est pas reconnu comme tel, son autonomie morale est déniée.

1.3.1. « Majoration culturelle »[1] de l'autonomie

Au XXIème siècle, la notion d'autonomie est centrale. Ce sont les « Modernes » qui vont lui offrir ses lettres de noblesse. Ces dernières décennies, comme nous l'avons vu, de nombreuses Lois l'intègrent systématiquement (Loi 2002[2] ; 2005[3], 2016[4]…), et autorisent l'implémentation des usagers dans le système de santé. Le patient se voit accorder « toujours plus de choix » dans les décisions qui le concernent. C'est ce que P. Le Coz (192) qualifie de « majoration culturelle ».

Nombre de textes, dans le domaine de l'éthique et de la bioéthique, adoptent cette notion d'autonomie. Le rapport Belmont (147), l'un des textes fondateurs de la bioéthique, édicte le principe suivant : « toutes personnes capables d'autonomie doivent être traitées comme des agents autonomes ». On doit donc les informer, rechercher leur consentement : « Et l'on se refuse à considérer, que l'on sait mieux qu'elles, ce qui est dans leur intérêt ».

Le CCNE (68) se questionne sur ce que recouvre le terme d'autonomie : « est-ce la capacité à se donner une loi ou la capacité à se donner des valeurs ? ». Il y a trois niveaux de complexité croissante au concept d'autonomie. La première est l'autonomie d'action qui renvoie aux possibilités de mobilité corporelle. La deuxième est l'autonomie de pensée qui qualifie le pouvoir de conduire une argumentation cohérente et réfléchie. Le sujet autonome est ici celui qui est capable : de comprendre une information médicale et d'exercer son esprit critique, de réfléchir sur ses objectifs personnels, de décider par lui-même et d'agir conformément à cette réflexion. La troisième est l'autonomie de la volonté, qui peut être entendue comme autolimitation (intégrant une dimension de maîtrise rationnelle de la sensibilité) ou comme souveraineté individuelle (l'autonomie de la volonté consiste dans la

---

[1] Terme créé par P. Le Coz (192).

[2] Loi du 4 mars 2002 relative aux droits des malades et à la qualité du système de santé (201).

[3] Loi du 11 février 2005 pour l'égalité des droits et des chances (202) : la participation et la citoyenneté des personnes handicapées sont introduites, pour la première fois, dans le code de l'action sociale et des familles, une définition du handicap inspirée de la classification internationale du handicap.

[4] Loi du 26 janvier 2016 de modernisation de notre système de santé (204) : la loi engage la modernisation nécessaire de notre système de santé autour de trois orientations qui sont le renforcement de la prévention, la réorganisation autour des soins de proximité à partir du médecin généraliste, le développement des droits des patients.

possibilité d'avoir des préférences singulières et de se déterminer en fonction d'une conception du bien dont il appartient à chacun de déterminer librement le contenu).

Pour F. Gzil (147), l'autonomie est à la fois un droit et une capacité. Il faut distinguer la réduction de l'autonomie fonctionnelle à laquelle sont confrontées les personnes atteintes de maladie chronique ou les personnes en situation de handicap, de l'autonomie qu'ils exercent dans la relation avec les professionnels de santé ou dans l'aide à la décision (l'autonomie morale). Un autre type d'autonomie décrit par F. Gzil est l'« autonomie civile » qui se formalise et s'exerce, entre autres, dans les associations de patients. Nous l'abordons dans la partie concernant les enjeux éthiques relatifs à la démocratie en santé.

Citons encore R. Le Coadic (*Ibid.*) qui décrit l'autonomie comme la combinaison de trois éléments : « la faculté de choisir par soi-même (et d'émettre ses propres normes), la capacité d'agir sans l'intervention d'un tiers et le fait, pour un individu ou une collectivité, de disposer des ressources nécessaires à la réflexion et l'action ».

1.3.2. Autonomie et hétéronomie

En vivant en société, ce sont les rapports avec autrui qui déterminent le degré d'autonomie. L'exercice de l'autonomie morale doit être possible ou permis et dépend d'un « autre » qui peut l'autoriser, la contrer, l'interdire. Comme le souligne N. Elias (102), l'autonomie est « un produit d'interaction ».

R. Le Coadic (*Ibid.)* s'interroge sur les comportements collectifs contemporains qui semblent moins soumis à l'hétéronomie[1] que lors des décennies précédentes, mais qui sont néanmoins dépendants de représentations sociales impactées par les médias, la publicité, le cinéma, produisant « un modèle de société », auquel, finalement, les individus se conforment. De même, pour cet auteur, l'inconscient et la famille sont des agents « hétéronormeurs » essentiels. Ils façonnent la compréhension de la causalité des symptômes et de la maladie, mais aussi la manière dont les personnes les ressentent ou les supportent.

Les représentations que se sont construites les personnes malades sur la validité des discours soignants, des preuves apportées par la science, les traditions culturelles, le contexte, jouent un rôle indéniable dans la

---

[1] L'« hétéronomie » désigne une situation dans laquelle une personne, une institution ou une action est soumise à une règle ou une volonté extérieure, plutôt que de se déterminer par elle-même.

perception de la maladie et la façon dont le discours soignant est perçu. Les professionnels de santé sont aussi des pourvoyeurs d'hétéronomie. À titre d'exemple, la crise sanitaire due à la COVID-19 illustre l'impact de discours véhiculés par certains médias, épidémiologistes ou médecins dans l'appréhension des modalités de contagion et du degré de gravité de la maladie.

Dans une relation soignant-soigné, le respect de l'autonomie du patient doit s'inscrire dans la déontologie cadrant les professions médicales et paramédicales, dans les Lois relatives au fonctionnement du système de santé, et dans les règles de santé publique.

Pour S. Rameix (235), l'autonomie n'existe pas sans hétéronomie et elle remarque que « cette dissociation de l'éthique hétéronomique de l'Autre et du droit autonomique du tiers » peut être mal vécue :

« Le médecin français est à la fois dans la logique de l'Autre, dans le colloque singulier, et dans celle du tiers en tant qu'acteur dans un système de santé qui inclut tous ses concitoyens, depuis l'instauration de la Sécurité sociale en 1945. La seule issue pour l'agent moral est ici, nous semble-t-il, de distinguer absolument les rôles dans lesquels il a à prendre des décisions [...] en tant que médecin qui soigne un malade, il s'inscrit dans une éthique de l'autre auquel il doit, dans le respect des normes collectivement établies, tous ses soins, sans compter et sans autre considération que ce malade-là, qui est avec lui, dans le colloque singulier ». Elle ajoute que, dans une situation de recherche, de codécideur ou de conseiller en santé publique :

« Le médecin est dans une logique du tiers : vaccinations obligatoires, déclaration des maladies contagieuses, expérimentation sans bénéfice direct pour le sujet, évaluation des coûts des soins, allocation équitable des ressources de soins, "choix" médicaux ». Dans certains cas, le récit se heurte à l'autonomie du tiers, alors « il y a conflit éthique entre le juste et le bien ».

Si les demandes d'euthanasie sont connues pour entrer dans ce cadre, la récente crise sanitaire a engendré son lot de situations où l'expertise individuelle, notamment relative aux vaccins, se heurtait aux recommandations scientifiques et à l'intérêt collectif (se vacciner protégeait soi et les autres).

Lors d'une consultation, il peut sembler étonnant que les personnes malades ne remettent pas en cause (ou très peu) la psychologisation de leur maladie ou de leurs symptômes. R. Le Coadic (*Ibid.*) nous éclaire quand il cite Durkheim constatant que l'autonomie dépend d'une « exigence d'intériorisation des raisons pour lesquelles l'individu est attaché au groupe ». Ce que nous pourrions nommer « la force hétéronomique » s'exerce alors. La passivité des patients face à une interprétation dans laquelle ils ne se reconnaissent pas, mais énoncée par un scientifique dont la parole (d'un point de vue sociétal) peut difficilement être remise en cause, est susceptible (comme nous l'avons déjà souligné), de les plonger dans un *Double Bind.* Le pendant de cette « abréaction » se développe dans les stratégies de *coping* ou les mécanismes de défense mis en place après la consultation.

Quand un professionnel de santé « autorise » un patient à parler de ses ressentis, à faire le récit de sa maladie, il lui permet d'exercer une certaine forme d'autonomie. Mais quand l'expertise expérientielle d'un sujet en souffrance ne peut s'exprimer ou n'est pas prise en compte, quand sa plainte est rejetée, c'est son autonomie morale qui est remise en question. Et sa dignité, telle qu'il la conçoit, n'est pas respectée. Même quand sa vulnérabilité devient extrême, tout homme reste attaché à la parcelle de liberté qui lui reste *(Ibid.*). Et, pour un patient, pouvoir communiquer relève de sa liberté individuelle, déjà contrainte par la maladie qu'il subit.

1.3.3. « Désirabilité de l'autonomie »[1] et dépendance

Certes, le « degré de désirabilité de l'autonomie » est différent selon les individus, mais, comme nous l'avons vu (140, 232), tous les patients engagés comme acteurs de santé demandent à ce que leur autonomie puisse s'exprimer et que leur dignité soit respectée.

Dans notre culture, un patient est perçu comme plus dépendant qu'autonome. Dans une relation entre un patient et un professionnel de santé, il se crée une interdépendance. Et, si l'on reprend la définition de A. Memmi (211), dans la relation de dépendance, il y a la personne dépendante, le pourvoyeur et l'objet de pourvoyance. Dans une relation soignant-soigné, le dépendant est le soigné, le pourvoyeur est le soignant. Son savoir scientifique est l'objet de pourvoyance. Afin d'illustrer le fait que la pourvoyance peut être aussi une forme de dépendance, A. Memmi cite le cinéaste japonais Kurosawa : « Il montre comment ses héros, en particulier des médecins, trouvent leurs raisons de vivre dans la pourvoyance ; leur dévouement n'est que la partie apparente d'un commerce plus complexe qui leur procure estime d'eux-mêmes et paix intérieure ». Peut-on ajouter que, sans les malades, les professionnels de santé n'existeraient pas ?

---

[1] Terme utilisé par R. Le Coadic (190).

Le patient peut être dépendant de façon plus ou moins importante suivant le contexte, la maladie et/ou le pronostic. À Memmi cite une certaine forme de messianisme qui guette le dépendant quand celui-ci « espère de son pourvoyeur l'ère messianique ». N'entendons-nous pas parfois, effectivement : « il met tous ses espoirs dans ce médecin, dans ce traitement ».

La « désirabilité de l'autonomie » dépend de la maladie, de la personne qui en est atteinte et du contexte. Lorsque cette dernière exprime son expertise, elle formule une demande plus ou moins implicite visant le soulagement de ses symptômes ou la guérison de sa maladie. L'octroi d'un soulagement par le professionnel de santé la positionne dans une relation de dépendance ou l'objet de pourvoyance (en général l'ordonnance) passe par une prescription de soins, d'examens ou de traitements médicamenteux.

1.3.4. D'une « poussée libératrice »[1] : les stratégies de *coping* et les comportements défensifs

Lorsque l'expression de la souffrance est contrainte, certains patients adoptent des comportements qui traduisent la nécessité de reprendre une forme de contrôle sur leur parcours de santé : le terme « poussée libératrice » créé par R. Barthes (24) convient très bien pour illustrer notre propos. Les personnes malades exercent alors une autonomie dont elles ont été privées dans la consultation, en mettant en œuvre des stratégies de *coping*. Exercer son autonomie, c'est aussi « reprendre le pouvoir » sur la maladie. L'errance diagnostique, notamment, fait perdurer l'espoir de mettre une « étiquette » sur la pathologie. Bien qu'elle ne soit pas valorisée par le monde soignant, les patients exercent là leur autonomie et luttent contre un « effondrement » en recherchant un diagnostic qui reconnaîtrait leur souffrance.

À défaut d'être considéré comme « sujet autonome » dans le colloque singulier, s'investir dans une association de patients leur permet de participer à l'exercice de l'« autonomie civile » que nous détaillerons dans les enjeux démocratiques en santé. Ils exercent leur autonomie morale en construisant des savoirs expérientiels « situés » et « positionnés » permis par le collectif et qui s'étayent sur leurs savoirs expérientiels « implicites » et « explicites » (*Ibid.*). Cet exercice s'inscrit dans les stratégies de *coping*. C'est souvent ce qui alimente la volonté des membres d'une association de patients de jouer un rôle de

[1] Terme créé par Roland Barthes (24).

lanceur d'alerte en direction des pouvoirs publics et des professionnels de santé, en diffusant leurs constats et recommandations.

De la même manière, la pair-aidance (patient partenaire (237), mentor (141), Représentant d'Usager[1]...) fait jouer la solidarité et représente, pour ces derniers, une façon de réinvestir leur capacité d'agir en utilisant leur expérience. Et ce, afin que d'autres patients ne vivent pas, ou de façon moindre, ce qu'eux-mêmes ont traversé. Malgré la maladie, l'énergie déployée par les bénévoles d'associations de patients, pour informer et accompagner, est parfois inversement proportionnelle à celle que déploient les soignants dans leur prise en charge, qu'ils estiment être décevante. Être solidaire participe à renforcer une estime de soi mise à mal par les relations avec les professionnels de santé et permet de ne pas se laisser envahir par la maladie.

« C'est ce qui me permet de tenir, si j'arrête, je m'effondre » (Patiente atteinte de douleurs neuropathiques, communication personnelle).

A contrario, d'autres types de comportements ou de passages à l'acte sont des formalisations de mécanismes de défense dommageables pour la santé du patient. S. Fainzang (105) souligne que ce peut être au nom d'une valeur comme l'autonomie que certains patients fondent leurs conduites d'automédication ou de mauvaise observance en modifiant leur traitement, « conduite dont le corps médical récuse le bien-fondé ». Outre ces pratiques, un patient dont les symptômes ont été classés « psy » peut recourir à des médecines dites alternatives, voire à des charlatans (comme nous l'avons déjà évoqué) et/ou développer des mécanismes de défense se traduisant en comportements dommageables pour sa santé (addictions, agressivité vis-à-vis de l'entourage, etc.). On observe également ces comportements quand les modalités d'accompagnement ou de prise en charge de la personne malade sont insuffisantes, notamment pour gérer les répercussions des symptômes

---

[1] Les RU, Représentants d'Usagers, assurent la représentation des personnes malades et des usagers du système de santé dans les instances hospitalières ou de santé publique. Le RU est le porteur de la parole des usagers du système de santé, garant du respect de leurs droits et intérêts aux niveaux local, territorial, régional et national. Ils exercent des mandats dans différentes instances, de l'hôpital de proximité à la HAS avec la volonté, aux côtés des autres acteurs de la santé et des territoires, de construire un système de santé pensé pour et par les usagers (124).

sur la qualité de vie. L'alcoolodépendance est malheureusement une addiction conséquente fréquente.

« Ma fille a 40 ans, elle est aide-soignante dans un hôpital parisien. En voulant déplacer un malade, elle s'est blessé le dos. Il y a deux ans, on l'a soignée par médicaments, puis on l'a opérée... On l'a soignée sous morphine, cela ne s'arrangeait pas. Depuis, on lui a posé un stimulateur médullaire. Qui est plus ou moins efficace. Elle souffre énormément, elle est en arrêt de travail, sa vie s'est effondrée, elle s'est mise à l'alcool, elle fume, elle déprime et, avec mon épouse, nous avons peur qu'elle se suicide, elle est dans un état psychologique terrible » (Témoignage de la salle, Actes du colloque Santé mentale et maladies chroniques, France Assos Santé (124)).

Un sujet en souffrance peut aller jusqu'à persuader des médecins que la réponse thérapeutique à ses symptômes est chirurgicale, engendrant parfois de multiples opérations inefficaces, mais lui apportant, de façon ponctuelle, une « réparation » en le sortant de son statut de personne « psy ». Réponse thérapeutique « agie », pouvant être rassurante pour le praticien, qui fait ainsi valoir sa fonction soignante grâce à cette action concrète.

Chez des patients atteints d'une maladie chronique ou d'une maladie grave, le suicide est plus fréquent qu'on ne le pense. Ultime décision qui appartient à une personne considérant que le degré d'invalidité et/ou la souffrance causés par la maladie ne lui permettent plus de vivre « une vie suffisamment bonne »[1]. Des associations de patients ont dénoncé certains passages à l'acte suicidaire, résultants d'un manque d'écoute de la part de professionnels de santé, notamment dans des cas où la douleur n'était plus supportable.

« Ma tête me faisait souffrir. Je pensais à la douleur et me demandais comment il était possible que la souffrance physique puisse être aussi intense. Je n'aurais jamais imaginé qu'on puisse supporter une pareille torture […] Vous allez me donner de la morphine d'ici trois minutes. On me regarda avec gêne, personne ne bougea. Trois minutes passèrent, puis dix […] Je ne leur ai jamais avoué la vérité, ni sur le moment, ni par la suite. J'avais décidé à la fin de ces trois minutes, pour la première et la dernière fois de ma vie, que si ma migraine n'était pas passée dans

[1] Terme créé par P. Ricœur (242).

les dix minutes suivantes, j'irai me jeter sous le premier tramway venu » (F. Karinthy (183)).

On n'insistera jamais assez sur le fait qu'une douleur insuffisamment soulagée peut aboutir à un suicide ou à une tentative de suicide. C'est un phénomène tabou, peu documenté. D'où cette nécessité, pour un professionnel de santé, d'être toujours vigilant quand les traitements antalgiques ne fonctionnent pas ou ne soulagent pas assez.

« Quand j'ai mal et que la morphine ne me soulage pas, je demande au bon Dieu de venir me chercher. Au ciel, on ne souffre pas ! » (Patiente, 7 ans (106)).

« Quand je suis hospitalisée, je souhaite même que ça s'aggrave, qu'il m'arrive quelque chose et que je meure ! On me pique en jugulaire si je perds tout mon sang, tant mieux ! Ce sera fini ! … Je ne peux rien faire, je suis triste… Ce n'est même pas la douleur qui me fait pleurer, c'est le désespoir » (Patiente, (*Ibid.*)).

1.3.5. D'un paradoxe

Finalement, puisque « c'est dans sa tête », le professionnel de santé attribue une forme d'autonomie au patient considéré comme l'initiateur de ses symptômes ou de sa pathologie. La responsabilité de la maladie et de sa résolution, comme nous l'avons vu, est alors dévolue au patient. Dans le cas du « tout psy », le patient est considéré comme se désolidarisant d'un système médical « cartésien » qui attribue tout signe d'atteintes organiques ou fonctionnelles comme résultant de dysfonctionnements mécaniques ou biologiques, « reconnaissables » par des marqueurs.

Comme le souligne P. Coz (*Ibid.*), pour le professionnel de santé, la tentation de « brandir l'autonomie » est parfois une manière de se dérober. Effectivement, lorsqu'il ne connaît ou ne reconnaît pas une maladie, les symptômes n'entrant dans aucun cadre clinique connu ou les traitements étant inexistants, la propension à leur dénier une origine somatique est grande.

1.4. L'indignité est « dans la tête »

« Tous les hommes naissent libres et égaux en dignité et en droit. Ils sont doués de raison et de conscience et doivent agir les uns vers les autres dans un esprit de fraternité » (Déclaration des droits de l'homme, 1948, Article 1 (86)).

« Chacun peut se prévaloir de tous les droits et de toutes les libertés proclamées dans la présente déclaration, sans distinction aucune, notamment de race, de couleur, de sexe, de langue, de religion, d'opinion politique ou de tout autre opinion d'origine nationale ou sociale, de fortune de naissance. Ou de toute autre situation. De plus, il ne sera fait aucune distinction fondée sur le statut politique, juridique ou international du pays ou du territoire dont une personne est ressortissante […] » (Déclaration des droits de l'Homme, 1948, Article 2 (*Ibid.*)).

1.4.1. De la notion de dignité

Le XXème siècle a vu émerger la notion de dignité qui s'est imposée dans les sociétés occidentales, notamment avec la montée de l'individualisme et des valeurs qui y sont rattachées. La Déclaration des droits de l'Homme de 1948 représente l'un des textes majeurs en octroyant, à toute personne, le droit de bénéficier d'une dignité qui doit être inaliénable et conférée à tout individu, quelle que soit sa situation. S. Mesure (212) souligne qu'elle « représente une étape cruciale […] en désignant la dignité comme le fondement moral légitimant toute revendication de droits ».

Lorsque l'on évoque la notion de dignité, E. Kant (182), l'un des auteurs incontournables, doit être cité. Dans « Fondements de la métaphysique des mœurs », il la définit comme ce qui n'a pas de prix, mais possède une valeur absolue : « Elle doit être conférée à tout être raisonnable en tant qu'il est capable de moralité, c'est-à-dire en tant qu'il est capable de s'autodéterminer et de se donner librement des fins ». C'est en vertu de cette dignité que s'impose la nécessité pratique, et donc le devoir, « l'impératif catégorique de toujours traiter autrui non seulement comme un moyen, mais aussi comme une fin et donc avec respect ». Pour S. Mesure, E. Kant écrit en des termes qui interpellent notre conscience moderne : « Le respect que je porte à d'autres, ou qu'un autre peut exiger de moi […] est ainsi la reconnaissance d'une dignité (dignitas) » (*Ibid.*). Elle évoque également E. Durkheim qui situe l'individu et sa dignité comme le nouveau sacré des sociétés modernes : « avec l'entrée dans la dignité, c'est l'individu qui fait son apparition sur le devant de la scène et avec lui s'affirme la valeur centrale de l'autonomie ».

L'irrespect porte atteinte à la dignité. Le « C'est dans votre tête » exprime un manque de respect envers un interlocuteur exprimant une souffrance. Pour E. Fiat (111), ne pas respecter « l'autre » représente une violence et lui alloue un statut d'objet. Il nous dépeint la dignité qui peut être ontologique, inhérente à chaque individu, ou posturale, conséquente des conduites de la personne. Si la dignité d'un être humain ne peut être remise en question, « les Modernes » privilégient la dignité posturale, considérée par eux comme étroitement dépendante de l'autonomie fonctionnelle.

Dans notre société, effectivement, nombre de personnes considèrent que la dignité est liée au degré d'autonomie fonctionnelle et morale. En témoignent les populations, âgées, en situation de handicap, de précarité, atteintes d'une maladie chronique ou de troubles psychiques, qui sont parfois stigmatisées, discriminées parce qu'elles ne sont pas autorisées à exercer leur autonomie morale ou qu'elles ne peuvent disposer d'une autonomie fonctionnelle suffisante. Quoi qu'on en dise, elles n'ont pas les mêmes droits « réels » que le reste de la population.

Pour les personnes atteintes d'une maladie invalidante, la valorisation sociétale de l'autonomie participe pour beaucoup au sentiment d'une perte de dignité. L'exercice de l'autonomie morale comme de l'« autonomie civile » est dépendant du degré d'autonomie fonctionnelle et des ressources cognitives. Quand leur mobilisation est difficile, voire impossible, le patient se sent vulnérable.

« Roussanov n'écrivait plus, n'écoutait plus, il avait perdu tout intérêt pour la discussion. Dans son excitation, il avait fait un mouvement imprudent et une telle douleur s'était propagée de sa tumeur au cou et du cou à la tête, qu'il ne restait plus trace de son envie récente de faire la leçon à ses crétins et de dissiper leurs billevesées » (A. Soljenitsyne (263)).

La personne malade ou en situation de handicap peut se sentir et se dire « diminuée ».

« Mais plein d'une rage désespérée, je me retourne dans mon lit parce que la douleur m'empêche de dormir la nuit, et alors ? Je ne suis plus un intellectuel qui tapote sur sa machine à écrire des remarques spirituelles sur la souffrance, je suis uniquement et exclusivement livrée à la douleur de mon corps et de mon âme » (F. Zorn (288)).

Pour S. Mesure (*Ibid.*), « le concept de dignité est un concept central de notre modernité et il fait partie intégrante de la compréhension moderne que nous avons de nous-mêmes comme individus reclamant d'être reconnus et respectés à travers des droits ». Si l'individu parvient à se penser comme « un être capable de prendre en main son destin, capable de forger ses propres plans de vie et de les réviser », alors, même malade, la considération d'autrui et la dignité dont il bénéficiait lorsqu'il était « bien portant » doivent perdurer. Et ce, même si l'entrée dans la maladie ou le handicap concrétise certaines formes de vulnérabilité avec les répercussions (que l'on a déjà évoquées) sur la vie de la personne et dans ses relations avec les autres.

Dans notre société, la conscientisation pour chacun de « sa » dignité, et de ce qui y porte atteinte, est généralement développée. La peur de la perdre majore la souffrance ressentie par une transformation corporelle, la perte ou la diminution de l'autonomie fonctionnelle, qui bouleverse les rôles social, familial et professionnel.

Pour C. Fleury (115), la dignité n'est pas que symbolique : « elle s'incarne dans des conditions matérielles très concrètes. Elle ne peut donc être totalement détachée des enjeux d'égalité : « C'est la sensibilité au "sentiment de dignité" qui a changé aujourd'hui. La demande de dignité a explosé ».

1.4.2. Hyper technologisation et principe d'humanité

Quand l'utilisation des technologies ne s'accompagne pas d'un échange, voire d'un examen clinique, les personnes malades la considèrent souvent comme « déshumanisante », participant à un manque de considération.

Le respect de la dignité se situe dans le soin qui inclut le contact, qu'il soit verbal ou tactile. La façon dont se déroule une consultation conditionne l'échange et, pour le patient, participe à le reconnaître comme un sujet à part entière. Si l'avènement des biotechnologies, de l'imagerie médicale et maintenant de l'Intelligence Artificielle a permis des progrès médicaux majeurs, il n'en reste pas moins que, parfois, l'appréhension d'éléments factuels, appréhendés par des techniques qui ne prennent en compte qu'une dimension « matérielle », productrice de données probantes, exclut l'expertise expérientielle et entache le respect de la dignité du patient.

Pour le professeur D. Sicard (258), l'imagerie médicale a pour effet « un refoulement sophistiqué du corps du malade ». Il constate qu'elle représente une sorte de « simulacre visuel », permettant aux soignants, et en particulier aux médecins, d'éviter un contact direct avec le corps. Le praticien a tendance à privilégier « une métaphore imagée du corps » plutôt que le corps physique lui-même.

« C'est une folie. Scopique, endoscopie, coloscopie, rectoscopie. Je te passe les détails. On se sent transformé en chose, en mannequin, en jouet qu'on éventre et dont les ressorts sautent à la figure de l'explorateur à subir de telles investigations » (G. Hocquenghem (163)).

Pour D. Sicard, l'image est non seulement « fascinante, mais elle est aussi confortable puisqu'elle permet d'évacuer le malade et de n'avoir la représentation de sa maladie (réelle ou supposée) que par une lésion ou un dysfonctionnement mécanique. On assiste à une médecine qui se satisfait d'un transfert confortable du corps souffrant vers l'image ! ». Par l'intermédiaire de cette dernière, la médecine devient « une médecine fantasmatique » qui, paradoxalement, se croit de plus en plus rationnelle. La tendance des professionnels de santé et des étudiants en médecine à ne toucher et à n'écouter qu'au minimum le corps du malade, le recul de la part consacrée à l'examen clinique, comme la primauté accordée aux investigations biologiques ou génétiques, s'accentue encore ces dernières années.

Le Comité National Pilote D'éthique du Numérique (70) alerte sur l'impact de l'usage d'un SIADM (Système d'Intelligence Artificielle et Aide au Diagnostic) qui, s'il exclut l'écoute du patient, est susceptible de nuire à la relation soignant-soigné.

Ainsi, mettre à distance le corps (comme nous l'avons déjà évoqué) et la parole de la personne malade alimente la négation d'un sujet en souffrance et ne respecte pas sa dignité. Se contenter de ne faire que des investigations technologiques entame le principe d'humanité. De surcroît, dans certains cas, les praticiens se privent de données essentielles à la compréhension des symptômes qui pourrait être éclairée par le recueil de l'expertise expérientielle.

« L'idéal pour eux serait de retourner le corps comme un gant, de rendre entièrement visible le plus intime de chacun, de l'étaler et de le palper tout à loisir. Idéal terrifiant, d'inquisiteur. Voilà pour les médecins. Et pour la vie de malade ? » (G. Hocquenghem (*Ibid.*)).

1.4.3. Un « sentiment d'indignité »[1]

Toutes les arguties consistant à transférer la causalité des symptômes ou l'origine de la maladie du soma à la psyché comportent une notion de réduction. Réduction de la souffrance du patient, de son expertise expérientielle, et donc de sa dignité. Il peut y percevoir une renonciation du professionnel de santé, une punition sanctionnant sa responsabilité d'être à l'origine de sa maladie qui signe alors un trouble mental puisqu'elle est d'origine « psy ».

Une autre situation engageant le respect de la dignité d'un patient consiste à reconnaître la pathologie qu'il développe, mais le soignant ne disposant pas de thérapeutiques adaptées (ou ne les connaissant pas), y répond par « il faut apprendre à vivre avec ». L'accompagnement s'interrompt. La personne malade peut le ressentir comme un abandon, la maladie est reconnue, mais ses conséquences ne le sont pas. Sa souffrance n'est pas « digne d'intérêt ».

« La migraine est communément considérée comme une simple forme de mal de tête, fondamentalement non handicapant et dont l'importance ne justifie pas tout le temps que les médecins doivent lui consacrer. Le médecin prescrira alors certains comprimés, donnera le conseil aussi éculé que inélégant d'apprendre à vivre avec et espérera par-dessus tout ne pas être de garde lors de la prochaine visite du patient » (W. Goody (249)).

Ces différentes dimensions créent, chez le patient, un « sentiment d'indignité ». Il a été décrit par C. Fleury (*Ibid.*) comme : « un sentiment d'atteinte à l'intégrité physique et psychique, comme si l'irréductible en soi était humilié ». Le « sentiment d'indignité » chez un patient se présente dans nombre de situations ressenties comme avilissantes, ne respectant pas ses droits, son altérité, sa culture, son intimité, sa souffrance, ses savoirs expérientiels.

« Comme la plupart des malades qui ont erré pendant des années. Je suis en colère. Une colère parce que l'on m'a stigmatisée pendant des années. Mais je savais, moi, que je n'étais pas folle » (V. Gisclard (*Ibid.*)).

---

[1] Terme de C. Fleury (115).

Dans une relation soignant-soigné, c'est l'agent moral, le soignant, qui fonde cette indignité par ses paroles, son comportement et ses actions. Son indifférence, son manque d'écoute, son désintérêt pour l'expertise expérientielle de la personne vivant avec la maladie portent atteinte à sa dignité. Elle peut essayer de la faire valoir en la revendiquant, mais il lui est souvent difficile de requérir ce droit.

Nous avons déjà évoqué ces patients ayant transgressé des règles de santé publique, ou la « morale », et qui n'entrent pas dans la norme du « bon malade ». Quelque part, ils ne « méritent pas » la même attention que des personnes qui suivent les préceptes édictés par la science ou la société. Ils vivent alors le manque de réponses à leur douleur et/ou à leur fatigue comme une « épreuve d'indignité »[1]. La prise de risque est sanctionnée.

« Une étudiante en soins infirmiers est sollicitée par l'infirmière référente pour réaliser une prise de sang à une patiente venant de subir une IVG. En lui signalant qu'elle avait peur de faire mal à la jeune femme, n'ayant jamais réalisé ce geste, elle eut droit à cette réponse : c'est pas grave, tu peux lui faire mal, cela lui fera passer l'envie de recommencer, elle n'aura que ce qu'elle mérite, cette salope ! » (Étudiante en soins infirmiers, communication personnelle).

Les stratégies développées par les patients cherchent à recouvrer une dignité perdue, en accréditant que ce qu'ils communiquent se traduit en signes physiques, concrets, réels, prouvant qu'ils sont « bien malades ». Pour certains, ils s'engagent dans un « parcours du combattant » où ils doivent parfois développer des trésors de persuasion pour convaincre les soignants de la réalité de leurs troubles.

La « charge de la preuve » incombe alors aux patients !

« Quand je dis que je suis allergique aux morphiniques et aux opiacés, pourquoi on m'en donne quand même à mon insu. Et quand je déclenche l'allergie pendant l'opération : oups, c'était vrai ! Pourquoi suis-je obligée d'avoir une photo dans mon portable pour justifier mon allergie au sparadrap […] Pourquoi suis-je obligée de me luxer mon poignet ou mon épaule devant certains médecins pour faire comprendre

---

[1] Le terme « L'épreuve d'indignité » a été défini par C. Fleury dans son livre : *La clinique de la dignité* (107).

que je luxe vraiment afin de justifier ce fichu SED[1] hypermobile. Pourquoi me détruire psychologiquement parce que mon interlocuteur ne cherche pas à se renseigner » (V. Gisclard (*Ibid.*)).

Pour S. Mesure (*Ibid.*), le combat pour la dignité est « en ce sens un combat pour la subjectivité, mais aussi pour les libertés comme pouvoirs d'agir (ce que signifie précisément le concept de capabilités). À ce double titre, le principe de dignité constitue bien le fondement normatif des sociétés modernes ».

Le « sentiment d'indignité » fait le lit de l'indignation.

Le patient ressent une injustice dans la mesure où ce qui arrive de bien ou de mal n'est pas en adéquation, pour lui, avec ce qui est mérité. Être malade, mais ne pas être reconnu comme tel, créer un *gap* entre le degré de sa souffrance et ce qu'il ressent comme un désintérêt de la part du soignant.

Respecter la dignité d'un patient passe aussi par la considération portée à son intimité souvent mise à mal lors d'une hospitalisation. Il est souvent difficile de s'exprimer quand on porte une chemise d'hôpital, voire que son corps est donné à voir aux soignants dans la chambre hospitalière, et ce, d'autant quand ce n'est pas nécessaire.

« La salope qui m'avait fait entrer dans la chambre pas désinfectée entre triomphalement à cette heure et demie du matin avec une blouse de papier bleu transparent. Elle veut que je mette ça tout nu et me permet de garder le slip [...] : « il faudra que vous attendiez que je sois beaucoup plus bas que je ne suis pour arriver à me faire traverser un hôpital sous ce machin. La seule façon pour vous de me le faire accepter serait que vous descendiez avec moi dans la même tenue, main dans la main. Et je vous autoriserai le soutien-gorge comme vous m'autorisez le slip » (H. Guibert (*Ibid.*)).

Le « sentiment d'indignité » imprègne nombre de constats faits par les associations de patients. Si une telle association est un collectif d'individus (a fortiori lorsque plusieurs associations s'unissent en Union[2] ou Fédération) qui expriment des savoirs « situés » et

[1] Le SED est le Syndrome d'Ehlers Danlos, une maladie génétique rare dont il existe 14 types. Maladie du tissu conjonctif où plus de 80 % du corps est touché. Le SED hypermobile est une hyperlaxité articulaire généralisée. (281).

[2] Par exemple : France Assos Santé réunit 85 associations agréées du système de santé (124).

« positionnés » (*Ibid.*), il n'en reste pas moins qu'elle défend la valeur intrinsèque de la dignité pour tous et pour chacun. Les associations de patients se sont largement saisies de cette notion de dignité dans leurs plaidoyers en direction des pouvoirs publics et du corps médical. Nombre d'entre elles l'intègrent dans leurs valeurs ou dans leur charte des valeurs, telle JALMALV Paris-IDF[1] (172).

Cependant, le terme peut être utilisé d'une façon pouvant être soumise à controverse. L'ADMD (2) (Association pour le Droit de Mourir dans la Dignité) utilise la notion de dignité pour faire valoir le droit des personnes à décider de leur mort et de ne pas avoir à subir les souffrances et dégradations dues à la maladie. Mais est-ce à dire qu'une personne qui subit une maladie invalidante, douloureuse ne meurt pas dans la dignité ?

Les aidants subissent également le manque de reconnaissance de leur expertise (et de leur propre souffrance) et sont susceptibles d'éprouver un « sentiment d'indignité ». Dans le cas où la plainte d'une personne malade ayant des capacités cognitives diminuées serait émise en présence de l'aidant qui l'accompagne, se pose pour ce dernier le souci éthique de devoir la compléter si elle ne lui paraît pas correspondre à la réalité quotidienne. Bien souvent, les plaintes émises dans un cadre où le temps des spécialistes est compté, le quart d'heure dévolu à la consultation ne suffit pas à retracer tous les événements impactant la vie du patient. L'aidant est alors soumis à un dilemme : quelle place doit-il prendre dans l'expression de la plainte ? Peut-il transmettre sa propre réalité ou laisser la personne aidée construire un récit qui ne lui paraît pas retracer la gravité et/ou l'importance des symptômes ? S'immiscer dans la relation soignant-soigné rappelle que l'aidé présente une incapacité cognitive et que l'aidant, en y intervenant, entrave la liberté et l'autonomie morale de la personne accompagnée.

Les aidants de personnes vivant avec des troubles psychiques se plaignent de ne pas être reconnus comme tels. Les mères, notamment, subissent une triple peine : être le témoin impuissant de la souffrance de leur enfant, devoir l'accompagner dans le champ psychiatrique très impacté par un manque de reconnaissance des pouvoirs publics, voire le prendre totalement en charge (tutelle, curatelle). La responsabilité de la pathologie de leur enfant leur est parfois attribuée. La culpabilité s'y associe, majorant leur « sentiment d'indignité ».

---

[1] JALMALV : Jusqu'A La Mort Accompagner La Vie (172).

« L'UNAFAM[1] (278) est la plus ancienne et l'une des seules associations consacrées aux maladies mentales. Elle a été créée il y a 60 ans, dans un contexte de désinstitutionnalisation durant lequel les malades internés dans les "asiles psychiatriques" ont été renvoyés dans leurs familles [...] sans aucune aide pour celles-ci. Cela était d'autant plus problématique qu'à l'époque, les familles étaient considérées à la fois comme des solutions de garde, mais également comme un élément pathogène déclencheur de la maladie ; ce qui est parfois encore le cas aujourd'hui ! » (M-J. Richards, Présidente UNAFAM).

Si un de leur proche entend un diagnostic qui transfère sa maladie d'un versant physiologique à une dimension strictement psychologique, l'entourage peut être confronté à un conflit de valeurs : reconnaître le diagnostic médical ou l'expertise expérientielle. Lorsqu'ils peinent à croire leur proche, hésitant entre deux types de savoirs, ils ressentent une souffrance éthique. Ce concept de souffrance éthique peut être attribué dans toute situation où il y a « confrontation d'un agent moral à une situation incertaine mettant en jeu des valeurs éthiques en tension » (64).

Mettre à mal la dignité d'un patient ou d'un aidant n'est jamais productif parce que susceptible d'aboutir à un renoncement aux soins et à un épuisement cognitif, émotionnel et physique.

En produisant des effets délétères et en ne répondant pas au mal-être de la personne malade, l'expression « C'est dans votre tête », globalement la psychologisation de la maladie et de ses symptômes, crée des enjeux de santé publique comme des enjeux éthiques.

1.4.4. Les pertes de chance

Nombre de personnes ont témoigné de l'erreur de diagnostic dont elles ont été victimes, la maladie et les symptômes ayant été classés « psy ». Même si nous ne pouvons quantifier le nombre de diagnostics erronés, ils ne sont pas rares et les pertes de chances non négligeables.

« Diagnostiquée en 2001 (de la fibromyalgie), j'approuve vraiment que cette maladie soit enfin reconnue et qu'on ne nous regarde plus comme des personnes atteintes de la tête » (Femme atteinte de fibromyalgie (124)).

---

[1] UNAFAM : Union nationale des familles et amis de personnes malades et/ou handicapées psychiques.

Si la pathologie n'est pas diagnostiquée, l'aggravation de la maladie représente l'un des risques majeurs. Parfois, c'est même le pronostic vital qui peut être engagé. Et, comme nous l'avons déjà évoqué, la répercussion de ce type de diagnostic peut produire des comorbidités : majoration des symptômes, notamment la douleur et la fatigue, impact sur la santé mentale (perte de l'estime de soi, syndrome dépressif, traumatisme, etc.).

« Confronté à des personnes qui jugent et qui doutent de ce que vous dites, vous finissez par vous demander si finalement cette douleur existe vraiment. Cela entraîne un questionnement personnel qui peut faire perdre confiance en soi. On ne trouve plus sa place dans la société. […] Les relations avec les autres sont tellement altérées qu'on l'on se sent différent. On ne trouve plus sa place, on n'arrive plus à atteindre ses objectifs. Alors, on a le sentiment d'être un acteur de deuxième zone, amoindri […] Puis la perte de confiance amène à de l'anxiété et de la dépression, on doute de soi » (C. Sébire. AFVD[1] (255)).

Autre conséquence loin d'être négligeable : rappelons que la confiance vis-à-vis des professionnels de santé et dans le système de santé peut être altérée. L'espoir d'être entendu est parfois perdu.

« Cet enfant qui, malade, se sentant coupable, ne dira rien (...). Cet enfant qui ne veut plus aller à l'hôpital, aux urgences, voir un médecin car il n'est pas entendu » (V. Giscard (*Ibid.*)).

Nous l'avons vu, les proches sont aussi affectés par la situation avec, parfois, des répercussions sur leur santé. S'ils deviennent des aidants, leur vie sociale comme professionnelle sera également bouleversée.

Enfin, l'efficience du système de santé est impactée. En effet, l'errance diagnostique, l'aggravation de la pathologie, le recours aux urgences, pour des symptômes toujours envahissants, la consommation de soins (pouvant se révéler importante puisqu'inappropriée), ou des hospitalisations, induisent des dépenses de santé qui auraient pu être évitées.

[1] AFVD : Association Francophone Vaincre les Douleurs (5).

À titre d'exemple, nombre de publications ont mis en évidence que la douleur chronique non soulagée a un impact économique majeur sur le système de soin et constitue un problème de santé publique (257). La prévention de la douleur chronique passe par la prise en compte et le traitement rapide de la douleur aiguë, donc de l'écoute du patient, de ce qu'il a à en dire.

1.4.5. Mise en tension des savoirs scientifiques et expérientiels

Quand les savoirs scientifiques s'opposent aux savoirs expérientiels, une mise en tension se crée. La maladie jugée n'être que dans la tête plonge la personne malade dans un dilemme : que doit-elle comprendre ? Qu'elle est responsable de son état, que sa souffrance n'est pas importante pour le professionnel de santé qui, de fait, la dénie ?

Lorsqu'ils sont classés « psy », les troubles du patient sont désavoués. La souffrance déjà présente est majorée. Une autre dimension s'y ajoute : cette argutie ne propose aucune réponse thérapeutique.

« La chirurgie me redonne un temps d'espoir car elle stabilise ma colonne et m'évite la paralysie. Mais à l'issue des opérations subsiste une douleur intense et permanente due aux lésions nerveuses irréversibles. Ce phénomène communément appelé *feedbacks Jerry Syndrome*, survient parfois, les chirurgiens n'en sont pas ravis et les patients désespérés, mis face à un sentiment d'échec et à leur impuissance à supprimer la douleur par leur geste opératoire [...] Les médecins peuvent avoir des réactions de défense délétères pour le patient en minimisant ou en niant la réalité de la douleur post-opératoire ou en rejetant le patient lui-même. Le mouvement de cercle infernal se poursuit alors, car la tentation est grande pour le chirurgien de renvoyer le patient à la case psychologique, comme cela m'est arrivé une fois de plus » (C. Legendre, AFVD, (193)).

Rappelons encore une fois que la psychologisation de la maladie ne repose sur aucune preuve scientifique. L'absence de marqueurs biologiques ou de lésions identifiées par l'imagerie médicale ne confirme en rien la réalité de l'origine psychique de la maladie.

Les arguties liées au « tout psy » reposent sur des interprétations soignantes qui peuvent devenir normées, dès lors que celui qui les émet s'en convainc sur la base de son savoir scientifique et de son expérience professionnelle. Normées, entre autres parce que ce type de réponses, dites « thérapeutiques », s'enseigne ou se transmet entre pairs, entre formateurs et étudiants.

1.4.6. À l'épreuve du principisme

Le « principisme », très utilisé en éthique médicale, peut nous servir de cadre de référence afin d'approfondir notre réflexion. En matière d'éthique normative, il est conçu pour une aide à la décision dans le domaine des soins. À son origine, T. L. Beauchamp et J. Childress (29) considèrent que le principisme est une approche axée sur la morale commune.

Les quatre principes : le respect de l'autonomie, la non-malfaisance, la bienfaisance et la justice favorisent la réflexion et guident l'action : « les principes sont des guides généraux qui laissent énormément de latitude au jugement dans des cas précis et qui offrent des lignes directrices substantielles pour l'élaboration de règles et de politiques plus détaillées » (*Ibid.*). Pour les deux auteurs « la dissension, le conflit et l'ambiguïté morale sont des éléments omniprésents de la vie morale ».

Le « principisme » a été conçu pour être un guide, un outil au service de l'échange entre professionnels tout en pouvant y associer usagers ou patients. Aborder la psychologisation de la maladie et des symptômes sous le prisme du « principisme » est une façon complémentaire d'interpeller l'éthique en élargissant notre réflexion. Et ce, afin d'approfondir la compréhension des enjeux qui s'exercent dans la relation soignant-soigné.

Même si au décours des chapitres, nous avons largement mis en exergue la notion d'autonomie, il n'est pas inutile de la détailler sous l'angle du « principisme ».

Le principe d'autonomie repose sur l'autonomie laissée à la personne vivant avec la maladie de décider, pour elle-même, ce qui lui semble adapté à ses besoins. Il cadre le respect de son consentement. La décision finale du choix des thérapeutiques lui est dévolue. Le soignant doit agir pour respecter ses choix (222). Par conséquent, il accepte que le patient puisse avoir un système de valeurs différent du sien. Son autonomie doit être reconnue partout dans le monde comme une valeur.

Rappelons que, lorsque les conditions de mise en œuvre de l'expression du récit sur la maladie sont réduites ou inexistantes, lorsque l'écoute n'est pas active, la « réflexivité » sur laquelle est fondée l'autonomie d'après Kant, A. Touraine, Durkheim et Elias (212) ne peut s'exercer. Le principe d'autonomie est alors remis en cause. En effet, qu'en est-il de l'autonomie du patient quand son expertise expérientielle lui est déniée, quand il n'est pas reconnu comme sujet souffrant ? L'appréciation des conséquences de la maladie et de ses symptômes est l'apanage de celui qui les ressent. L'aide qu'il requiert démontre la valeur qu'il accorde à une vie « suffisamment bonne »[1] pour lui.

Faire vivre le principe d'autonomie ne peut faire l'économie d'intégrer dans le colloque singulier l'apport des savoirs expérientiels. Leur prise en compte pour établir un diagnostic, négocier les thérapeutiques et les modalités d'accompagnement du patient est incontournable.

Le principe de non-malfaisance est de ne pas nuire à autrui, que ce soit de façon délibérée ou par inadvertance.

Dans le cadre où la maladie est dite « psychologique », de la « présomption de culpabilité » à l'absence de *care*, le principe de non-malfaisance est mis à mal. Ne pas nuire à autrui n'est pas respecté : les conséquences peuvent être graves.

« On rentre chez soi, on a envie de se suicider, il faut le dire, on n'a pas le droit de mettre un patient dans un tel état psychique » (C. Robert, Fibromyalgie France, (243)).

A. Touraine (212) nomme sujet : « l'affirmation dont les formes sont changeantes, de la liberté et de la capacité des êtres humains de se créer et de se transformer individuellement et collectivement ». Mais si le sujet souffrant n'est pas reconnu comme tel, voire dénié, la construction duelle d'un savoir sur la maladie et les symptômes, résultant de regards croisés entre le patient et le professionnel de santé, ne s'opère pas.

Si le principe de non-malfaisance consiste à ne pas nuire à autrui, alors empêcher le patient d'exercer son autonomie en exprimant son expertise expérientielle, contrarie cet objectif.

Comme nous l'avons vu, un paradoxe se crée puisque l'atteinte de l'autonomie fonctionnelle — finalement — est considérée par le soignant comme résultante de l'exercice de l'autonomie morale du patient, la maladie étant « dans la tête ». Il y a alors une injonction de

[1] Terme de P. Ricœur (242).

réparer le dysfonctionnement du corps par l'exercice d'une « capabilité » psychique — supposée par le soignant — mais que ne peut comprendre et encore moins mobiliser le patient. Le transfert de la responsabilité de sa maladie qui s'exerce alors ne peut que lui nuire.

Tout soignant, dans ses études, comme dans sa pratique, apprend que les mots qu'il emploie sont porteurs de sens pour celui qu'il doit soigner. L'expression « C'est dans votre tête » qu'il exprime en étant convaincu de sa véracité n'en reste pas moins, par les mots employés, violents pour ceux auxquels ils s'adressent, induisant ce que A. Honneth (212) dénonce comme une souffrance sociale. La non-reconnaissance des droits, le manque de solidarité qui s'expriment dans ce type de relation est pour lui « une forme de mépris, qui affecte grandement l'identité ». La nuisance est clairement active. Cela est d'autant plus vrai quand une telle argutie s'utilise dans l'objectif de clore une consultation qui n'intéresse pas le professionnel de santé.

Si la certitude d'une origine « psychologique » de la maladie ne s'exprimait pas en ces termes, ou que le professionnel de santé reconnaissait la répercussion des symptômes sur la qualité de vie et le patient comme un sujet en souffrance, le principe de non-malfaisance serait alors respecté. Ce n'est pas le fait de ne pas pouvoir répondre à une demande de soulagement de la part d'une personne malade (méconnaissance de la maladie, manque de réponses thérapeutiques, certitude d'avoir un patient hypocondriaque) qui le met à mal, mais le manque de reconnaissance du malaise exprimé et le déni des savoirs expérientiels. Si le problème est psychique, un trouble anxieux, par exemple, la prise en charge doit partir de la souffrance exprimée et ne jamais la réduire à une origine psychique dépendante implicitement de la volonté du patient. L'expression « C'est dans votre tête » illustre un manque de « souci éthique » de la part du soignant, qui doit toujours prévaloir dans la relation avec une personne malade.

Le principe de bienfaisance est l'obligation morale d'agir pour le bien-être d'autrui : « La bienfaisance se réfère à toute action accomplie pour le bien d'autrui, la bienveillance au trait de caractère ou à la vertu qui consiste à être disposé à agir pour le bien d'autrui. Le principe de bienfaisance se réfère à l'obligation morale d'agir pour le bien d'autrui […] Promouvoir le bien-être des patients… est le but, la raison d'être et la justification de la médecine » (26).

R. Gil (133) ajoute que le principe de bienfaisance est un principe téléologique « c'est-à-dire fondé sur le but à atteindre, la visée ». Or, si le bienfait désigne le bien que l'on fait à quelqu'un et même ce qui est bénéfique pour lui, « le principe de bienfaisance ne peut être enfermé dans la seule intention dont il procède et qui peut être la bienveillance, mais aussi le souci de remplir au mieux sa mission de soignant. Il est en fait tout autant lié à la compétence technique du médecin (comme de tout professionnel de santé) qu'aux sentiments qui l'animent ». La bienfaisance est liée au savoir, au savoir-faire et au savoir-être du praticien qui saura proposer un traitement adapté, prescrire les examens complémentaires adéquats, et informer le patient avec « tact ». Le principe de bienfaisance doit donc « quitter le champ de la pure philanthropie pour inclure le champ de la compétence et de la pertinence des choix offerts aux malades » (*Ibid.*).

Comme l'explique S. Rameix (235), le paternalisme a longtemps été à l'œuvre dans la relation médecin malade, appliquant ainsi le principe moral de bienfaisance : « À l'égard de celui qui est en état de faiblesse par sa maladie et son ignorance, le malade est considéré comme un mineur que le médecin soutient et protège et qu'il décharge de la responsabilité de décision. Le malade, de son côté, fait confiance aux médecins comme l'enfant à ses parents ».

Le principe de bienfaisance s'impose dans toute situation de vulnérabilité et de dépendance. Le praticien entre dans une morale du bien à faire, morale téléologique, la guérison du malade : « Les tenants contemporains de la morale du bien, comme H. Jonas ou E. Levinas en France, fondent précisément la moralité sur cette fragilité de l'autre. La nature ou autrui, fragilité qui est un appel absolu à la responsabilité » (*Ibid.*).

Dans le cadre où la seule réponse apportée à la souffrance du patient est « C'est dans votre tête », le principe de bienfaisance ne s'applique pas. La sollicitude dont devrait faire preuve le professionnel de santé est absente. Sa seule certitude porte sur les représentations des symptômes décrits par le patient, rapportées à un contexte, une maladie, un âge, un genre, aux normes qu'il s'est construites au décours de son expérience, ou à une absence de connaissance de la maladie ou de traitements disponibles. Pour le praticien, faire le bien de la personne malade c'est lui affirmer que la maladie n'est pas réelle (*sine materia*), même si elle engage une autre responsabilité, celle dont nous avons largement débattu, imputée au patient par le « tout psy ». En mode paternaliste, le principe de bienfaisance crée le « syndrome du Sauveur » avec toute la condescendance que cela peut impliquer.

Le CCNE (68) évoque la transgression du principe de bienfaisance que le médecin peut percevoir dans le refus du traitement prescrit.

C'est la même chose lorsqu'un patient refuse d'accepter les explications médicales qui classent sa maladie dans une dimension strictement psychologique. Le refus d'adhérer de la personne malade au diagnostic ou à une thérapeutique, remet en question les normes du professionnel de santé, comme son savoir scientifique.

Le principe de justice est l'obligation de traiter les cas égaux de la même façon. Si l'âge, le genre, le statut social, l'origine ethnique du patient influencent la prise en compte de ses symptômes et de ce qu'en raconte le patient, le principe de justice avec sa dimension d'équité est alors mis à mal.

Le principe de justice peut s'opposer à l'exercice du principe d'autonomie. C'est le cas lorsque l'expertise expérientielle se traduit en une demande qui ne peut être validée pour une raison d'équité ou de non-conformité à la loi. Les demandes d'euthanasie entrent dans ce cadre. Lorsqu'une personne, étayant sa demande par l'expertise qu'elle s'est forgée au décours de la maladie ou du vécu du handicap, notamment en prévoyant une perte d'autonomie, une augmentation de la douleur, requiert une aide à mourir, justifiant sa demande en revendiquant le droit de mourir dans « la dignité », pour le soignant, il peut y avoir « un conflit éthique entre le juste et le bien » (235).

Le principe de justice peut aussi être entendu comme le respect de l'équité dans une relation soignant-soigné, abolissant le rapport savoirs/pouvoir dévolu en général au seul médecin. Le rapport dominant/dominé doit être révoqué et les savoirs expérientiels reconnus au même titre que les savoirs scientifiques.

1.5. Des enjeux éthiques aux recommandations

Nous avons tenté de mettre en exergue ce que la psychologisation des symptômes et de la maladie engageait comme enjeux éthiques. Les conflits de valeurs à l'œuvre entre un soignant et un soigné, compromettent l'alliance thérapeutique et produisent des dommages dont seul le patient paye le prix.

« Et voilà, il faut juste arrêter de râler et prendre sur soi. Et à chaque fois que j'ai eu de gros kystes, parce qu'en fait, je faisais des kystes d'endométriose et j'en ai eu même qui ont failli se rompre à des périodes de ma vie… Et il y en a eu qui ont eu la taille de balles de ping-pong… Et à chaque fois, on me dit : le stress… Le stress, "Faut vous détendre, Madame" […] Cela m'agaçait. Alors, du coup, en lien, il y a eu des prises de poids plus ou moins importantes, aussi des prises d'alcool plus ou moins importantes. […] Oui, parce que j'étais stressée, parce que ça m'angoissait et que je me disais que je n'arrivais pas à gérer ça. Et on me disait que c'était de ma faute si j'avais mal. Et, en fait, moi, je n'arrivais pas à ne pas avoir mal, donc en fait, ça ne pouvait être que de ma faute. Et c'était moi et ma volonté qui ne fonctionnait pas bien quoi. Donc, je n'ai pas été très très bien pendant quelques années » (Dorothée, témoignage présenté en annexe n° 4).

« C'est dans votre tête » n'est jamais une réponse pertinente. Même si le professionnel de santé est persuadé d'une origine psychologique de la maladie, formuler son opinion de cette manière s'apparente à une sanction et ajoute de la souffrance à la souffrance. Le tact, la sollicitude dont il devrait faire preuve ne s'exercent pas.

Par conséquent, il nous paraît important qu'un professionnel de santé puisse conscientiser ces enjeux afin d'accompagner son patient le mieux possible. Un *focus* devrait se faire à propos de pratiques suscitant de tels enjeux éthiques. Les reconnaître permettra au soignant de baser son accompagnement sur une valeur d'humilité plutôt que de bienveillance, et d'éviter ainsi la condescendance et une potentielle violence.

L'identification des enjeux éthiques à l'œuvre dans la relation soignant-soigné où s'exerce le « tout psy » permet d'alimenter des recommandations et des pistes d'action que nous allons tenter de développer dans notre dernière partie.

2. L'APPLICATION DE LA DÉMOCRATIE EN SANTÉ : MYTHE OU RÉALITÉ ?

« Le principe d'humanité doit rester au cœur de l'acte de soin. Au-delà des attentes individualistes, le soin doit être un enjeu de solidarité et de responsabilité, c'est-à-dire un enjeu démocratique » (E. Hirsch (162)).

Les enjeux éthiques de la relation soignant-soigné, tout comme ceux de la démocratie en santé, consistent à placer les valeurs humaines au cœur des décisions. Il s'agit de garantir le respect de l'autonomie, des choix et de la dignité des personnes malades.

La relation de soin repose sur l'alliance thérapeutique qui permet au patient d'être pleinement acteur de sa prise en soin. Cette modalité d'échange favorise une écoute empathique, une expression authentique et un consentement véritablement libre et éclairé.

De la même manière, la démocratie en santé au sein des institutions vise à associer les usagers aux décisions les concernant, en reconnaissant leur droit à l'information, à la participation et à la codécision. Son application encourage également le dialogue constructif entre les différents acteurs du système de santé, ainsi que l'expression de leurs désaccords.

En partant de l'expérience des patients et des associations, pour lesquelles la maladie est perçue comme exclusivement mentale, nous analyserons comment l'application de la démocratie en santé, bien que portée par une volonté d'inclusion et de responsabilité partagée, se heurte à des limites concrètes dans sa mise en œuvre.

2.1. L'expérience affective et sociale de la démocratie en santé

2.1.1. Les relations au cœur de la vie démocratique

Ces tensions entre principes et pratiques invitent à interroger l'expérience intime de la vie démocratique, c'est-à-dire la manière dont chacun vit et perçoit, au quotidien, les valeurs de liberté d'expression, d'égalité, de participation citoyenne et de respect des droits de l'homme. Dans le contexte de la psychologisation de la maladie, cette expérience prend une dimension particulière, confrontant les idéaux démocratiques à la réalité, souvent asymétrique, des relations de soin ou d'expertise, et à la difficulté, pour les patients, d'être reconnus comme pleinement légitimes au sein des comités décisionnels.

Les frontières poreuses entre sphère privée et sphère publique

Dans le chapitre intitulé *L'expérience démocratique au prisme de l'intime*, extrait de l'ouvrage collectif *La démocratie de l'entre-soi*, A. Muxel (229) rappelle que les expériences interpersonnelles sont « un ferment actif de la démocratie, sa promesse même, un lieu fécond de construction du vivre ensemble contemporain ». Dans cette perspective, elle mobilise une réflexion de M. Fœssel, selon laquelle « une norme sociale ne peut émerger qu'à partir du sol des expériences amoureuses, amicales et désirantes ». Ces propos invitent à penser les conditions d'une « démocratie du sensible », où les affects, les expériences personnelles et les vulnérabilités individuelles ne sont pas relégués hors du champ politique, mais en constituent un élément structurant.

Pour approfondir cette articulation entre intimité et démocratie, A. Muxel s'appuie également sur le concept d'« intimité démocratique » évoqué par A. Giddens (132), qui interroge les conditions d'imbrication de la sphère personnelle et de la sphère publique dans les sociétés contemporaines. Ce concept repose sur la notion de « relation pure », c'est-à-dire des relations interpersonnelles entre hommes et femmes, parents et enfants, entre amis ou collègues, fondées sur l'égalité, la négociation et la réflexivité. A. Giddens introduit cette notion pour illustrer comment les relations contemporaines tendent à se définir non plus par des impératifs externes, tels que les obligations familiales ou les normes sociales traditionnelles, mais par des critères internes liés à la satisfaction personnelle et à l'épanouissement individuel. Il souligne que, dans une « relation pure », la confiance et l'engagement sont construits à travers une communication sincère et une réciprocité dans les échanges. Ainsi, A. Giddens explore la manière dont cette évolution des relations de proximité reflète et influence les dynamiques sociales et politiques. C'est dans cette continuité que l'intime devient « une nouvelle base de négociation des interactions sociales et culturelles, mais aussi personnelles et affectives », appelant de fait à un « nouveau paradigme démocratique » (A. Muxel (229)).

A. Muxel souligne que l'intime, « situé au point de jonction entre les deux espaces de la vie publique et de la vie privée », agit à la fois sur les formes et les modes de gouvernance, les « configurations du pouvoir » (*Ibid.*), et sur l'expression personnelle des convictions de chaque membre. Il devient ainsi un moteur de transformation démocratique, affectant aussi bien les institutions que les relations du quotidien.

Cette approche nous invite à réfléchir aux habitudes de communication des acteurs de la santé et à leur adéquation avec les attentes des patients. Elle nous amène également à considérer les effets de l'entrelacement entre vie privée et vie publique au sein des institutions, particulièrement dans un contexte où la maladie est mal comprise et psychologisée. Est-il possible, dans ce cadre, d'échanger librement sur le vécu personnel et de partager des convictions en toute sécurité ? Les processus démocratiques garantissent-ils véritablement le respect de la diversité des expériences et des points de vue, tout en assurant la protection des données médicales, ainsi que de la vie privée et professionnelle ? Dès lors, qui porte la responsabilité d'appliquer ces droits individuels et collectifs ? Dans quelle mesure les institutions assurent-elles la liberté d'expression, les droits fondamentaux des patients, ainsi que leur participation, sans crainte de représailles ni de sanctions ?

En réalité, certains patients — bénévoles et partenaires — expriment trois préoccupations principales. D'une part, ils souhaitent davantage échanger avec les experts sur un pied d'égalité, avec une conscience et un soin apportés aux sujets touchant directement leur vie intime ou les affectant émotionnellement. D'autre part, ils aspirent à être pleinement inclus dans les processus de décision, à l'image des transformations culturelles et sociales actuelles, qui redéfinissent les relations de la sphère intime à la sphère publique de manière plus équitable et inclusive. Toutefois, certains professionnels de santé adoptent encore une posture descendante, fondée sur une expertise perçue comme un savoir unilatéral, détachée de toute dimension émotionnelle et marquée par un rapport paternaliste et de plus en plus techniciste, vis-à-vis des personnes concernées par la maladie. Enfin, les patients expriment la crainte de s'exposer en plaidant publiquement la reconnaissance et la prise en soin de leur pathologie. Ils témoignent des risques multiples de discrimination et de précarisation (licenciement, rupture, exclusion sociale…) qu'entraîne la porosité entre la sphère privée et la sphère publique. Avant de s'engager au sein d'un collectif, ils évaluent les impacts et les bénéfices à porter une parole publique ou à contribuer aux actions associatives à visage découvert. Les publications sur les réseaux sociaux, tels que X, accroissent également cette peur allant jusqu'à la crainte réelle de menaces ou d'injures.

« Je suis en période de licenciement en raison de mon état de santé. Je ne souhaite pas que mon employeur actuel soit au courant de ma contribution au sein d'un collectif de patients. Par ailleurs, mes amis me conseillent de ne pas me montrer et de ne pas me taguer "Covid Long", de peur que cela nuise à ma réinsertion sociale et, à terme, si je le peux, professionnelle » (Patiente atteinte de Covid Long, communication personnelle).

L'« intimisation », source de conflits ? Quand l'intime se mêle au commun

Dans le même chapitre *L'expérience démocratique au prisme de l'intime* (229), A. Muxel pointe également l'une des dérives possibles de l'« intimisation » dans le milieu politique, un phénomène qui désigne l'influence croissante des aspects personnels ou intimes dans la sphère politique. Ce processus inclut la manière dont des éléments de la vie privée, des émotions ou des histoires personnelles des hommes et femmes politiques sont rendus publics, modifiant ainsi leur image auprès du grand public, mais aussi leur influence. À cet égard, A. Muxel s'interroge sur les « implications de ce processus d'"intimisation" de la politique sur les usages démocratiques contemporains ».

Selon elle, l'« intimisation » de la politique renforce les occasions de « conflictualisation », voire « une intensification des luttes intestines », comme en atteste J. Stanyer. Ce phénomène témoigne d'un « affaiblissement des allégeances sociales et institutionnelles » qui « reconfigure l'espace privé », un espace désormais marqué par « l'autonomisation des opinions et des décisions », valorisant ainsi le point de vue et les arbitrages intimes des individus. Dans ce contexte, les conflits sont de plus en plus individualisés et centrés sur des enjeux moraux, émotionnels ou privés. Moins marqués par des clivages idéologiques ou institutionnels, ils n'en sont pas moins vifs et sont, au contraire, plus intenses et douloureux, précisément parce qu'ils engagent profondément les individus sur le plan affectif et personnel. Il est à noter que « plus les relations sont affinitaires et choisies [...], moins la différence d'opinions est tolérée, et plus l'homogamie politique est défendue comme une nécessité et s'impose aussi dans les faits » (*Ibid.*). Par conséquent, les processus d'hybridation entre l'intime et la politique révèlent une difficulté inhérente à la construction d'un espace public véritablement partagé. Si la politique, dans son essence, est la recherche du bien commun, son « intimisation » et sa privatisation compliquent la création de cet espace où le « commun » pourrait se déployer de manière collective.

Cette réflexion trouve une résonance particulière dans le domaine de la santé, notamment dans le cas des maladies dites « dans la tête », où les dynamiques d'interactions au sein des institutions et leur couverture médiatique peuvent suivre des logiques similaires. En effet, le rôle conféré aux experts s'accompagne d'un pouvoir symbolique et décisionnel qui n'est pas sans risque : il peut conduire à des dérives susceptibles de compromettre l'émergence d'un véritable espace démocratique. Ce déséquilibre s'exprime notamment par la mise en avant de figures influentes ou incontournables — qu'il s'agisse de chercheurs, de représentants de patients ou de professionnels de santé — dont les convictions, partagées par leurs pairs, tendent à structurer le débat. Si la contribution de ces acteurs est indéniablement précieuse, leur surreprésentation, conjuguée à une mobilisation de l'intime et la sollicitation affective, peut favoriser une dynamique d'individualisation ou d'« émotionalisation » des échanges. Ce glissement, expliqué par le phénomène d'« intimisation », risque alors d'« entamer les chances de divulgation d'une culture du projet collectif et de définition d'un monde commun » (*Ibid.*).

« Je dois suivre des protocoles décidés par les médecins. Cela vient toucher quelque chose de profond : ma liberté et ma souveraineté, mon pouvoir sur ma vie qu'on me retire pour le déléguer à d'autres corps de métiers, d'autres voix que la mienne, d'autres autorités, des institutions, qui savent les décisions à prendre pour moi » (Patiente atteinte d'un cancer, communication personnelle).

L'hybridation de l'intime et du rôle d'expert interpelle l'éthique de la représentativité des différents acteurs de la santé et des communautés au sein des institutions. Au vu des expériences passées lors de la crise sanitaire, ne serait-il pas nécessaire d'instaurer un encadrement plus rigoureux dans les instances de santé afin de garantir une participation véritable, consentie et effective des patients dans les processus décisionnels, y compris dans les domaines économique et scientifique ? Ce cadre, en tant que garant de la rigueur scientifique tout en intégrant les savoirs expérientiels, pourrait assurer une juste représentativité des intervenants, en tenant compte de leur pertinence, de leur influence et de leur rôle dans les prises de décision. Nous croyons également que les conflits d'expertise, comme ceux observés lors de la reconnaissance du Covid Long, pourraient servir de point de départ à une réflexion plus large sur l'établissement de cadres collaboratifs et décisionnels. Ces cadres favoriseraient une parité plus juste dans les arbitrages ainsi qu'une répartition équitable du pouvoir, fondée sur un échantillonnage représentatif de la population concernée, capable de prendre en compte à la fois l'expérience des patients, les données scientifiques, ainsi que les contraintes matérielles, financières et organisationnelles.

À ce titre, il serait utile d'envisager des groupes composés d'experts variés, avec un principe de rotation incluant des patients et citoyens, qui, bien que non familiers des codes et normes sociales des milieux institutionnels, de la recherche, du soin ou du journalisme, seraient capables de s'engager activement dans leurs rôles, à l'image des conventions citoyennes (59). Idéalement, un système de gouvernance partagée, alliant les méthodes de la démocratie représentative, délibérative et directe, pourrait être renforcé (210).

En ce sens, nous pensons essentiel de favoriser la multiplicité des représentants pour éviter les dérives de surreprésentation, de conflits d'intérêt, de copinage, de réseautage ou encore de jeux de pouvoir, y compris par l'affect. Lorsqu'un membre cherche, par exemple, à adopter le « bon rôle » pour être perçu comme sympathique et préserver son image au sein d'un groupe. Cette attitude, qui peut découler d'un besoin de validation sociale, d'un déni de responsabilité, d'une stratégie d'évitement du conflit ou encore d'autres causes possibles, est susceptible de modifier et de biaiser les échanges. Pourtant, comme le souligne A. Muxel dans l'ouvrage collectif *La démocratie de l'entre-soi* (229), « alors que le projet même de la démocratie suppose de transcender la stérilité de combats centrés sur des présentations de soi, des batailles d'ego et d'ambitions personnelles, il doit aussi contourner la question du pouvoir personnel pour organiser le pluralisme sur la base d'un dénominateur commun et rassembleur ». Par conséquent, la garantie d'une pluralité de voix permettrait d'établir des garde-fous collégialement afin de mieux gérer l'expérience de l'« altérité démocratique » qui implique inévitablement un investissement émotionnel et affectif, et qui, s'il est excessif ou instrumentalisé, peut nuire au bon fonctionnement des processus démocratiques. Cette démarche a également l'avantage d'éviter l'invisibilisation des voix minoritaires ou divergentes au sein de la communauté représentée.

Comme nous invite à le faire A. Muxel (*Ibid.*), il est important de questionner « les transactions qui s'opèrent entre le système des normes et le système des affects des individus, dès lors que les intervenants sont en position d'arbitrer tout aussi bien leurs choix privés que leurs choix publics ». Le « travail démocratique » suppose de prendre en compte les conflits, les émotions, la variété d'opinions, la multiplication des mandats ou postes, etc., afin de se prémunir contre les dérives d'un système cloisonnant de l'entre-soi et des prises de décision centrées sur des enjeux privés. C'est une grille de lecture qui ne peut être négligée et que nous devons explorer en toute humilité.

Si les relations interpersonnelles fondées sur la transparence, l'honnêteté et l'absence de conflits d'intérêts sont essentielles à l'instauration de la confiance, encore faut-il qu'elles puissent s'inscrire dans des cadres collaboratifs d'engagement et de consentement, propices à des échanges authentiques, qu'ils soient rémunérés ou récompensés, mais sans contrepartie intéressée. Pour qu'une démocratie fonctionne réellement, tous les acteurs devraient être impliqués à chaque étape : de la prise de décision à la mise en œuvre des projets, jusqu'à leur évaluation. Cela nécessite l'adoption de méthodes diversifiées, fondées sur la délibération, la concertation, le compromis, le consensus, ainsi que d'autres méthodes d'arbitrage. Il s'agit de mettre en place des instances (comités éthiques, espaces de réflexion, de médiation, de réparation) animées ou facilitées par des tiers neutres et des accords de gouvernance intégrant des clauses de responsabilité, dont des pénalités convenues en cas de manquement, afin de garantir l'effectivité et la crédibilité des décisions prises.

En effet, nous pensons que les relations humaines et les interactions sociales constituent un terreau fertile pour le renforcement de la démocratie. Toutefois, sans une réflexion approfondie sur le maintien d'un espace public sain, impliquant la création d'un environnement et d'un cadre institutionnel représentatif, régulé et intégrant la dimension affective et émotionnelle, nous pensons que les risques de dérives sont croissants. Or, comme le souligne A. Muxel, la santé de la démocratie dépend des liens sociaux, de la capacité à dialoguer, à coopérer et à gérer les divergences ou les conflits d'intérêts — autant de conditions essentielles à l'enrichissement collectif et à la construction d'un savoir pluraliste.

Entre espace et soin : une écologie de l'ajustement

L'« intimité démocratique » (132) questionne également les dynamiques relationnelles telles qu'elles se construisent au sein d'un environnement médical, personnel, professionnel, social ou institutionnel. Par exemple, le développement d'une autonomie fonctionnelle nécessite de préparer des espaces de soins et de vie soutenants pour favoriser les capacités d'adaptation homéostatiques de la personne malade, c'est-à-dire la faculté de maintenir un équilibre face aux bouleversements liés à la maladie. Pour cela, nous pouvons nous inspirer des sciences de l'éducation et des connaissances en neurosciences pour expliquer en quoi l'ambiance et l'environnement sont des éléments fondamentaux pour que s'exerce l'autonomie individuelle, respectueuse des principes démocratiques. La pédagogie de M. Montessori, par exemple, montre à quel point ces environnements préparés influencent le comportement des enfants (89). Ils se sentent en sécurité matérielle et émotionnelle, sont plus calmes, concentrés et respectueux de leurs besoins et de ceux des autres. Les résultats de cette pédagogie ont été salués dans un contexte d'après-guerre et donc post-traumatique ainsi que sur des enfants en situation de handicap. Nous pouvons rappeler que M. Montessori était l'une des rares femmes médecins italiennes et sa pédagogie reposait avant tout sur le principe de rééducation et donc de résilience. Il est donc essentiel de soutenir la recherche dans ce domaine pour s'inspirer d'une telle méthode dans le domaine de la santé.

De la même manière, B. Cyrulnik (81), neuropsychiatre, rappelle, lors de la sortie promotionnelle de son ouvrage, *Les deux visages de la résilience. Contre la récupération d'un concept*, que le terme de résilience implique qu'un nouveau développement est concevable après un traumatisme. Cependant, cette résilience n'est pas toujours possible et dépend du milieu dans lequel l'individu évolue. B. Cyrulnik souligne que « ce concept scientifique est entré dans la culture à contresens ». Il explique que ce terme, issu de l'agronomie au siècle dernier, désigne par exemple le processus d'une fleur qui, après avoir résisté à la sécheresse, reprend sa croissance dès qu'elle peut à nouveau bénéficier d'eau. De la même manière, le cerveau de l'humain est sculpté par le milieu. L'expérimentation de la pédagogie de M. Montessori, associée aux avancées des neurosciences, montre qu'un environnement riche et stimulant favorise le développement des aires cérébrales et des capacités cognitives de l'enfant. B. Cyrulnik souligne que, dans une culture dualiste, où l'âme et le corps sont séparés, cette idée peut sembler difficile à appréhender. Cependant, l'approche neuroscientifique que nous avons explorée révèle que notre cerveau est modelé par le milieu dans lequel nous évoluons, et qu'il est donc possible d'agir collectivement pour influencer son développement. Ce concept, bien que fondé sur des bases scientifiques semble aujourd'hui dévoyé par un néolibéralisme qui, à travers certains discours médiatiques, renforce plutôt l'idéal de l'individualisme exacerbé. Le message véhiculé sous-jacent est que l'individu est entièrement responsable de ses difficultés et doit se débrouiller par lui-même. Ainsi, lorsqu'on accable une personne en affirmant que ses symptômes sont « dans sa tête », on la leste d'autant plus de la responsabilité collective qui incombe à la société dans son ensemble. En effet, les pouvoirs publics ont ce rôle de mettre en place des environnements communs sains, qui favorisent le bien-être collectif et la guérison. A. Moukheiber apporte un éclairage complémentaire, qui illustre notre propos, lors d'une interview intitulée *La santé mentale, c'est pas que dans la tête ?* (216). Il rappelle avec justesse que « les antidépresseurs sauvent des vies pour plein de gens, mais ça ne sauve pas les vies de tout le monde ». À ce titre, il prend l'exemple d'une femme évoluant dans un environnement sexiste. Dans une telle situation, il explique qu'il n'est pas pertinent de soigner la personne elle-même, mais plutôt de soigner l'environnement ou de l'en extraire. Il souligne qu'administrer un anxiolytique pourrait certes atténuer la réaction anxieuse, mais que cela reviendrait à étouffer un signal d'alerte essentiel, qui indique que la situation vécue n'est pas normale. Autrement dit, le traitement risque de masquer la souffrance sans en résoudre la cause réelle.

C'est dans cette optique que l'association #ApresJ20 Covid Long France a plaidé auprès des membres du COVARS, en recommandant d'intégrer au parcours de soins des notions, telles que l'ajustement mutuel ou le rétablissement.

Dans l'un des échanges avec certains membres du COVARS (12), il est expliqué que « la notion de rétablissement, née dans le champ de la santé mentale, s'est élargie à d'autres pathologies, comme le cancer. En France, c'est l'enseignante-chercheuse C. Tourette-Turgis (270) qui a défini six dimensions du rétablissement : médicale et psychologique, économique, familiale et conjugale, professionnelle, existentielle ». Il est également précisé, en s'appuyant sur les travaux de S. Mead et M. E. Copeland, que « l'objectif ultime de l'expérience de rétablissement n'est pas nécessairement de retrouver la santé en termes de rémission des symptômes. Il s'agit plutôt, pour une personne, de parvenir à l'utilisation optimale de ses ressources personnelles et environnementales afin d'atteindre un état de bien-être et d'équilibre dans les conditions de vie qu'elle-même aura choisies ». Ainsi, « la notion de rétablissement ne s'apparente pas nécessairement à un objectif de guérison, ni à une simple capacité d'adaptation à son environnement, mais à un processus d'ajustement global et mutuel entre le patient et son cadre de vie » (*Ibid.*).

2.1.2. L'« autonomie civile »[1]

Comme nous l'avons abordé dans la partie consacrée aux enjeux éthiques de la relation soignant-soigné, F. Gzil (147) distingue trois grandes dimensions de l'autonomie humaine : l'autonomie fonctionnelle, l'autonomie morale et l'« autonomie civile ». Dans le cadre du soin et de l'accompagnement, il propose, lors de son

[1] L'« autonomie civile » est un terme utilisé par F. Gzil lors de son intervention durant les « dix heures de l'éthique » en 2020.

intervention durant les « dix heures de l'éthique », que ces aspects de l'autonomie, ainsi que la qualité de vie, soient envisagés comme des objectifs de réflexion partagée, plutôt que comme des impératifs normatifs. Notre analyse portera ici plus spécifiquement sur le concept d'« autonomie civile », en interrogeant les facteurs qui en limitent encore la portée.

La Conférence Nationale de Santé de juin 2021[1] en a apporté une illustration concrète en soulignant que la pandémie liée à la crise de la COVID-19 avait contribué à fragiliser la démocratie en santé. Effectivement, dans les faits, les associations n'ont pas toujours été consultées et les impacts des décisions prises sur les publics vulnérables, les restrictions sanitaires, dont le confinement, ont provoqué des difficultés dans l'accès aux soins. Les consultations ont été annulées ou difficiles à obtenir, certains soins ont été déprogrammés, toute la population n'avait pas accès de manière égale au numérique et des retards de diagnostics et de prise en charge ont été constatés. Sans oublier, parfois, le non-respect du secret médical, les discriminations envers les malades et le manque de transparence et de cohérence des discours et des mesures mises en place. Ce constat est d'ailleurs formulé dans l'avis 137 de la revue *Éthique et Santé publique* (69) : « Le premier principe, tel qu'il ressort de la loi de 2002 est celui de la participation du patient […] l'étape de la représentation des patients et des acteurs de santé en général dans une crise ou une pathologie précise : ici, l'expérience du SIDA s'est révélée décisive historiquement, sociologiquement et politiquement. En revanche, la consultation de l'ensemble de la société lors de la crise sanitaire liée à la COVID-19 s'est révélée insuffisante, défaillante ». Il est donc « crucial d'intégrer les leçons de la gestion de la COVID-19 dans les futures politiques de santé, en renforçant la démocratie en santé comme un levier fondamental pour mieux faire face à de telles crises » (C. Legros (194)).

À titre d'exemple, les personnes souffrant de Covid Long ont été parmi « les oubliées du Covid ». Elles ont été souvent accusées « d'en faire trop » ou de « s'inventer des symptômes », à une époque où la compréhension du virus et de ses impacts était encore limitée. Malgré

[1] La Conférence Nationale de Santé (CNS) de juin 2021 a été un événement important organisé en France, dans un contexte particulier de crise sanitaire liée à la pandémie de COVID-19. Elle visait à engager un dialogue large et inclusif sur les enjeux de santé, tout en réformant le système de santé français pour le rendre plus résilient et équitable.

les alertes, recommandations et solutions proposées — notamment par les associations de patients, dont #Apresj20 Covid Long France qui a interpellé toutes les Agences Régionales de Santé (ARS) dès le 17 juin 2021[1] — très peu d'usagers ont été intégrés dans les dispositifs locaux ou les structures de prise en charge, limitant ainsi la réponse collective face aux nouveaux défis posés par cette maladie émergente. Le deuxième avis du COVARS a d'ailleurs mis en évidence les effets délétères de certains types d'accompagnement et de prise en charge, et a souligné l'importance de s'engager dans un processus de résilience.

« Par ailleurs, le niveau de connaissance des soignants de premier recours concernant le SPC (syndrome post-covid) et les SPI (syndromes post-infectieux) est hétérogène, créant une iniquité de prise en charge dépendant du soignant de premier recours. Cela peut induire des difficultés d'alliance thérapeutique ou parfois des prises en charge délétères quand le diagnostic n'est pas assez précis. » [...] « S'emparer de cette question dans une réflexion inclusive et de façon pragmatique semble un bon support à la résilience collective et le meilleur moyen de préparer l'avenir dans la reconnaissance et une meilleure compréhension des syndromes post-infectieux » (Avis du COVARS du 7 novembre 2023 (78)).

L'idée serait donc de restaurer, pour les années à venir, les droits des patients à exercer les différents aspects de leur autonomie : fonctionnelle, morale et « civile » . Il s'agirait de garantir, même et surtout en période de crise, un accès équitable au système de santé, permettant à chacun de bénéficier d'un parcours de soins coordonné, multiprofessionnel et accessible sur l'ensemble du territoire. L'expérience du Covid Long souligne par ailleurs, l'importance de respecter la narration du patient, de soulager la douleur quel qu'en soit le motif, et d'inclure les patients et les citoyens, dès les premiers signes d'une maladie émergente, comme codécideurs ou représentants pour adapter la politique de santé et répondre aux besoins de soins et d'accompagnement des patients au plus tôt.

---

[1] Ces propositions de coordination des soins avec les Agences Régionales de Santé (ARS) sont disponibles sur le site web de l'association #ApresJ20 Covid Long France (11) sous le nom : *Prise en charge et protection sociale des patients (enfants, adolescents et adultes) atteints de symptômes prolongés suite à un Covid-19 (17 juin 2021).*

K. Swaffer, citée par F. Gzil lors de son intervention[1], est une militante engagée pour les droits des personnes atteintes de la maladie d'Alzheimer et d'autres pathologies neuro-évolutives, qui nous invite également à réfléchir, de manière éthique, à la capacité collective d'action des personnes, dont on dit que les symptômes sont « dans leur tête ».

Elle-même impactée par la maladie, elle insiste sur la nécessité d'un accompagnement centré sur la personne, qui valorise ses capacités et son autonomie dans tous les aspects de sa vie, qu'ils soient personnels, familiaux, sociaux ou professionnels. Elle met également en avant l'importance de mettre en place un cadre dans les soins et l'accompagnement afin de garantir la dignité, le respect et l'inclusion des personnes vivant avec des séquelles ou des formes d'invalidité.

Une telle approche s'inscrit en parfaite adéquation avec les principes énoncés dans la Convention relative aux Droits des Personnes Handicapées (CDPH), adoptée par l'ONU en 2006 (219). Ce traité international vise à promouvoir et protéger les droits et la dignité des personnes en situation de handicap, affirmant qu'elles doivent jouir de tous les droits humains et libertés fondamentales sur un pied d'égalité avec les autres. Elle promeut également l'accès à des environnements physiques, à l'information, aux communications et aux services, garantissant ainsi l'inclusion des personnes handicapées dans la société. Cette convention encourage la participation active des personnes handicapées dans les décisions qui les concernent, notamment dans les domaines politiques, économiques et sociaux. Elle insiste sur le droit à une éducation inclusive et de qualité, ainsi que sur l'accès à des opportunités d'emploi dans un cadre non discriminatoire, tout en recommandant des mesures pour assurer la sécurité sociale et des services de santé adaptés. L'engagement international en faveur de l'inclusion et de l'égalité des droits des personnes handicapées est fort et nécessaire. Il appelle à un changement de perspective sur la manière dont la société perçoit et traite le handicap. Afin d'éviter à l'avenir toute « prescription de désengagement »[2] dans l'apport de soins et

[1] Cet exemple est cité par F. Gzil lors de la captation des « dix heures de l'éthique » en 2020 (147).

[2] Ce terme développé par K. Swaffer, militante et défenseure des droits des personnes vivant avec la maladie d'Alzheimer et d'autres formes de démence, fait référence à un processus où des professionnels de santé, des aidants ou la société en général suggèrent ou imposent une réduction progressive de l'implication ou de l'autonomie des personnes vivant avec la démence. En d'autres termes, il s'agit d'un phénomène

d'accompagnement d'une personne ayant des symptômes invalidants, y compris cognitifs, qui se traduisent par des troubles neurologiques, il est important de se référer aux préconisations de cette convention pour réfléchir ensemble à des organisations fonctionnelles et inclusives.

En conclusion, bien que les associations de patients soient fréquemment consultées, leur rôle se limite trop souvent à émettre un simple avis, sans permettre aux patients d'exercer pleinement leur « autonomie civile », ce qui empêche l'adoption de véritables décisions partagées, tant au niveau local qu'au niveau national et international.

2.2. Les écueils de la gouvernance partagée

Dans son article *Participation citoyenne et pandémie : question de méthode*, V. Gateau (129) invite au développement de méthodes « intelligentes » en s'inspirant de ce qui existe déjà. Elle précise qu'« il ne s'agit pas de défendre que la voix des citoyens doit compter *plus* que celles des experts, mais bien s'assurer que les citoyens, usagers et acteurs de terrain sont considérés comme partenaires égaux de la décision ». Par ailleurs, elle rappelle que « le Comité Consultatif National d'Éthique (CCNE) recommande ainsi la mise en place « d'une instance mixte d'experts scientifiques de différentes disciplines, incluant les sciences sociales, conjointement avec des membres de la société civile, en capacité de prendre en compte l'avis des différentes catégories de la population, notamment les plus précaires ». En effet, comme le souligne F. Trocquenet-Lopez (275), « conquérir, convaincre tout le monde [...] mener dans une seule voie, sans contradiction, sans doute possible, c'est là le cauchemar de la démocratie ». Il est donc essentiel de mobiliser les différents acteurs afin que les décisions soient le fruit d'un processus collectif, et non imposées par un leader ou un groupe, aussi bienveillant soit-il. Même lorsque des principes démocratiques sont invoqués, une telle approche risque de les appliquer de manière faussée, privant ainsi le processus décisionnel de la pluralité et de la remise en question qui sont au cœur de la démocratie.

Face à de tels constats, ne conviendrait-il pas de promouvoir la création d'instances éthiques, particulièrement en période de crise, afin de structurer les débats, garantir à chacun la possibilité d'exprimer ses opinions et désaccords dans un cadre sécurisé, et favoriser l'émergence de solutions véritablement coconstruites ? De plus, ces comités ne

---

où ces personnes sont « désengagées » ou exclues du processus décisionnel et des activités sociales en raison de leur diagnostic.

devraient-ils pas également tenir compte de la charge émotionnelle des participants, ainsi que des rapports de pouvoir à l'œuvre — qu'il s'agisse de patients, de soignants ou d'experts — afin de garantir des décisions à la fois éclairées et équitables, même en situation d'urgence ?

2.2.1. L'art de la médiation au service d'une démocratie vivante

Nous avons vu que, pendant la pandémie de SRAS-CoV-2, la complexité des situations, associée à l'incertitude, a engendré des tensions et des arbitrages difficiles à surmonter. Dans l'ouvrage *Le conflit* du sociologue G. Simmel (259), on comprend que « le conflit est une forme de socialisation » dont les désaccords peuvent être nécessaires pour faire émerger de nouvelles dynamiques et améliorer les systèmes existants.

Comme le soulignent de nombreux experts, une gouvernance démocratique et participative permet de résoudre les conflits d'expertise et d'assurer une prise en soin des patients plus équitable. Toutefois, le recours à la démocratie représentative pour résoudre ces conflits présente certaines limites, notamment en raison de processus décisionnels souvent lents, centralisés, et d'un manque de représentativité reflétant la diversité réelle des personnes concernées. Dès lors, la démocratie directe pourrait jouer un rôle plus prépondérant en permettant aux patients et aux citoyens de participer — sans intermédiaire — à la définition des politiques de santé, à l'instar des conventions citoyennes (59) ou des référendums, qui offrent des espaces de délibération collective et de coconstruction des décisions.

Selon F. Trocquenet-Lopez dans son article paru dans la *Revue française d'éthique appliquée* (275), « la délibération n'est pas le figement des possibles par l'obtention d'un consensus ; elle est la mise en œuvre d'un dissensus permanent : une assemblée ne saurait décider d'une seule voix, et le consensus est par définition anti-démocratique ; il est [...] le fait des démagogues, ceux qui veulent conduire le peuple, et ne croient pas en sa capacité à conduire son propre destin ».

Cette idée met en lumière l'importance de l'incertitude dans le processus démocratique. En effet, F. Trocquenet-Lopez ajoute que « gouverner, c'est-à-dire, en démocratie, *délibérer*, c'est (de) *jouer de l'incertitude* [...] "L'incertitude, la démocratie s'y confronte. Elle l'assume" ». Il ajoute : « Une crise ne doit donc pas faire peur, en démocratie ; c'est par la crise qu'advient la démocratie et que s'accomplit le processus de liberté politique ». Ainsi, le véritable principe d'une démocratie ne réside pas dans la recherche d'une stabilité artificielle, mais dans une concertation authentique, où « le "cap" [...] devrait être le principe d'une vraie concertation des citoyens, à tous les niveaux — celui de la représentation parlementaire, comme celui des communes, et des "corps intermédiaires" dans leur ensemble » (*Ibid.*).

A. Fenoy (108) plaide, à ce titre, pour que la médiation en santé devienne un outil stratégique au service du renforcement de la démocratie sanitaire. Selon elle, « la logique de médiation scientifique, de démocratisation de la culture scientifique et médicale, du dialogue, de l'échange et du développement de l'esprit critique va de pair avec le projet d'une véritable démocratie sanitaire ». Ce dispositif présente l'avantage de favoriser des échanges constructifs entre les différentes parties prenantes — patients, experts, autorités sanitaires, professionnels de santé et citoyens — dans un cadre défini et régulé. En ce sens, la médiation permet non seulement d'anticiper et de gérer les conflits, mais aussi de garantir une communication claire, d'adapter les décisions aux réalités vécues par les différents acteurs et de diffuser des informations précises et fondées. Ainsi, les capacités d'action de la médiation vont bien au-delà de la simple résolution de conflits : elles incluent également l'anticipation, la restauration des liens, tout comme le co-apprentissage et le partage des savoirs. Contrairement à une transmission descendante d'informations, souvent perçue comme « infantilisante », la médiation repose sur un principe d'échange et de dialogue, facilité par un intervenant extérieur au débat. Ce mode de communication permet de reconnaître et valoriser les savoirs de chacun, de faciliter les discussions et la coconstruction de solutions créatives. Cependant, l'auteure soulève une question essentielle sur la professionnalisation et l'institutionnalisation de cette fonction : comment peut-on « préserver la médiation si le métier de médiateur ou de coordinateur reste bien souvent bénévole, reposant uniquement sur la bonne volonté de quelques personnes engagées ou passionnées ? » (*Ibid.*).

Nous plaidons également pour le développement du « courtage en connaissances », tel que défini par L. Munero, L. Cambon et F. Alla (217). Selon ces chercheurs, ce processus vise, « via un intermédiaire, à favoriser les relations et les interactions entre les différents acteurs en promotion de la santé (chercheurs, acteurs de terrain, décideurs), dans le but de produire et d'utiliser au mieux les connaissances basées sur les preuves ». Elle ajoute que « les actions de cet intermédiaire peuvent être multiples et variées selon le contexte, mais visent toutes à créer du lien et de la communication, à valoriser les connaissances et les compétences de chacun (sans critère de priorisation ou de hiérarchisation) et à améliorer les pratiques ».

L'étude met en lumière, à l'image de ce qui est requis pour la médiation, à la fois les facteurs favorables et les obstacles à la mise en œuvre de ce type de dispositif, en soulignant notamment la nécessité de former des courtiers compétents, ainsi que l'importance d'un ancrage institutionnel solide.

Bien que ces approches apparaissent réalisables et prometteuses pour développer une « démocratie sensible » (229) et vivante, leur succès repose avant tout sur une volonté politique forte, condition nécessaire pour mobiliser des professionnels qualifiés et adapter les structures à ce modèle. Elles devraient également intégrer la mise en place d'accords explicites en cas de manquements au cadre et aux règles définis.

2.2.2. Quand réparer devient gouverner : fondement d'un renouveau systémique

Un autre aspect central de l'éthique institutionnelle dans des contextes de crise, de dilemmes ou d'incertitudes est la question de la réparation et la réconciliation. Pour cela, nous pensons que des méthodes de justice restauratrice, comme celles proposées par les théories de réparation sociale, pourraient être explorées (34). Ces pratiques, qui visent à restaurer des liens de confiance entre les patients et les institutions, en offrant une reconnaissance des souffrances vécues, des pertes et impacts, etc., sont essentielles pour rétablir une relation saine et respectueuse et engager à nouveau une action collective résiliente.

À titre d'exemple, D. Barter a développé au Brésil depuis plus de vingt ans un processus de restauration de conflits qui s'étend à quarante-six pays, touchant des domaines variés, tels que les quartiers, la police, les tribunaux, les prisons, les familles et les établissements scolaires. Cette démarche constitue une alternative à la justice punitive traditionnelle, en permettant à la communauté de prendre en charge le conflit, de manière coresponsable, selon une logique systémique.

Les cercles restauratifs, créés par D. Barter, constituent un dispositif de justice sociale et relationnelle permettant de réunir toutes les parties concernées par une situation de conflit. Animée par un facilitateur ou une facilitatrice — idéalement en binôme mixte[1] — cette pratique offre un espace sécurisé propice à l'expression des émotions, des incompréhensions et des vécus. Elle permet à chaque personne d'être pleinement écoutée, accueillie et reformulée dans ses pensées, connaissances et ressentis. L'objectif principal n'est pas d'atteindre un résultat prédéfini ni d'imposer le maintien des liens au sein d'un groupe, mais de rétablir un climat de sécurité et de confiance. Cela permet d'ouvrir un dialogue dans lequel chaque personne peut définir ses limites et participer à la coconstruction de solutions réalistes et acceptables par tous les membres du groupe. Lors de ces rencontres, tous les participants, quel que soit leur âge ou leur statut, sont invités à assumer leurs parts de responsabilité et à contribuer à la mise en œuvre d'un projet d'action élaboré collectivement. Le rôle du facilitateur, membre de la communauté, mais peu impliqué dans le conflit, est celui d'accompagner le processus et de garantir une mise en relation sécurisée entre les participants. Sa responsabilité est équivalente à celle de chaque membre du groupe. Par conséquent, la réussite de ce processus ne dépend pas de lui, mais de l'engagement et de la coopération de chaque personne.

Finalement, nous pensons que la démocratie en santé pourrait dépasser la simple consultation des citoyens pour intégrer la dimension affective et relationnelle dans ses modes de gouvernance. La création de comités d'éthique, la promotion de la démocratie directe, la médiation des conflits d'expertise, le courtage en connaissances, ainsi que les dispositifs de réparation et de réconciliation, représentent autant de leviers essentiels pour garantir l'expression de toutes les voix et renforcer la légitimité des décisions sanitaires. Ces dispositifs pourraient impulser une forme d'« agentivité institutionnelle » et participeraient à réformer en profondeur la gouvernance sanitaire, en plaçant l'éthique au cœur des préoccupations.

À ce titre, la régulation des échanges, ainsi que la prévention et la résolution des conflits, ne devraient-elles pas être considérées comme une priorité de santé publique ? En effet, les conflits, qu'ils soient interpersonnels, sociaux ou institutionnels, peuvent avoir des répercussions directes sur la santé des individus, tout en affectant la cohésion sociale et le bien-être collectif. Ils peuvent fragiliser les

[1] Un binôme mixte, homme-femme, favorise une dynamique relationnelle fondée non pas sur une logique de confrontation entre les sexes, mais sur une complémentarité des points de vue et des expériences.

relations, créer un climat de méfiance, d'incompréhension et de division, rendant difficile — voire impossible — la coopération entre les acteurs concernés et l'instauration de solutions innovantes et justes. Il devient donc impératif de mettre en place des approches adaptées qui favorisent un dialogue constructif et une prise de décision collaborative, dans un cadre régulé de respect mutuel et d'écoute attentive des divers points de vue. Ces dispositifs, loin de se limiter au secteur de la santé, concernent l'ensemble de la société et de ses différents domaines, assurant ainsi un environnement propice à des décisions éclairées et équilibrées, basées sur la diversité des points de vue. Pouvoir dialoguer dans un espace d'interdépendance constitue, en effet, un apprentissage continu, nécessaire à la création d'une société plus juste, plus harmonieuse et garante d'une paix durable.

2.2.3. Droits des enfants et adolescents : explorer les limites du libre arbitre

Nous l'avons rappelé à plusieurs reprises : le droit à des soins de qualité, concertés et accessibles, pour toute personne en souffrance ou en situation de handicap ne doit pas s'arrêter à l'âge adulte. L'expérience vécue des patients et proches concernés par le Covid Long a révélé une réalité troublante : la tendance à psychologiser ou à psychiatriser les enfants atteints d'une maladie encore mal comprise et insuffisamment reconnue.

Nous avons souligné, à travers les témoignages recueillis, que le manque de dialogue et la mise sous silence de la parole de l'enfant peuvent non seulement détériorer son état de santé, mais aussi générer des traumatismes profonds et une perte durable de confiance envers les figures d'autorité et d'estime de soi. Cette dynamique contribue également à renforcer chez les plus jeunes l'apprentissage de jeux de pouvoir fondés sur le savoir, où celui qui détient l'expertise impose une lecture de la réalité, parfois au mépris de la souffrance vécue.

Cette situation soulève un enjeu éthique qu'il convient d'appréhender sans détour, car elle met en cause le respect des droits des enfants, en tant qu'acteurs à part entière du système de santé. Elle doit donc interpeller les pouvoirs publics, les professionnels de santé et la société dans son ensemble sur la nécessité de protéger et de mettre en œuvre ces droits, tels qu'énoncés dans la Convention relative aux droits de l'enfant des Nations Unies adoptée en 1989 (279). En effet, cet accord souligne la responsabilité des États de garantir l'intérêt supérieur de l'enfant, y compris le droit à la santé, à la protection contre la violence et à la liberté d'expression. Pourtant, malgré ces principes, les enfants et leurs familles se heurtent à un déni de leur réalité, ce qui soulève des interrogations sur l'efficacité des mécanismes de protection en place pour les mineurs âgés légalement de moins de 18 ans. Or, nous pensons que la société dans son ensemble a la responsabilité de s'assurer que les enfants ne sont pas seulement des sujets d'étude, mais des acteurs à part entière de leur propre santé.

« Nous souhaitons clore notre présentation en attirant l'attention sur le cas des enfants, qui n'ont pas été mentionnés jusqu'ici. Nous avons une responsabilité collective face à eux. Que faisons-nous ? Qu'allons-nous mettre en place ? Qu'est-ce que cela dit de l'inclusion des enfants, de l'exercice de leur droit dans notre système de santé et plus largement de la parole des enfants dans notre société ? (Silence) » (Intervention associative lors de la réunion à l'ARS d'Île-de-France en juin 2021, observation personnelle).

Ce constat est d'autant plus préoccupant que les enfants, en raison de leur condition, ne peuvent pas toujours exercer leur libre arbitre ni leur autonomie morale, leur vulnérabilité biologique les rendant dépendants des adultes. Nous avons noté dans les parties précédentes que le phénomène de triangulation, entre le parent ou le tuteur légal, les soignants ou accompagnants et le mineur lui-même, complique la situation. Les dynamiques de pouvoir à l'œuvre soulèvent donc des questions éthiques sur le partage des responsabilités avec les adultes en charge de leur santé. Pour appuyer notre propos, nous nous référerons à la législation actuelle qui exige le consentement des parents pour la recherche, la mise en place d'un plan thérapeutique ou le traitement des données personnelles des mineurs (71), et qui s'avère problématique. Bien que les enfants aient des droits en matière de santé, leur capacité à participer aux décisions qui les concernent est limitée par des facteurs tels que l'immaturité cognitive, mais peut aussi l'être par la présence de symptômes cognitifs, tels que le brouillard cérébral. Cela soulève des questions sur la manière d'inclure réellement les enfants dans les décisions qui les concernent pour garantir le respect de leurs droits et de leur parole.

Par ailleurs, la recherche pédiatrique, bien qu'encadrée par des protocoles indispensables à la protection des enfants, peut parfois progresser plus lentement en raison de ces exigences. Les chercheurs doivent naviguer entre la nécessité de respecter les droits des participants mineurs et l'urgence de répondre aux besoins de santé publique. En outre, ils doivent inclure des spécialistes pédiatriques et recevoir une formation sur les aspects éthiques de la recherche avec mineur ainsi que les spécificités de la collaboration avec les enfants et leurs familles. La recherche pédiatrique nécessite une approche éthique rigoureuse, où les risques d'exploitation doivent être minimisés et le bien-être des enfants placé au premier plan. Ces exigences, combinées au manque de reconnaissance de la maladie, peuvent freiner le développement de projets de recherche dédiés à ce jeune public, laissant les mineurs dans une forme d'impuissance, d'incompréhension et d'errance médicale.

2.3. La psychologisation de la maladie : reflet d'une santé en mutation

Ces dernières années, plusieurs facteurs ont participé à la transformation du système de santé. Parmi ces éléments, il y a un contexte économique marqué par des réductions budgétaires, l'augmentation des maladies chroniques, une forte valorisation de la responsabilité et de l'autonomie individuelle dans les politiques de santé, à travers le concept du « pouvoir d'agir »[1] des patients, ainsi que le recours aux nouvelles technologies. Dans ce contexte économique, technologique et culturel interconnecté, et à la lumière des témoignages des patients, nous pouvons craindre qu'un tel phénomène n'entraîne un transfert progressif de la responsabilité des enjeux de santé publique vers les individus, ce qui risquerait d'affaiblir les principes fondamentaux de la médecine (231). Dans cette logique, le recours excessif à la psychologisation des maladies pourrait devenir l'un des symptômes révélateurs de la transformation en cours du secteur de la santé.

Ainsi, nous mènerons une réflexion éthique sur les fondements culturels de la pratique du soin et de l'accompagnement, en examinant l'impact du discours néolibéral et de sa logique de marché.

[1] Le concept du « pouvoir d'agir » provient de plusieurs courants en sciences sociales, en particulier ceux liés à l'*empowerment* (autonomisation), un terme largement utilisé dans les mouvements sociaux et les pratiques de travail social, qui visent à renforcer la capacité des individus ou des communautés à prendre des décisions et à agir sur les conditions de leur vie. Ce concept est très influencé par les théories de P. Freire, un pédagogue brésilien qui a défendu l'idée que l'éducation devrait permettre aux individus de développer leur conscience critique et leur capacité à transformer leur réalité.

Cette démarche permettra d'interroger la culture de l'engagement des professionnels de santé et des pouvoirs publics et d'identifier les obstacles systémiques qui entravent l'amélioration de la qualité de vie des patients. En repensant ces dynamiques, nous tenterons d'esquisser les bases d'une éthique écologique du soin qui place l'humain et sa dignité au cœur du système de santé, tout en réaffirmant l'importance d'une solidarité et d'un engagement authentique, loin des logiques concurrentielles, de performance et de rentabilité.

2.3.1. La maladie à l'ère néolibérale : une question de mentalité ?

Dans leur analyse, P. Dardot et C. Laval (84) montrent comment, sous l'influence du néolibéralisme, des valeurs économiques telles que l'efficacité, la rentabilité et la compétitivité s'appliquent à tous les domaines de la vie, y compris celle de la santé. Dans nos sociétés modernes, la santé est devenue une valeur centrale, souvent placée au même niveau que des valeurs sacrées, un « syncrétisme »[1] qui combine des valeurs chrétiennes traditionnelles avec les idéaux de la modernité. Ainsi, l'être humain, qui glorifiait autrefois Dieu, glorifie désormais la santé comme une sorte de divinité moderne. Ce phénomène de « santéisation » de la société, terme qui pourrait désigner la valorisation excessive de la santé comme bien personnel à préserver, pourrait conduire à l'émergence d'une nouvelle norme sociale : celle où l'individu est un « entrepreneur de soi » (119), un individu devant maximiser son « capital santé » pour s'assurer une position compétitive dans la société. Dans un tel contexte, l'individu pour qui les symptômes sont « dans la tête » est incité à développer des stratégies d'autogestion de ses symptômes. Il devient responsable de son état de santé, qui détermine sa valeur au sein de la société, et doit chercher à tout prix les moyens de son rétablissement, comme un entrepreneur chercherait à préserver et à maximiser ses profits pour que son entreprise survive. Cette logique de performance dans une compétition généralisée peut être vécue par les personnes concernées comme une pression sociale, devenant non pas une motivation en soi, mais une véritable source de

[1] Le « syncrétisme » désigne un processus de fusion ou de combinaison de différentes croyances, pratiques, ou idées provenant de cultures, de religions ou de traditions diverses, dans le but de créer un système ou une pratique nouvelle qui intègre des éléments de chacune de ces sources. Le syncrétisme peut se manifester dans différents domaines : religieux, philosophiques, culturels, ou même politiques.

souffrance, notamment pour toutes les personnes malades, rendues responsables de leurs maux.

Par ailleurs, P. Dardot et C. Laval démontrent comment cette nouvelle forme de gouvernance, centrée sur la responsabilisation individuelle, s'inscrit dans un cadre néolibéral global, où l'État et les institutions sociales jouent un rôle minoré, laissant ainsi à l'individu la pleine responsabilité de sa réussite ou de son échec. Ce phénomène est, en effet, une partie intégrante de ce que les auteurs appellent la « nouvelle raison du monde » (84) : un système où les logiques économiques et managériales deviennent dominantes dans tous les domaines, de la santé à l'éducation, en passant par le travail et même la sphère personnelle. La responsabilité individuelle est dès lors exacerbée, au détriment de la solidarité collective et des politiques publiques censées soutenir les personnes vulnérables et préserver leur autonomie fonctionnelle, morale et civile. Cette dynamique mène, selon les deux auteurs, à une individualisation des problématiques sociales, où chaque personne est responsable de sa trajectoire de vie.

Dans l'ouvrage *Sociologie politique de la santé*, H. Bergeron et P. Castel (38) analysent la manière dont les politiques publiques de santé se sont progressivement orientées vers une responsabilisation individuelle, en particulier à travers les discours de prévention, à partir des années 1950. Ils critiquent ce processus en soulignant qu'il déplace la responsabilité de la santé, qui était autrefois collective, vers l'individu. Ce phénomène de « santéisation »[1], décrit par H. Poliquin (231), lorsqu'il est appliqué à l'ensemble de la société, contribue à l'intériorisation d'une norme sociale où la responsabilité de la santé repose uniquement sur l'individu, qui doit assumer seul son bien-être, indépendamment des obstacles environnementaux, sociaux ou économiques.

L'attribution des symptômes à des causes psychologiques peut dès lors entraîner deux phénomènes en apparence antinomiques : un renversement de la responsabilité sur le patient et une déresponsabilisation de celui-ci dans sa capacité à produire des savoirs sur sa pathologie. L'argument « C'est dans votre tête » reflète

---

[1] La « santéisation » est un terme qui désigne le processus par lequel un phénomène social, politique ou culturel est progressivement transformé en une question de santé, ou perçu principalement à travers le prisme de la santé. Ce concept fait référence à la tendance à médicaliser ou à pathologiser des aspects de la vie sociale, des comportements ou des problématiques, qui étaient auparavant considérés sous d'autres angles (sociaux, politiques, économiques, etc.).

l'ignorance ou le déni du savoir expérientiel du patient, tout en l'incitant à adopter des stratégies d'autogestion de ses symptômes (telles que la pratique du sport, la méditation ou des conseils alimentaires, etc.), sans tenir compte de son anamnèse, des risques médicaux ou des déterminants sociaux de la santé. Bien que la responsabilisation individuelle puisse valoriser l'autonomie dans une réappropriation du pouvoir du patient, elle peut aussi devenir un fardeau pour les personnes souffrant de maladies complexes ou mal comprises, qui se retrouvent livrées à elles-mêmes sans soutien institutionnel.

L'intériorisation de cette norme par les patients soulève donc des questions éthiques liées à la justice sociale et à l'équité dans l'accès aux soins. Elle met en lumière la responsabilité collective de soigner et d'accompagner les personnes vulnérables, indépendamment de leur diagnostic ou pathologie. Elle souligne également la nécessité de restaurer les liens familiaux, sociaux, ainsi que ceux entre les soignants, les acteurs du système de santé et les institutions lorsque ces derniers sont détériorés.

Les travaux de M. Foucault mettent en évidence le rôle des professionnels de santé dans la construction de catégories normatives. Un diagnostic tel que « C'est dans votre tête » n'est donc pas simplement une évaluation clinique. Il participe à une construction sociale de la pathologie et des personnes qui en souffrent, et augmente le risque, pour le patient, de subir de la violence ordinaire[1] liée à son état de santé.

Dans ce contexte politique néolibéral qui valorise l'individualisme et l'hyperresponsabilité, nous avons vu précédemment que certains détournements sémantiques issus des sciences humaines et sociales[2] peuvent renforcer la confusion entre la responsabilité propre au patient car choisie et celle qui lui est imposée par une norme sociale. En diffusant dans la société des valeurs, telles que la responsabilisation, l'autonomie, la résilience ou encore la maximisation des

[1] La « violence ordinaire » désigne des actes de violence banalisés au quotidien, mais qui, cumulés, ont un impact profond et délétère sur les personnes qui en sont victimes. Elle n'est pas nécessairement physique ou spectaculaire, mais elle peut se manifester par des comportements, des attitudes ou des structures sociales qui marginalisent ou dévalorisent les individus. La violence ordinaire peut aussi être internalisée, la personne concernée se faisant violence elle-même (culpabilisation, baisse de l'estime de soi…).

[2] Ce passage fait référence au paragraphe sur *les relations au cœur de la vie démocratique* qui décrit le phénomène de réappropriation politique du concept de résilience, décrit par B. Cyrulnik (81).

comportements au service d'un soi-disant « bien-être collectif » — dont la sémantique est souvent déformée — on risque de renforcer une vision individualiste de l'accès à une santé qui serait « bonne », au détriment de la solidarité, de l'empathie et de l'action collective. La réappropriation mercantile de ces concepts peut engendrer un effet de *double mind*[1] et entraîner, en réaction, des formes de désengagement. En outre, cela peut mener à des jugements moralisateurs, discriminant certaines personnes et aggravant leur souffrance (231). Une telle approche risque également d'amener une partie de la population à se méfier de la recherche académique et des théories sociales. Or, ces concepts, qui dépassent largement le domaine de la santé, nourrissent notre esprit critique, influencent nos représentations sociales et inspirent de nouvelles manières de vivre ensemble et de concevoir nos relations à nous-mêmes, aux autres et au monde.

2.3.2. De l'impératif moral à la normalisation des conduites

En prônant des valeurs de responsabilité personnelle et de « capital santé », le processus de « santéisation » (231) ne se limite plus à une problématique médicale ; il devient un impératif moral. L'une des dérives possibles de cette « santéisation » réside dans la promotion de la santé selon des logiques économiques de marché.

Comme le rappelle M. Foucault (119), la santé est devenue un vecteur de lutte économique et politique depuis la Seconde Guerre mondiale, avec la création d'institutions publiques chargées de garantir la santé des citoyens. Cette évolution a transformé la santé en une institution à part entière : une discipline scientifique et une pratique professionnelle. L'OMS, en 1952, a défini la santé publique comme « l'art de prévenir les maladies, de prolonger la vie et d'améliorer la santé physique et mentale des individus par une action collective concertée ». Cette approche, si elle est louable dans son intention préventive, fait émerger un paradoxe éthique : la santé devient à la fois un bien collectif et un devoir moral de l'individu, où l'incapacité à se conformer à ce devoir peut être perçue comme un échec personnel.

---

[1] Le *Double Mind* (ou « esprit divisé » en français) est une forme spécifique d'injonction paradoxale, un concept introduit par G. Bateson (anthropologue, sociologue, théoricien de la communication et épistémologue britannique) et ses collègues dans les années 1950. Il s'agit d'une situation où une personne reçoit deux ou plusieurs injonctions contradictoires ou incompatibles, mais avec des conséquences graves si elle ne parvient pas à répondre de manière appropriée à l'une des injonctions.

Il suffit de lire le témoignage de cette patiente atteinte d'endométriose pour comprendre les stigmates que peut laisser ce type d'injonction.

« "Vos examens sont bons, vous vous inquiétez pour rien" comment peut-on entendre ce type de phrase encore aujourd'hui ? Je suis tout simplement sidérée » (Patiente atteinte d'endométriose, communication personnelle).

Par conséquent, le processus de politisation de la santé, en plaçant la prévention au premier plan avec la première loi explicite de santé publique du 9 août 2004 (40), contient un risque de dérive. À ce titre, H. Bergeron (39) pointe l'attribution des conséquences de certaines pathologies à des choix et comportements individuels. Cela expliquerait le fait que les patients pour qui les symptômes sont « dans leur tête » sont incités à adopter des comportements alignés sur des prescriptions de santé normées, sous peine de voir leur état de santé interprété comme une conséquence directe de leur manque d'effort personnel.

Dans ce cas, ne faudrait-il pas repenser l'approche de la santé publique sous un angle éthique qui inclurait à la fois l'autonomie du patient et les facteurs économiques, politiques, sociaux et environnementaux ? Ainsi, plutôt que de simplement encourager l'adaptation des individus aux normes de santé, ne devrait-on pas privilégier une approche collaborative au sein du système de santé, y compris dans les arbitrages économiques ? N'y a-t-il pas un défi concernant la capacité du système à anticiper, préparer et adapter l'environnement médical aux besoins des patients et de leurs proches ? Il s'agirait alors de favoriser un ajustement mutuel : une coopération entre les patients, leurs proches et les institutions de santé, visant à reconnaître et soutenir la pluralité des expériences de la maladie, tout en préservant la dignité et l'autonomie des personnes touchées par la maladie.

Ce modèle de « santéisation » (231) trouve un écho dans les théories de M. Foucault (119, 120) et ses concepts de « biopolitique »[1] et de « gouvernement des conduites »[2]. Cette dernière va au-delà du simple

---

[1] La « biopolitique », selon M. Foucault, est une forme de pouvoir visant à contrôler et réguler la vie des populations en gérant des aspects tels que la santé, la naissance, la mortalité et la longévité, à travers des politiques publiques, des normes sanitaires, des dispositifs médicaux et des savoirs scientifiques.

[2] Le concept de « gouvernement des conduites », développé par M. Foucault, désigne l'ensemble des pratiques et techniques qui, en associant les formes de pouvoir

traitement médical : elle fait des individus des acteurs responsables de leur propre bien-être, mais aussi des acteurs contrôlés, dont les comportements sont évalués et mesurés par des institutions publiques sans nécessairement recueillir l'expérience des patients. La normalisation des comportements peut influencer la pratique médicale et limiter l'autonomie des patients en imposant des modèles de santé préétablis, par le biais de recommandations et de directives émises par des institutions telles que la HAS ou les Agences Régionales de Santé (ARS). Cette question se pose d'autant plus que les institutions médicales peuvent inventorier les maladies non identifiées dans la catégorie « fourre-tout » des « troubles fonctionnels » afin d'estimer leur coût et leur évolution, par exemple. Les maladies étiquetées comme étant « dans la tête » des patients soulèvent donc des questions éthiques majeures sur la manière dont la collecte de données, la catégorisation des pathologies et l'évaluation des coûts en santé publique peuvent être interprétées de manière réductrice, sans nuances.

Les concepts de pouvoir et de savoir, développés par M. Foucault, offrent, comme nous l'avons déjà souligné, une perspective critique sur les relations entre soignant et soigné. Ils permettent également d'analyser la manière dont les parcours de santé sont normalisés par les institutions médicales, en se référant principalement au savoir des professionnels de santé. Il nous invite à réfléchir à la tension entre la liberté individuelle et la responsabilité imposée aux malades par la société. Cette approche, influencée par des discours néolibéraux, tend à réduire la santé à un devoir moral, où l'individu est perçu comme le principal responsable de son bien-être. Dans une logique d'auto-responsabilisation, c'est uniquement l'individu qui est responsable de sa santé et doit changer, et non la société. Cette vision individualiste peut affaiblir l'estime de soi des malades dont le diagnostic n'est pas clairement défini sur le plan biologique, les stigmatiser et générer des injustices sociales et sanitaires. Ces dynamiques soulèvent la question de la place de la personne affectée à disposer de son propre corps, à choisir librement et exister sans condition au sein de la société. En somme, il s'agit de questionner la relation entre la personne malade et son inclusion sociale.

étatiques aux savoirs scientifiques, économiques, psychologiques, etc., visent à orienter, guider et façonner les comportements des individus et des populations. Il ne s'agit pas simplement d'une coercition ou domination directe, mais d'une influence subtile et diffuse qui agit sur les actions, les décisions, les modes de vie, ainsi que sur les pensées, les désirs et les habitudes des individus.

2.3.3. Les coûts cachés des « maladies de l'âme »

L'inclusion des personnes malades dans la société, et en particulier dans le monde du travail, représente non seulement un enjeu social et humain majeur, mais aussi un levier essentiel de stabilité économique. Or, les maladies dites « psychologiques » engendrent des coûts multiples, souvent invisibles — tant sur le plan financier qu'en termes de qualité de vie — mais lourds de conséquences pour les patients, les institutions de santé et la société dans son ensemble. Pour les patients, comme nous l'avons mentionné dans le premier chapitre dédié à l'expérience associative et intime des personnes concernées, l'absence de parcours de soins coordonnés conduit de nombreux patients à multiplier les consultations auprès de professionnels de santé, qu'ils soient conventionnés ou non, ou à se tourner vers des parcours de soins privés sans garantie d'amélioration, faute de traitement curatif. Ils sont également amenés à recourir à des solutions alternatives, souvent payantes et non prises en charge par l'Assurance Maladie. Par ailleurs, l'essor de plateformes numériques proposant des services de santé en ligne accentue cette tendance à la privatisation du soin, sans toujours garantir une supervision ou une régulation par les autorités sanitaires et les professionnels de santé référents. Ces parcours, comme nous l'avons constaté, engendrent des coûts supplémentaires directs et indirects (consultations, déplacements, traitements, abonnements, etc.) qui pèsent lourdement sur les personnes en situation de vulnérabilité. Cette situation met en évidence une double inégalité : d'une part dans l'accès aux soins conventionnés, et d'autre part dans la capacité à financer des dispositifs de prise en charge non remboursés ou issus du secteur privé, ce qui renforce les disparités sociales.

Les cabinets médicaux et les établissements de santé font, quant à eux, face à une pression croissante, exacerbée par un manque de moyens publics, tant humains que financiers. Cela les oblige à fonctionner avec des ressources limitées, ce qui met en péril la qualité des soins, en particulier dans le domaine des maladies mal comprises ou complexes. Dans ce contexte, le parcours de soins, qui devrait être fluide et coordonné, implique plusieurs professionnels (médecins référents, médecins spécialistes, professionnels de la rééducation, psychologues, travailleurs sociaux, médecin du travail, etc.) dont les consultations et le suivi sont fragmentés et occasionnent un fardeau supplémentaire pour les patients. Ce manque de coordination engendre des coûts importants, notamment pour les institutions, qui se voient contraintes de mobiliser plusieurs intervenants — parfois même des spécialistes du même domaine — sans réelle articulation entre eux, mais aussi pour les patients, qui doivent multiplier les démarches, payer des restes à charge et naviguer dans un système difficile à comprendre. Ce phénomène révèle une dérive vers une logique de rentabilité, dans laquelle le service public, pourtant chargé de garantir un accès équitable et universel aux soins, se heurte à des difficultés financières et organisationnelles, tout en étant progressivement concurrencé par des offres de soins privées, souvent coûteuses et mal encadrées. Au lieu de faciliter la prise en soin, l'absence d'un parcours de santé adapté surcharge le système, fragilise le service public et engendre une insatisfaction croissante chez les usagers. Dès lors, ne serait-il pas nécessaire que les politiques de santé réaffirment le rôle central du service public dans la prise en charge des patients afin de préserver une approche éthique et égalitaire du soin et de l'accompagnement ?

Cette interrogation prend tout son sens dès lors que la santé est envisagée dans une acception large, qui inclut non seulement les soins médicaux, mais aussi les conditions d'inclusion professionnelle et sociale, de manière à intégrer les enjeux socio-économiques et à préserver la cohésion sociale dans son ensemble. Il s'agit donc de prendre en compte le spectre de situations allant des personnes invalidées, qui ne peuvent pas reprendre le travail et nécessitent un soutien médical, financier et quotidien, à celles qui, malgré leur état de santé, peuvent maintenir une activité professionnelle, à condition que leur état et son évolution soient pris en compte. L'enjeu ici est de répondre à toutes ces situations.

Dans ce cas, l'inclusion dans le milieu du travail peut offrir l'opportunité de maintenir un équilibre de vie, à condition que la prise en charge de la maladie soit globale et personnalisée, permettant ainsi une reprise progressive de l'activité professionnelle et favorisant le maintien dans l'emploi. Le travail, au-delà de son aspect financier, joue un rôle structurant dans la vie d'une personne, apportant un sens, une motivation, un cadre ainsi qu'un lien social, autant d'éléments essentiels au bien-être. Maintenir un patient en emploi permet de renforcer son estime de soi et de lutter contre les effets délétères de la stigmatisation et de l'isolement liés à la maladie. À la lumière de ce constat, nous pensons que la flexibilité au travail pourrait répondre aux défis d'inclusion professionnelle et sociale et garantir un meilleur équilibre entre santé et emploi. Attention toutefois, ces aménagements doivent, selon nous, être mis en place de manière responsable, en tenant compte de la sécurité et de la dignité des travailleurs affectés par une pathologie. Elle ne doit en aucun cas favoriser la santé économique au détriment de la santé de l'individu. Il est donc essentiel d'encadrer la flexibilité pour qu'elle ne devienne pas un outil de précarisation ou d'exploitation. Au contraire, elle devrait être mobilisée pour améliorer les conditions de travail, tout en renforçant l'autonomie des travailleurs malades et en favorisant leur participation active aux décisions concernant l'aménagement de leur poste. Cela inclut, par exemple, l'adaptation des horaires, le télétravail, ou encore l'autogestion de certaines tâches, dans un cadre où les travailleurs soignés conservent une certaine maîtrise sur l'organisation de leurs activités professionnelles. La flexibilité au travail devrait être le fruit d'un dialogue social, et donc de négociations, qui répond d'un côté aux droits sociaux et aux besoins des travailleurs malades et tient compte, de l'autre, aux nécessités de compétitivité des entreprises.

En outre, elle devrait permettre de valoriser les compétences spécifiques — savoir-être, savoir-faire, et connaissances — que les patients développent progressivement. Ces ressources, souvent issues de l'expérience vécue de la maladie, peuvent constituer un véritable atout pour l'entreprise lorsqu'elles sont reconnues et partagées.

C'est notamment le cas des patients souffrant de malaises ou d'exacerbations des symptômes post-effort, qui appliquent la méthode du *pacing*. Dans le contexte professionnel, elle peut permettre d'adapter les activités de manière fractionnée, afin de mieux gérer les efforts. Cela peut se traduire par des aménagements tels que le télétravail, des périodes de temps thérapeutique ou encore des pauses isolées, contribuant ainsi à préserver la santé tout en maintenant une activité professionnelle. Or, si les employeurs ignorent cette approche préventive, par manque de connaissances, l'état de santé de la personne concernée peut se détériorer et entraîner une augmentation des arrêts de travail.

« Six mois d'arrêt de travail, et une reprise avec des aménagements (avec une reconnaissance de la qualité de travailleur handicapé (RQTH)) et des difficultés. Aujourd'hui, cela fait un peu plus de quatre ans, il y a eu de grands progrès, mais j'ai encore de nombreux symptômes, un suivi continu et je ne serai plus jamais celle que j'étais avant [...]. Je vis avec la maladie et je dois m'adapter sans cesse à celle-ci. Un environnement soutenant, supportif est très important dans le cadre de maladie chronique et handicapante » (Patiente atteinte de Covid Long, communication personnelle).

Lorsqu'elle est véritablement adaptée aux besoins des travailleurs en situation de handicap, la flexibilité au travail peut favoriser des formes d'organisation plus humaines et plus souples. Elle ouvre la voie à des reconversions professionnelles respectueuses de l'état de santé des individus, tout en contribuant à une démocratisation du monde du travail. En ce sens, cette approche nous invite à réfléchir à la mise en place de dispositifs de flexibilité au travail structurés par des politiques publiques, afin de prévenir les dérives liées à une mise en œuvre trop brutale ou déséquilibrée.

En proposant un accompagnement adapté aux salariés atteints de maladies chroniques — notamment par des aménagements du temps et des conditions de travail — il devient possible de maintenir leur participation active à la vie économique, en préservant à la fois leur capacité contributive (impôt, cotisations sociales), leur productivité et leur pouvoir d'achat. En prévenant l'absentéisme prolongé et la perte d'emploi, qui engendrent des coûts économiques importants tant pour les patients que pour la société, cette approche favorise l'inclusion, réduit les coûts liés aux prestations sociales (arrêt maladie, invalidité, chômage) et diminue le risque de marginalisation. Il est donc urgent que les institutions, les employeurs, ainsi que les acteurs du social et de la santé, y compris les patients eux-mêmes, collaborent pour offrir des solutions concrètes et adaptées. Il va de soi que cette flexibilité, que nous mettons en avant, devrait également être appliquée dans les milieux de l'enseignement.

En conclusion, cet essai, centré sur la psychologisation des maladies, met en lumière des enjeux économiques d'une portée plus large, liés à la marchandisation de la santé. Nous affirmons avec conviction que la santé ne doit pas être réduite à un produit de consommation, et que le patient ne doit en aucun cas être perçu comme un client. La dignité humaine échappe à toute évaluation financière et ne peut être réduite à une hiérarchie de valeurs de certaines maladies ou de certains patients. Privilégier les considérations économiques ou matérielles reviendrait à faire des choix injustes, fondés sur des critères arbitraires. L'accès aux soins, qu'ils concernent des maladies reconnues ou non, constitue un droit fondamental, impliquant des responsabilités collectives qui doivent être préservées et renforcées pour garantir une santé publique équitable, accessible à tous et qui intègre les enjeux socio-économiques auxquels nous faisons face.

2.4. Empathie éclipsée, santé techniciste : vers une culture du désengagement ?

Nous avons montré en quoi le phénomène de « santéisation » (231), associé à la marchandisation des soins, menace la qualité de la relation entre le soignant et le soigné. Cette tendance soulève des questions éthiques importantes sur la culture du soin et de l'accompagnement, c'est-à-dire l'ensemble des normes, valeurs et représentations qui guident l'engagement des professionnels dans la relation, entre exigences institutionnelles et morales, attentes des patients et éthique personnelle.

Dans une société où la logique de rentabilité du soin, centrée sur l'efficacité, la performance et la productivité, tend à s'imposer, cette orientation peut altérer la capacité des soignants à reconnaître la singularité de chaque patient et à l'accompagner avec dignité. Elle participe et renforce le processus de déshumanisation, amorcé par l'expression « C'est dans votre tête ! », qui réduit la souffrance du patient à une abstraction, sans tenir compte de son vécu personnel.

Par conséquent, les personnes dont les symptômes sont dits « dans la tête » ne seraient-elles pas les témoins directs d'une culture du désengagement, où les soignants se trouvent progressivement contraints d'adopter une posture distante, voire mécanisée, à l'égard des malades ? Cette mutation culturelle ne risque-t-elle pas de réduire l'acte de soin à un simple protocole, au détriment du lien humain essentiel à l'accompagnement du patient ? Pour aborder cette dimension culturelle du soin et de l'accompagnement, ainsi que ses enjeux sociétaux, nous poursuivrons la réflexion entamée précédemment sur les obstacles relationnels liés à la technicisation de la santé, entre le soignant et la personne soignée.

2.4.1. La pratique médicale à l'heure du numérique

Pour aborder la dépendance accrue aux technologies dans le domaine du soin, nous mobiliserons le concept d'« incommunication » développé dans l'ouvrage collectif intitulé *L'Incommunication*, dirigé par S. Lepastier (198). Le thème de ce livre explore la manière dont les silences et les incompréhensions peuvent affecter la relation entre les individus, notamment dans des contextes sociaux et thérapeutiques. Il explique par exemple que le sentiment de ne pas être écouté ou compris peut générer du stress et de l'angoisse chez le patient. De même, l'incapacité des professionnels de santé à communiquer efficacement avec lui peut aggraver sa souffrance. Par conséquent, l'enjeu social de notre époque consiste à rechercher une « communication pleine [...] qui trouve la bonne distance entre l'éloignement excessif qui laisse démuni et la trop grande proximité, qui entraîne confusion, blessure et perte d'identité » (*Ibid.*). Par le prisme d'une réflexion collective, cet ouvrage nous encourage à penser notre rapport à la technologie et au rêve collectif qu'il incarne. Il est noté que « chaque fois qu'une technique nouvelle est diffusée (Internet, aussi bien que celles qui l'ont précédé), elle est investie comme une utopie humaine de la communion, pas forcément l'image d'un **phalanstère**[1], mais tout simplement un rêve d'entente, partagé par tous les hommes » (*Ibid.*). Par conséquent, il existe un fantasme socialement partagé de communication autour de la technologie. Ce livre nous invite à confronter ce désir collectif à la réalité expérientielle des acteurs de la santé pour tendre vers une « communication prise au sens de négociation, destinée à réduire les risques d'incommunication » (*Ibid.*), sans les abolir. Pour étayer notre propos, nous observerons, dans un premier temps, trois usages de la technologie qui, selon les patients accusés d'être atteints de « symptômes imaginaires », provoque de l'« incommunication » et participent au processus de déshumanisation : l'auto-santé, la téléconsultation et le recours aux applications en ligne et aux agents conversationnels.

Depuis la crise sanitaire, l'utilisation croissante des outils numériques mis à la disposition des patients a non seulement facilité la circulation de l'information, notamment via les réseaux sociaux, mais a également ouvert de nouvelles modalités d'accompagnement à distance.

L'auto-santé[2], ou « self-care » (8) présente des avantages dans certains contextes. Par exemple, l'utilisation d'objets connectés, tels que les tensiomètres ou oxymètres, a permis à de nombreuses personnes malades, comme celles atteintes du Covid Long, de collecter leurs données en temps réel et de les transmettre, au besoin, aux professionnels de santé exerçant à distance. Cependant, cette démarche soulève des défis, notamment en ce qui concerne la coordination et la

[1] Dans le texte : le « phalanstère » est en fait une exploitation agricole qui prévoit, à côté des logements privés, d'importants espaces de circulation des structures destinées à la vie sociale et au loisir, et dont l'organisation générale vise à rendre le travail attrayant.

[2] B. Andrieu définit l'auto-santé comme « une médecin réflexive qui entretient l'illusion d'une correspondance et d'une exactitude de mesure entre ce que produit le vivant en nous et ce dont notre vécu aurait conscience » (8).

continuité du suivi thérapeutique. Tout d'abord, la gestion de multiples outils, surtout dans le cadre de maladies complexes, peut devenir anxiogène pour la personne malade et exiger des compétences spécifiques pour en assurer une utilisation correcte. Ensuite, sans un suivi médical intégré à un parcours de soin, l'auto-santé comporte des risques d'automédication ou de comportements d'autocontrôle. Ainsi, si elle peut favoriser l'autonomie des patients et « constituer un des savoirs expérientiels des patients » (8), ne doit-elle pas toutefois être pratiquée avec discernement, selon un cadre préétabli de partage des responsabilités entre les soignants et les soignés ainsi que les entreprises qui fournissent ces outils et qui, à ce titre, doivent en garantir la fiabilité ? Dès lors, cette question devient non seulement médicale, mais sociale.

De la même manière, la démocratisation de la pratique de la téléconsultation, bien qu'elle offre des avantages indéniables pour les patients, tels que la réduction des déplacements, le partage facilité des données médicales et la possibilité d'un suivi régulier à distance, soulève néanmoins des questions fondamentales concernant son accessibilité pour tous et la pertinence des diagnostics établis à distance.

Concernant les applications en ligne et le recours aux agents conversationnels, une étude publiée dans *JAMA Internal Medicine* (20) montre, par exemple, que les *chatbots* peuvent « générer des réponses de qualité et empathiques aux questions des patients posées sur un forum en ligne » et être utilisés pour « rédiger des réponses que les médecins pourraient ensuite modifier ». Toutefois, n'est-il pas essentiel de prendre en compte les limites de l'utilisation de modèles d'intelligence artificielle générative dans le domaine de la santé, notamment lorsqu'ils sont basés sur des technologies avancées, telles que le traitement du langage naturel (NLP) et des modèles de *deep learning* ? Les enjeux éthiques liés à la prise en charge des patients par un modèle d'intelligence artificielle, qu'il s'agisse de son incapacité à appréhender la personne dans la globalité de sa situation ou des risques d'erreurs dans les réponses générées, restent particulièrement préoccupants. Cela souligne la nécessité, entre autres, d'une supervision humaine constante, et d'un lien direct régulier avec le patient, pour garantir une approche attentive et responsable du soin.

Dans cette continuité des usages numériques, les associations, de plus en plus présentes et actives sur Internet et les réseaux sociaux, développent des partenariats et offrent des espaces d'écoute et d'échanges par visioconférence, permettant aux patients de partager leurs expériences et de recevoir un soutien précieux de la part de leurs pairs. Elles coconstruisent également, en collaboration avec des professionnels de santé et des entreprises privées, des applications dédiées à l'information ou au suivi des symptômes, contribuant ainsi à personnaliser et enrichir le parcours de soins des patients tout en soutenant la recherche. Ce rôle d'accompagnement requiert une réflexion éthique, notamment en ce qui concerne la prise en charge financière de ces outils, qu'elle soit publique, associative ou privée ainsi que la responsabilité de leur usage. De plus, il convient de réfléchir à la manière dont le patient utilise ces technologies et à leur intégration dans son parcours de santé.

Bien que ces outils numériques apportent un soutien précieux aux patients dans des cas précis, leur utilisation à long terme nécessite toutefois une réflexion approfondie et une régulation collective. En effet, l'absence d'examens cliniques directs et le recours à une multiplicité d'outils numériques peuvent compromettre la qualité de l'évaluation et du traitement médical, notamment pour les pathologies complexes ou évolutives. De plus, des obstacles, tels que les coûts de financement permettant de faire perdurer ces outils dans le temps, l'accès limité aux équipements adaptés dans certaines structures de soin, l'illettrisme numérique, ainsi que les enjeux de sécurisation des données, peuvent impacter une proportion significative de la population. L'usage de ces technologies peut contribuer à améliorer la diversité d'offres de soin, mais aussi accentuer l'« incommunication » (198) et aggraver les inégalités d'accès numérique, excluant ainsi les personnes les plus vulnérables d'un suivi médical de qualité.

« J'ai essayé de suivre des applications en ligne et de consulter des infos sur Internet, mais j'ai des problèmes de concentration et de brouillard cérébral. Ça me demande un effort trop grand ! Et sans suivi médical, c'est difficile de savoir si je fais les bonnes choses. Je me sens souvent perdue » (Patiente atteinte de Covid Long, communication personnelle).

Enfin, l'intégration de ces technologies dans les pratiques de soin et d'accompagnement appelle également un questionnement éthique et social sur les relations entre humains vivants et non-humains non vivants, ainsi que sur la façon dont ces outils numériques transforment nos interactions et influencent nos systèmes de pensée. Dans son ouvrage *La Technique et la Science comme Idéologie* (149),

J. Habermas analyse comment la technique et la science, qui étaient censées libérer l'humanité, se transforment en instruments de domination, en renforçant un rationalisme instrumental qui peut nuire à la liberté et à la démocratie. En cela, il met en lumière les dangers d'une rationalité purement instrumentale et de l'instrumentalisation des sciences et des techniques. Selon lui, cette rationalité tend à étouffer la critique sociale et à asservir l'individu. Il appelle donc à une réconciliation de la science et de la technique avec des valeurs humaines et démocratiques, où la réflexion éthique et sociale guiderait le progrès technologique, afin d'éviter les dérives de la domination technocratique.

2.4.2. Éléments de réflexion sur la culture du désengagement

Dans un monde où la technologie, l'efficacité et l'individualisme sont souvent placés au centre de nos préoccupations sociales et politiques, il est légitime de se demander quels impacts ces valeurs ont sur les métiers du soin et de l'accompagnement, en particulier lorsqu'il s'agit de maladies complexes qui exigent du temps et de l'attention.

Dans l'article *Éducation et soignants : le risque d'un désengagement*, M. Lefebvre et M. Pagès (227) dénoncent les injonctions paradoxales et les dilemmes de valeurs auxquels sont confrontés les éducateurs et les soignants. Ils expliquent d'après des témoignages en quoi l'arrivée d'un modèle managérial érode la culture historique du service public des métiers du social et du soin. Les professionnels se trouvent pris dans un double enjeu : celui de gérer un système administratif rigide d'une part, et de répondre aux besoins humains des patients en souffrance d'autre part. Ces méthodes managériales s'insèrent également dans le tissu associatif, où elles cohabitent avec les valeurs fondatrices de la gouvernance participative. On observe ainsi une tension entre une culture associative ancrée dans la collégialité, l'engagement militant et la solidarité, et des logiques plus récentes, issues du management privé, orientées vers la performance, la recherche de financement et la professionnalisation. Cette cohabitation transforme en profondeur les modes de fonctionnement internes, parfois au risque d'éroder l'identité historique des associations. Elle contribue aussi à l'invisibilisation du travail de certains bénévoles et des patients partenaires, dont l'investissement, l'innovation et le niveau d'engagement, pourtant centraux dans les dynamiques collectives, sont souvent relégués au second plan au profit d'autres acteurs, qu'ils soient associatifs, institutionnels ou privés, déjà reconnus dans le système de santé. Ce manque de reconnaissance institutionnelle s'ajoute à des formes de « silenciation » et d'exclusion professionnelle auxquelles les patients sont confrontés, diminuant la légitimité de leur parole et de leur expérience. Ainsi, c'est la reconnaissance même des formes d'engagement bénévole qui se trouve fragilisée, alors qu'elles sont essentielles à la vitalité démocratique.

« J'ai pris la décision de quitter l'association car, ce que je recherchais avant tout, c'était apporter du soutien aux patients, tout en faisant partie d'une communauté solidaire. Mais peu à peu, j'ai été submergée par une charge de travail écrasante, avec des contraintes de temps, dans une organisation trop hiérarchique à mon goût Je ne me sentais pas écoutée, reconnue dans mon travail, ni prise en considération dans mes propositions par certains membres du CA. [...] Ce manque de dialogue et d'implication autour des décisions stratégiques m'a particulièrement frustrée. J'aurais aimé que les décisions soient prises de manière plus collective, avec la participation active de tous les bénévoles. Finalement, je ne me suis pas toujours sentie respectée, ni dans mon rôle ni dans les compétences que j'apportais, ce qui a progressivement érodé mon engagement » (Patiente bénévole, communication personnelle).

Ces acteurs font preuve de créativité en « rusant », « résistant » et en compensant les rigidités du système. Mais ces adaptations ont un prix. Selon l'étude de M. Lefebvre et M. Pagès (*Ibid.*), l'un des principaux enjeux des professionnels du soin et de l'accompagnement identifiés est la dégradation des relations, tant entre collègues qu'avec la hiérarchie et les usagers, accompagnée d'une « perte essentielle de la reconnaissance et du respect mutuel ». Pourtant, le soin et l'accompagnement « demandent du temps » qui ne peut se « substituer à la culture des écrits administratifs, protocoles tout faits, censés indiquer les "bonnes pratiques", écrits standardisés dans des "dossiers de soin" sous le contrôle d'un encadrement converti en "management" ». L'article met en évidence le risque croissant d'un désengagement des professionnels du soin et de l'accompagnement lié à un management qui rigidifie les relations de travail, prive de sens les interactions avec leur public et génère un profond sentiment de dévalorisation parmi des professionnels parfois hautement qualifiés.

En effet, des témoignages de professionnels de santé révèlent qu'un agent hospitalier peut ressentir une certaine fierté à travailler dans des spécialités techniques, telles que la neurologie ou la cardiologie, mais beaucoup moins dans des domaines comme la psychiatrie ou la gériatrie, souvent perçue comme un « dernier recours ». De même, certains infirmiers hésitent à s'orienter vers ces spécialisations, par crainte de perdre leurs compétences techniques. Cela met en lumière un phénomène selon lequel les disciplines les plus techniques sont valorisées socialement, tandis que celles axées sur l'accompagnement de la personne sont considérées comme moins prestigieuses. Dès lors, le désengagement humain serait-il pour partie corrélé à la confiance excessive placée dans la technologie ? L'objectif de cet essai n'est pas de juger telle ou telle approche des soins, mais de questionner leur cohabitation. D'un côté, l'utilisation des technologies de pointe s'avère utile pour poser certains diagnostics et prescrire des traitements, comme en témoigne l'usage de la TEP métabolique dans le cadre du Covid Long. De l'autre côté, les pratiques médicales centrées sur le soin et l'accompagnement développent une approche du soin personnalisée, globale, pluridisciplinaire et multiprofessionnelle avec un suivi du patient dans la durée. Ces deux visions de la médecine — celle de la haute technologie et celle de l'accompagnement humain — ne sont pas opposables. Nous pensons au contraire qu'elles peuvent se rencontrer, se compléter et s'enrichir l'une l'autre. Les spécialistes bénéficieraient ainsi d'une approche centrée sur « l'écologie du patient »[1], tandis que les professionnels de l'accompagnement gagneraient en connaissances scientifiques et techniques.

Dans ce contexte de hiérarchisation des métiers et de mise à distance du patient, le sociologue anglo-polonais Z. Bauman nous invite à réfléchir, à travers son concept de « société liquide » (28), aux effets de la marchandisation généralisée et à la fragilisation des liens humains qui en découle. Selon lui, le modèle consumériste de notre société

[1] L'expression l'« écologie du patient » fait référence à une approche intégrée de la santé qui prend en compte l'ensemble des facteurs environnementaux, sociaux, émotionnels, biologiques, etc., influençant la santé d'un individu. Cela va au-delà de la simple prise en charge médicale pour inclure le contexte dans lequel vit le patient, ses interactions avec son environnement, son mode de vie, ses habitudes… Cette approche s'inspire des principes de l'écologie, qui considère que tous les éléments d'un système sont interconnectés. En appliquant ce concept au domaine de la santé, l'écologie du patient cherche à comprendre comment divers éléments externes et internes interagissent pour affecter l'état de santé d'une personne.

postmoderne prend une place prépondérante dans tous les domaines — culturel, intime, social — au point que, dès qu'une relation perd son utilité, nous nous voyons contraints de nous en débarrasser tel un objet. Ce phénomène trouve une résonance particulière dans les témoignages recueillis de patients où certains se sentent « inutiles » ou « mis à l'écart », simplement parce qu'ils ne répondent plus aux attentes des autres.

Comme le souligne C. Fleury dans son intervention à la Chaire de philosophie à l'hôpital (114), Z. Bauman montre que cette modernité liquide impacte les vies humaines, les fragmentant et les rendant plus précaires. Elle génère un sentiment de « déchets humains », une notion qui nous amène à questionner comment une éthique peut émerger dans un monde où les vies sont déplacées, éclatées et où les individus sont en quête d'une existence sans conséquence durable. Dans cette optique d'une société dite « liquide », la personne malade est perçue comme étant un poids pour un système où l'efficacité et la rapidité priment. Le patient, souvent considéré comme un élément dérangeant, est la métaphore du « caillou dans la chaussure » ou du « grain de sable dans la machine ». C'est une situation qui nous aide à comprendre pourquoi les soins techniques et les diagnostics sont valorisés dans cette société, au détriment de l'accompagnement humain et solidaire, un accompagnement qui exige du temps, du lien et de l'attention — des valeurs de plus en plus difficiles à intégrer dans une culture consumériste.

Le point de vue de R. Gil, neuropsychiatre de renom et ancien directeur de l'Espace de Réflexion Éthique de Nouvelle-Aquitaine, nous donne des pistes de réflexion autour de l'expérience de la psychologisation de la maladie dans un contexte postpandémique qui favorise la technicisation de la pratique médicale. Lors du colloque du 4 avril 2024, intitulé *La visite, signe de reliance, source d'humanité* (135), il exprime un regret concernant le déclin progressif de l'examen clinique au profit de la technologie. Selon lui, la pratique médicale, autrefois riche d'un contact avec le patient, s'est progressivement appauvrie en mettant l'accent sur la machine, au détriment de la relation soignant-soigné. R. Gil décrit comment des pratiques essentielles, comme « percuter une rate » ou « palper un foie », ont disparu au profit d'examens plus « faciles » et « rapides » grâce à l'échographie. Il déplore la perte de ces compétences de base, jugées désormais inutiles face aux capacités diagnostiques des technologies modernes. L'une des conséquences de ce phénomène, que

R. Gil associe à la « machinerie » de la médecine contemporaine, est la déshumanisation du soin, symbolisée selon lui par l'isolement croissant du patient, livré à des machines et à des protocoles, sans véritable lien humain avec le soignant.

Dans cette réflexion, qui se rapproche de celles du professeur D. Sicard et de G. Hocquenghem que nous vous présentions dans la partie intitulée *Hyper technologisation et principe d'humanité*, il soulève le risque majeur de l'extinction de l'examen physique traditionnel, un phénomène particulièrement accentué par le développement de la téléconsultation et l'émergence de modèles d'intelligence artificielle générative de plus en plus performants. Bien qu'elles offrent des solutions face à des situations d'urgence, de bi-instrumentalisation[1] et de désert médical, l'auteur recommande de les utiliser de manière raisonnée et mesurée, en gardant à l'esprit les fondements de la médecine : l'écoute, le toucher et l'échange humain.

L'argument de R. Gil nous invite à penser le fragile équilibre entre les progrès technologiques et les valeurs fondamentales du soin. Dans ce contexte de transformation de la médecine, la question du phénomène de psychologisation de la maladie se pose. À force de nous concentrer sur l'aspect clinique et objectif des pathologies, ne risquons-nous pas de négliger la dimension humaine de la maladie ? La technicisation de la médecine peut-elle réellement être un progrès si elle déshumanise l'acte de soigner et conduit à une perte de la relation de confiance et de « reliance » entre le patient et le soignant ? Cette réflexion interroge la manière dont la culture du soin et de l'accompagnement doit préserver ses fondamentaux centrés sur le respect et la dignité humaine.

La réintroduction du toucher dans la relation de soin, qui dépasse largement l'aspect purement technique, pourrait ainsi être vue comme une affirmation de valeurs humanistes contrebalançant les impératifs de performance et de productivité d'une santé techniciste.

---

[1] La « bi-instrumentalisation » est un concept qui désigne l'utilisation de la même technologie ou du même instrument dans deux objectifs ou contextes différents, souvent opposés ou contradictoires. Ce terme est surtout utilisé dans des contextes où un même outil, une même approche ou une même technique est employé dans des buts qui peuvent être perçus comme contradictoires, voire paradoxaux.

2.4.3. Comment réfléchir à la refonte d'une culture de l'engagement ?

Comme nous l'avons expliqué, le respect de la dignité de la personne touchée par la maladie se construit aussi à travers la parole et le toucher. Le contact, loin d'être anodin, a le pouvoir de réinscrire la personne affectée dans une trame de l'existence partagée, où elle peut se percevoir à nouveau comme un sujet parmi d'autres, reconnu dans son altérité. Il englobe des dimensions physiologiques, émotionnelles, sociales et culturelles, contribuant à une approche plus humaine des soins et à des modalités d'ajustement plus fines. Une main posée sur l'épaule ou une simple poignée de main peuvent constituer, selon les contextes, des gestes de connexion empathique, qui renforcent la relation entre le soignant et le patient, et de reconnaissance silencieuse, mais puissante.

Nous sommes pleinement conscientes des risques de dérives associés au toucher, c'est pourquoi nous pensons que sa réhabilitation doit s'inscrire dans une véritable culture empathique du soin et de l'accompagnement, où la question du contact est soigneusement réfléchie, encadrée et fondée sur le respect, le consentement et l'écoute. Une telle culture permettrait de redonner toute sa place à cette forme de communication corporelle dans les pratiques soignantes, tout en reconnaissant ses limites et les exigences éthiques qu'elle implique. Mais quelles en seraient les bases concrètes ? La théorie de l'étayage psychomoteur de S. B. Robert-Ouvray (244) en propose une approche très claire et inspirante. L'auteure explique que l'interaction nourrissante et bienveillante, entre le professionnel de santé et le patient, est un processus dans lequel le soignant devient un « étayage », c'est-à-dire une aide qui soutient et renforce les capacités de la personne malade. Ce processus d'accompagnement de proximité ne se limite pas à des gestes techniques ou mécaniques, mais intègre des dimensions relationnelles et affectives. L'étayage n'est donc pas une simple assistance, mais un processus interactif et créatif qui coconstruit l'espace thérapeutique, dans l'instant, selon un accordage unique des corps. Cette dynamique de corégulation offre les bénéfices d'une médiation pour aider le patient à se reconstruire. L'intention du soignant, pour éviter tout risque d'abus, est de permettre au patient de trouver, dans l'expérience à l'autre, des repères stables dans une situation instable (que ce soit face à une maladie, une perte, un handicap, etc.). Par sa présence rassurante, le soignant aide le patient à retrouver son équilibre, favorisant ainsi son autonomie. Dans ce contexte respectueux, le contact physique a des effets thérapeutiques, puisqu'il peut aider à diminuer la perception de la douleur en libérant, par exemple, des endorphines et de l'ocytocine (hormone du bien-être), les analgésiques naturels du corps. Il permet également de reconstruire une enveloppe corporelle, comme l'exprime D. Anzieu dans son ouvrage *le Moi-peau* (9), et une définition de soi aimante à travers les sens : le regard, les mots, la voix, l'ambiance générale. Le corps est rendu à nouveau social et « désirable »[1], à un moment donné où le patient doit changer sa perception du corps et de sa vie. Il est donc source d'encouragement et de motivation, notamment dans les processus de réhabilitation ou de maladies chroniques.

Dans un cadre de rééducation, le toucher devient aussi un outil diagnostique subtil pour détecter les signes de changements physiques ou d'anomalies. L'attention portée aux patients contribue par exemple à la prévention des complications liées à l'immobilisation prolongée. Il est également possible d'avoir recours à des pratiques corporelles du mouvement[2]. Cet accompagnement tactile nécessite de la délicatesse, du tact et de la connaissance sur les différentes manières culturelles de se toucher et de considérer le corps. Pour toutes ces raisons, le contact physique en santé devrait faire partie intégrante de la culture du soin et de l'accompagnement. Savoir repérer les signes corporels et toucher l'autre, que ce soit par des mots ou un geste, est une compétence qui s'apprend pour être exercée avec le consentement du patient.

Nous pensons en cela que l'éthique du *care*, ou éthique du soin, développée par des philosophes comme C. Gilligan (136) offre un exemple de mobilisation sociale et politique inspirant. L'éthique du *care* reconnaît que les individus, en particulier ceux qui sont malades, âgés ou vulnérables, ont besoin de soin et d'attention, mais aussi de reconnaissance de leur humanité. Cette approche accorde une grande importance à l'empathie et à l'écoute des besoins spécifiques de chaque sujet. L'intention est d'éviter de traiter la souffrance humaine à travers un prisme trop réducteur et stigmatisant, qui empêche d'accueillir

---

[1] Le sens de « désirable » ne renvoie pas ici à une sexualisation de la relation, mais à la rencontre de la différence de l'autre dans le respect de sa personne.

[2] Dans le cadre de la rééducation, plusieurs pratiques de danse d'exploration et d'amélioration de la perception du corps (la méthode Feldenkrais, le Body-Mind Centering (BMC), la méthode Alexander, etc.) sont utilisées pour aider les personnes à retrouver de la mobilité, à améliorer leur bien-être, ainsi qu'à réduire la douleur ou le stress. Ces pratiques sont souvent intégrées dans des programmes thérapeutiques et sont adaptées en fonction des besoins des patients.

véritablement la personne dans son authenticité. L'éthique du *care* défend l'idée que le soin et l'attention ne sont pas simplement l'affaire de professionnels de santé, mais de responsabilités partagées au sein de la société. « Autrement dit, le care est une relation entre deux acteurs — et non entre un sujet actif et un sujet passif (un patient) [...]. L'autonomie est à la fois présupposée (la personne sait ce cont elle a besoin, son avis est sollicité) et visée (réduire les dépendances). La visée éthique du care peut ainsi englober l'autonomie des sujets — non une autonomie abstraite, une hypostase d'autonomie, mais un processus de libération et d'individuation » (287).

Ainsi, une approche éthique du soin devrait toujours chercher à comprendre la personne dans son ensemble, avec son histoire, ses relations, ses émotions hétérogènes et ses besoins propres, plutôt que de la réduire à un tableau clinique ou psychologique simplifié. Elle appelle à une révision du système de soins, afin qu'il intègre mieux les dimensions émotionnelles, sociales et humaines des souffrances. Elle implique également une redéfinition du rôle du soignant, non seulement comme un professionnel de la santé, mais aussi comme une personne engagée dans une relation de soutien mutuel, où le soin prend en compte les aspects affectifs et contextuels de la personne concernée. Ainsi, les patients ne sont plus considérés comme des consommateurs ou des clients, mais des individus complexes, avec des besoins spécifiques, dont l'accompagnement requiert des savoirs et une expérience raffinés.

Ces différents niveaux de déshumanisation décrits dans le cas de la psychologisation des maladies et de leurs symptômes doivent nous interpeller. Nous pensons qu'il est impératif de réhabiliter avec tous les acteurs de la santé les valeurs fondamentales de la médecine, basées sur des relations interhumaines de dignité et de respect. Par ailleurs, la culture de l'engagement ne s'arrête pas là. Elle pourrait s'inscrire dans une démarche plus large, incluant le recours à la démocratie directe et territoriale pour favoriser des modes de gouvernances flexibles et partagées, basés sur les valeurs du soin et de l'accompagnement. Et pour cela, nous mobiliserons le concept de « communs ».

2.4.4. La santé publique : un bien commun à préserver

Nous venons de décrire en quoi les impératifs moraux et économiques de la santé pouvaient conduire à des processus de déshumanisation. Plutôt que de se concentrer uniquement sur une responsabilité individuelle quasi « narcissique », nous pensons qu'il est également crucial de promouvoir une approche qui valorise le bien-être collectif et la solidarité ; d'autant que les maladies chroniques et les risques pandémiques augmentent. Si nous ne voulons pas que la santé publique devienne un outil de stigmatisation, de surveillance, de contrôle et de mise à distance technologique des personnes qui souffrent, il est donc essentiel de réévaluer notre conception de la santé dans une perspective éthique et écologique.

Bien qu'il soit important d'encourager des comportements préventifs sains, il est tout aussi urgent de reconnaître les inégalités structurelles qui ne permettent pas systématiquement d'encourager l'autonomie et le bien-être de la personne malade. H. Bergeron soutient que la prévention ne doit pas être perçue uniquement comme un domaine à restaurer en cas de problème, mais comme un bien collectif à préserver (39). Pour lui, la prévention nécessite une prise de conscience collective et individuelle, où chaque acteur, qu'il soit patient, citoyen, soignant ou institutionnel, a un rôle à jouer. Il plaide pour une approche proactive et préventive face aux maladies chroniques, et insiste sur l'importance de maintenir la santé publique dans une logique de bien commun, qui dépasse les considérations individuelles et repose sur la solidarité collective.

L'expérience de la psychologisation des maladies nous invite à penser qu'une gestion efficace des ressources en santé publique nécessite la mise en place de dispositifs démocratiques clairs. L'intention est de faciliter la coordination et la codécision entre les différents acteurs, en évitant toute approche normalisante et dogmatique qui pourrait influencer les comportements, remettre en cause la parole des patients et les valeurs fondamentales du soin et de l'accompagnement. La santé comme « bien commun » appelle à la mobilisation de toutes et tous pour créer et transformer, en cas de besoin, notre environnement et maintenir, quel que soit le contexte, une qualité de prise en soin.

Pour soutenir ce propos, nous pouvons nous inspirer de la théorie des communs d'E. Ostrom (226). Cette économiste, lauréate du prix Nobel d'économie en 2009, explore comment les ressources naturelles, culturelles, telles que le savoir ou les infrastructures, peuvent être gérées de manière durable par les communautés locales, sans nécessiter une régulation centralisée ou une privatisation. Elle souligne l'importance de développer des règles adaptées aux spécificités locales et d'encourager la participation active de tous les acteurs dans la prise de décision. En outre, cette démarche favorise un engagement et une responsabilité envers la durabilité des ressources.

Selon B. Coriat, professeur émérite de sciences économiques, les « communs » représentent une alternative aux modèles économiques traditionnels basés sur la propriété privée et la maximisation du profit (72). Cette conception nous invite à repenser notre rapport à la santé et à promouvoir des modèles de gouvernance qui favorisent les prises de décision partagées locales et territoriales centrées sur la protection de la santé et le respect de la dignité de chaque sujet.

Nous pensons que l'expérience de la psychologisation de la maladie est une invitation à reprendre cette responsabilité collective par la mise en œuvre de politiques de santé décentralisées qui valorisent les savoir-faire et les savoir-être dans la pratique du soin et de l'accompagnement et reconnaissent la complexité des expériences vécues.

En conclusion, ne pourrait-on pas nous inspirer du travail du philosophe H. Jonas (175) ? Dans son livre *Le Principe responsabilité : Une éthique pour la civilisation technologique*, il critique l'éthique traditionnelle, centrée sur les actions individuelles et la moralité immédiate, et plaide pour une révision de la responsabilité qui intègre des perspectives à long terme et collectives. Le principe de responsabilité de H. Jonas est donc une éthique de l'anticipation, qui place la responsabilité envers l'avenir et la préservation de la vie au cœur de nos actions contemporaines. Dans un monde où la puissance technologique croît rapidement, il appelle à une conscience éthique renouvelée, consciente des conséquences à long terme et des risques globaux, en particulier pour la planète et les générations futures. Le principe de responsabilité qu'il définit appelle donc chacun à agir « de façon que les effets de (son) action soient compatibles avec la Permanence d'une vie authentiquement humaine sur Terre » (*Ibid.*).

RECOMMANDATIONS

Anaïs Guilbaud, Faustine Hélie, Laurence Roux

Nous consacrons quelques pages à des recommandations qui sont issues de nos constats et des actions que nous avons pu tester. Elles s'étayent sur des leviers susceptibles d'être activés par les professionnels de santé comme par les pouvoirs publics. Elles engagent des pistes de réflexion dont ces derniers se saisiront — nous l'espérons — afin de travailler de concert avec les patients, leurs représentants et d'améliorer les parcours de santé.

Nous souhaitons sensibiliser les soignants comme les décideurs et les chercheurs à un travail collaboratif et nous inscrire dans une dynamique de rencontre.

Certes, nous aurions pu développer cette partie bien plus largement. Nous avons mis en exergue les points qui nous semblaient exemplaires, notamment certaines des actions dont nous sommes les promoteures dans le champ professionnel et associatif. Ce parti pris exclut nombre de recommandations qui auraient pu être abordées. Nous l'assumons ! Cette dernière partie mériterait un essai à elle seule.

1. MÉCANISMES D'UNE DIALECTIQUE

1.1. Construire une interaction

La relation soignant-soigné devrait se construire sur un mode interactionnel, en s'étayant sur des regards croisés, une écoute active et un dialogue basé sur le respect mutuel des savoirs de chacun.

Comme nous l'avons vu, quand un professionnel de santé aide un patient à s'exprimer sur sa maladie, ses ressentis, il lui reconnaît — *a minima* — une expertise expérientielle et lui permet d'exercer une certaine autonomie.

Nombre d'auteurs prônent la nécessité de mettre en place une relation d'aide en donnant toute sa place au sujet (43, 107, 127). E. Fournier, M-O. Frattini et J-C. Mino (121) décrivent leur conception de l'action médicale qui est : « comme un exercice de soulagement et de soutien face à la maladie qui s'articule avec une éthique de la relation clinique, définie comme une aide au patient vu comme un sujet adulte et autonome ». Pour le CCNE (69), soigner une personne revient à appréhender l'aspect médical et l'unité même de sa personne : « Le médecin ne doit pas non plus adopter une attitude de fuite, d'abandon ou de chantage, sa responsabilité professionnelle est celle du maintien du soin ».

Il incombe donc au professionnel de santé de faire preuve « d'un souci éthique » qui, comme le souligne C. Gohier (138), relève de « raisons intérieures » qui appartiennent « à chaque individu pris isolément, motivé surtout par ce qui lui tient à cœur (*whathe care*), selon les projets qu'il se donne et les actions qu'il pose ».

Par conséquent, créer l'intentionnalité dans la relation soignant-soigné est une notion majeure. L'intention conduit à l'action qui, pour le professionnel de santé, consiste en un effort de conscientisation et de compréhension de ce qui est exprimé. L'écoute active est le résultat d'un apprentissage empirique, mais elle devrait être enseignée dans toutes les formations dédiées aux soignants.

En effet, il n'est pas toujours facile d'écouter en toute neutralité et de recevoir sans sourciller toute la charge émotionnelle du discours de son interlocuteur. L'exercice est fatigant, mais néanmoins nécessaire.

Les compétences psychosociales commencent à être enseignées à l'école (nous en reparlerons par la suite dans le paragraphe dédié à la formation), ainsi que dans les formations médicales et paramédicales : comme nous le développons dans les chapitres précédents, la régulation émotionnelle et l'empathie sont les piliers d'une relation adaptée entre les professionnels et les patients. Être capable de conscientiser ses propres émotions également. C'est dans ce type de pratiques que l'utilisation de la psychologie prend tout son sens (282).

Tout praticien doit prendre en compte l'expertise expérientielle du patient, tant dans l'établissement du diagnostic, les traitements prescrits que dans la négociation des modalités d'accompagnement à prévoir. L'alliance thérapeutique va s'étayer sur ces éléments. Elle est basée sur la confiance qui s'établit entre les deux protagonistes de l'interaction et le respect de la dignité de chacun.

Dans le cadre de la prise en charge de la douleur, M. Benasayag (265) pense qu'il y a un « traitement démocratique ou éthique » de celle-ci si le médecin peut arriver à un dialogue avec son malade : « Le médecin devrait mettre sur le tapis, dans une espèce de chaudron, sa technique, tout ce qu'il sait et peut faire. Le malade, lui, parlera de sa douleur, dira comment elle passe en lui. La solution tout comme la décision vont sortir de cette mise en commun. Une singularité, ce n'est jamais un individu, c'est une mise en commun [...] La dignité de la vie est dans la vie ! ».

Nous l'avons vu, permettre l'expression d'un récit de la maladie et de ses répercussions sur la vie de la personne malade doit s'effectuer sans qu'il soit remis en cause par l'âge, le statut social, l'origine ethnique. Pour le soignant, il est essentiel de s'extraire de ses propres représentations et de ne pas porter de jugement. Cette « curiosité pour l'autre sans arrière-pensée », théorisée par W.V.O. Quine et J. Davidson (74), nous semble être un point important dans l'accompagnement du patient. S. Rameix (235) va même un peu plus loin lorsqu'elle invite son lecteur à « se laisser prendre par l'autre, même si ce décentrement de soi-même peut ne pas être psychologiquement facile ». Comme le souligne G. Darcourt (83), le rôle du médecin ne peut se limiter à la prescription et doit s'étendre à l'éducation. Cela conduit à organiser l'accueil et les soins au-delà de la simple attente de la demande, en inventant des moyens « d'aller vers » les besoins. Au préalable, la mise en place des conditions d'exercice de la parole du patient, afin qu'il puisse construire un récit de la maladie et de ses symptômes, revient au soignant. Il est l'agent moral qui porte la responsabilité de permettre à la personne vivant avec la maladie de s'exprimer et de faire valoir ses savoirs expérientiels.

Bien sûr, plusieurs facteurs peuvent contraindre la relation soignant-soigné, le professionnel de santé ne peut tout contrôler. Si une contrainte s'impose, notamment le temps à dédier au patient, il est recommandé de l'en informer et d'en expliquer les raisons. De la même manière, il vaudra mieux reconnaître que l'on ne sait pas « et que l'on va chercher ensemble » plutôt que de « remplir le vide » par une hypothèse de travail laissant sous-entendre que la raison du mal incombe à la psyché de la personne malade. Ce type de propos n'a jamais permis de créer un lien de confiance entre soignant et soigné. *A contrario*, assumer sa propre impuissance face à la dureté du monde nous rappelle notre humanité et notre vulnérabilité commune, notre interdépendance également. Ainsi, faire acte de *reliance*, comme le décrit R. Gil (135), qui emprunte ces mots à E. Morin, c'est aussi s'appuyer sur des valeurs telles que la solidarité et la fraternité pour cheminer ensemble au lieu de s'opposer.

1.2. « Ne faites pas à autrui ce qui ne serait pas fait à lui-même, et faites-lui ce que vous vous êtes engagés, en accord avec lui, à faire »[1]

Existe-t-il une morale qui consisterait à valoriser l'autonomie de la personne malade et à lui permettre de transmettre ses savoirs ? S. Rameix (*Ibid.*) cite H. T. Engelhardt qui éclaire cette question en proposant une théorie de l'autonomie pluraliste de la notion de moralité. Elle analyse cette théorie présupposant que la moralité peut être fondée et que c'est la liberté de l'homme et le respect absolu de cette liberté qui la déterminent. Le pluralisme est essentiel à la démocratie et la morale est la négociation des conflits entre égaux. L'éthique ne peut alors se définir que comme la recherche de la négociation des conflits et, pour cette auteure, l'agent moral est celui qui, par « bonne volonté » au sens kantien, entre dans la négociation et respecte l'autre dans son autonomie et sa liberté, de même qu'il se respecte lui-même dans son autonomie et sa liberté. Il veut trouver une issue au conflit : « Les conditions d'une éthique minimale sont ainsi définies par le Principe d'Autonomie dont la maxime est "ne faites pas à autrui ce qu'il ne se serait pas fait à lui-même et faites-lui ce que vous vous êtes engagés en accord avec lui-même à lui faire". Le principe d'autonomie fonde ce que l'on peut appeler l'éthique de l'autonomie comme respect mutuel ».

Rappelons que « la désirabilité de l'autonomie », que nous avons évoquée ci-dessus, est propre à chaque individu. Il est important de ne pas faire de l'autonomie une injonction, et de respecter les besoins réels de la personne.

1.3. Promouvoir l'éthique du *care*

L'éthique du *care* apporte nombre de réponses aux enjeux éthiques à l'œuvre dans la relation soignant-soigné et répond à cette nécessité d'aborder la personne en fonction de ses besoins et/ou demandes.

Elle a été développée, entre autres, par la psychologue américaine C. Gilligan (136) et a marqué un tournant dans l'Amérique des années 1980, dans les domaines universitaire et politique comme dans le monde professionnel. Cette auteure invite à prendre en compte la manière dont les individus se préoccupent et s'occupent à la fois d'eux-mêmes et des autres.

L'éthique du *care* permet de renouveler la question éthique du lien social qui n'est limitée, ni à l'impartialité ni à des principes abstraits de

---

[1] H.T. Engelhart (103).

justice. Féministe, le *care* articule également l'éthique et le politique, au-delà des questions de genre, en interrogeant la dévalorisation des activités sociales tournées vers le soin. C'est à une meilleure prise en compte de la « texture morale » des relations humaines que nous invite l'éthique du *care* (221).

Comme cadre de décision morale, le *care* s'appuie sur la supposition que le soi et les autres sont interdépendants (27, 51, 52). Le « bien » se définit par la capacité à discerner ou à répondre au besoin, à développer des capacités d'attention et de perception. La justice, dans ce contexte, ne disparaît pas, mais se définit de façon nouvelle comme « le respect des autres dans leurs propres termes ». L'idée centrale du *care* est celle d'une considération sans détachement (celui-ci devenant le problème moral) : « la sensibilité est constitutive d'une vision morale comprenant la justice, mais une justice différente de celle que dessinent les théories impartialistes ». C. Gilligan engage la description par les sujets eux-mêmes de leur perspective morale, dont elle montre qu'ils/elles sont capables de l'exprimer (*Ibid.*).

L'éclairage de l'éthique du *care* confirme l'intérêt de répondre à un besoin d'expression des savoirs expérientiels, et d'entendre chaque « voix humaine »[1] et chaque « voix singulière » (161). Dans la perspective du *care*, on peut décrire le soignant comme sujet/agent moral, engagé dans une relation qui est centrale. Il doit percevoir le besoin et y répondre. Transmettre une expertise expérientielle intègre l'expression d'une certaine forme de vulnérabilité que la maladie impose. Le *care* porte l'objectif de reconnaître la valeur de chaque récit construit par une personne malade et d'y répondre. L'éthique du *care* conforte donc cette importance de l'écoute du patient qui est, dans notre culture, principalement déléguée aux infirmières et aides-soignantes. Le *care* reste encore considéré comme une perte de temps, bien moins important dans l'appréhension de la maladie, que l'analyse des symptômes passant par la clinique, la biologie ou l'imagerie.

Si l'exercice du *care* est dévolu à une catégorie soignante mal rémunérée et mal considérée, la responsabilité des pouvoirs publics est engagée sur les questions des salaires et de la reconnaissance de ces professions. L'exercice du *care* dépend aussi des conditions politiques, économiques et sociales (52).

Par conséquent, que ce soit à un niveau microsocial dans la relation soignant-soigné ou à un niveau macrosocial plus politique, la

---

[1] Terme de C. Gilligan (*Ibid.*).

reconnaissance des savoirs expérientiels s'inscrit dans une perspective du *care* dont « le caractère est indissociablement éthique et déontologique » (*Ibid.*).

2. SE DOTER DE DISPOSITIFS BASÉS SUR UN « CADRE D'ORIENTATION SYMBOLIQUEMENT STRUCTURÉ »[1]

2.1. Multiplier les modalités d'action

Toute société démocratique adhère aux valeurs de dignité, du respect de la liberté de choix, de la justice, de l'intégrité et de la solidarité.

Comme le souligne C. Gohier (*Ibid.*) : « il faut reconnaître la liberté en soi et en l'autre, l'égalité humaine et la commune humanité en chacun, ainsi que la solidarité qui provient de l'appartenance à cette commune humanité, au patrimoine de l'humanité ». Pour ce faire, la société doit se doter « d'un cadre d'orientation symboliquement structuré qui reste ouvert, dans lequel sont formulées les valeurs et les fins éthiques qu'elle met en avant ». Et ce cadre varie selon « les sociétés, la diversification des valeurs admises et la qualité de son idéal humain ».

Le système de santé français s'organise principalement via des décisions centrales ou régionales et se décline à une échelle locale. Par conséquent, les conditions alimentant le fonctionnement des parcours de santé sont cadrées par les pouvoirs publics. Contexte, culture et décisions politiques sont interdépendants. Les associations de patients ne s'y trompent pas quand, dans leurs plaidoyers, elles s'adressent au ministère de la Santé ou au Sénat.

Chez A. Sen (256), l'autonomie est une « capabilité » et comporte les conditions sociales, politiques et économiques qui rendent possible leur exercice. L'autonomie ne peut être conçue sans les « appuis de socialisation » qui la rendent possible et ces appuis sont aussi politiques, comme nous l'avons déjà évoqué avec l'éthique du *care*. Quant à M. Benasayag (265), il s'interroge sur les dispositifs « où le discours même du patient est invalidé […] Pour que le sujet puisse s'exprimer et que l'on prenne en compte la voix des patients, deux leviers doivent être activés, la volonté des techniciens (les médecins) et l'implication de la société. Il y a quelque chose de profondément politique, non pas dans le sens des partis de droite ou de gauche, mais dans celui de l'être, de l'individu, du respect, de la dignité de chacun ».

---

[1] C. Gohier (*Ibid.*).

Dans cette perspective, il incombe aux pouvoirs publics d'agir sur une culture et des pratiques qui excluent la parole des usagers Afin de construire ce cadre, plusieurs leviers, devant mobiliser les acteurs concernés à l'échelle nationale, régionale et locale, sont à activer. Les pouvoirs publics, collectivités territoriales, structures et agences de santé, associations, patients et usagers ont à multiplier les collaborations et à travailler de concert.

2.1.1. Systématiser la participation des patients partenaires et des Représentants d'Usagers

Il est crucial de permettre l'implémentation des patients partenaires dans tous les domaines et toutes les instances du champ de la santé.

Pour ce faire, produire de la connaissance sur les démarches participatives et le développement du pouvoir d'agir reste d'actualité. En outre, il est maintenant nécessaire de sortir des participations alibis où la présence des patients ou de leurs représentants est requise et permise, mais où ils ne peuvent ni s'exprimer, ni être entendus.

Comme nous l'avons vu, l'Académie de médecine (1) adopte le terme de « patient partenaire » pour promouvoir l'engagement des patients dans « la médecine participative ».

Si la Loi de modernisation du système de santé (*Ibid.*) cadre la représentation des usagers dans le champ sanitaire, il conviendrait néanmoins que les pouvoirs publics soutiennent davantage cette modalité de représentation en l'étendant à la ville, dans les structures médico-sociales tout en la renforçant dans les hôpitaux.

La représentation des usagers et des patients s'appuie principalement sur un modèle de bénévolat. Cependant, ce modèle a ses limites (et ses problématiques éthiques). Pourquoi ne pas lancer une grande concertation sur la rémunération de la participation ? Ce sujet fait cependant débat au sein même des associations de patients. De surcroît, il est important de signaler que la représentation des personnes malades ou en situation de handicap ne peut se limiter aux seuls patients partenaires et Représentants d'Usagers. En effet, il est essentiel de permettre à ce que tous puissent s'exprimer et, par conséquent, de veiller à solliciter une pluralité de patients, dont ceux les plus éloignés du système de santé.

Le travail de C. Tourette-Turgis (273) a su mettre en lumière l'importance de l'expérience vécue par les patients. Elle plaide depuis plusieurs années pour la reconnaissance des « capabilités » des personnes malades au sein du système de santé. Grâce à des actions et des dispositifs concrets qu'elle a mis en place et encouragés, il est aujourd'hui possible de les aider à identifier leurs capacités mobilisées dans la lutte contre la maladie, et de les appliquer dans leur vie tant personnelle que professionnelle. En cela, l'Université des Patients offre une plateforme où toute personne malade qui le souhaite peut acquérir des connaissances et devenir actrice à part entière de sa propre santé.

La reconnaissance statutaire des patients partenaires et l'établissement des bilans de compétences adaptés aux épreuves de santé pour les préparer au retour à l'emploi sont deux initiatives portées par C. Tourette-Turgis (271). Ce dernier dispositif, qui concerne pour l'instant les cancers féminins, permet de concilier l'état de santé de la patiente avec ses aspirations professionnelles. Il s'inscrit dans une continuité de soins et d'accompagnement plus large, telle que le parcours de rétablissement, le parcours de survivante, qui peut s'étendre jusqu'à deux ans. Les témoignages attestent de la résilience et de la force des femmes qui ont traversé des épreuves difficiles. Ces actions démontrent la nécessité de reconnaître et de valider les compétences acquises durant le parcours de soins, notamment par des diplômes, afin que chaque patiente puisse se réinsérer dignement dans le monde professionnel.

Enfin, nous pensons qu'il est important que les patients soient aussi des partenaires de l'économie. Nous plaidons pour une inclusion de « patients experts de l'économie »[1] allant des débats consultatifs jusqu'au sein des comités décisionnels en lien avec le ministère de la Santé et de la Prévention et le ministère de l'Économie et des Finances. Les personnes vivant avec une maladie sont les premières confrontées aux problèmes économiques. Il est donc nécessaire de les inclure, de recueillir leur avis, de prendre en compte leurs besoins et d'intégrer leurs recommandations dans les groupes de travail.

---

[1] Le 12 avril 2024, huit représentants et représentantes d'associations (Association française des hémophiles, #ApresJ20 Covid Long France, CerHom, Corasso, ELLyE, Renaloo et RoseUp) ont été reçus au cabinet du ministre délégué de la santé et de la prévention et ont demandé à ce que les patients soient associés à tous les travaux engagés sur la réduction des dépenses de l'Assurance Maladie.

2.1.2. Le poids des mots

Lorsque l'on parle de malades, de maladies ou de handicap, la sémantique utilisée est implicitement porteuse du sens que l'on attribue au signifié par le signifiant[1].

La discipline consistant à opérer un choix drastique des mots à employer favorise l'appropriation d'un implicite à privilégier. Si le choix des qualificatifs liés à la maladie a évolué ces dernières années, c'est grâce aux plaidoyers d'associations de patients et de lois prônant l'autonomie de la personne vivant avec la maladie, son pouvoir d'agir et la nécessité pour le soignant de prendre en compte les savoirs expérientiels.

Le vocable « malade », par exemple, utilisé seul, réduit le patient à sa pathologie qui prend toute la place, alors que dans le terme « personne malade », malade est un attribut, la personne reste un sujet.

Il est important d'adopter, tant à l'oral qu'à l'écrit, une terminologie qui contribue aux représentations que, tous, nous construisons. En rappelant — il en est besoin — qu'une personne peut être malade, en situation de handicap, vivant avec des troubles psychiques, mais est avant tout une personne non réductible à son état de santé ou à une pathologie.

De la même manière, nous réfutons le terme de savoirs profanes. Utiliser le qualificatif profane revêt un sens particulier. Le Larousse nous en propose la définition suivante : « Qui est ignorant en une science, en un art, qui n'y est pas initié ». Par conséquent, caractériser les savoirs du patient de profanes leur dénie toute valeur et les positionne dans une hiérarchie où les savoirs scientifiques représentent les seuls savoirs supposés être valables.

Il est important de n'utiliser que le qualificatif « expérientiel » pour désigner les savoirs des personnes malades ou en situation de handicap. Nous plaidons pour une utilisation systématique de ce terme et pour l'abandon définitif de l'adjectif « profane ».

De même, l'adjectif « subjectif » est souvent employé pour qualifier le récit du patient sur sa maladie et son expertise expérientielle. Or, en quoi la parole d'un patient est-elle subjective : parce qu'elle intègre des affects, la résonance de la maladie sur la qualité de vie, parce qu'elle n'est pas mesurable ? Il conviendrait d'être plus rigoureux sur l'emploi des qualificatifs subjectifs. La personne malade parle de ressentis, de

---

[1] Se référer au chapitre : *Construction occidentale de la psychologisation de la maladie : socle anthropologique.*

vécus, qui ne sont en rien subjectifs puisqu'elle les vit. Après tout, la médecine elle-même n'est pas une science exacte !

Le degré d'acceptation du patient aux recommandations du médecin était (ou est encore parfois) dénommé « compliance ». La personne malade était qualifiée de plus ou moins compliante suivant la façon dont elle se conformait aux traitements ou aux soins prescrits par le médecin. Implicitement, le mot compliance intégrait l'idée que les savoirs scientifiques étaient seuls valables et récusaient l'autonomie du patient. Patient qui, s'il voulait aller mieux, devait suivre à la lettre les préconisations thérapeutiques du médecin.

Cette acception a perduré jusque dans les années 2010 où on l'entendait encore fréquemment. La notion de compliance a été désignée dans le dictionnaire médical de l'Académie de médecine (*Ibid.*) « comme inutile et inacceptable ». Elle recommande d'utiliser le mot « observance » qui, d'ailleurs, s'est progressivement imposé.

Actuellement, la notion d'adhésion est davantage usitée et remplace à son tour le terme « observance ». Le plus souvent, l'adhésion d'un patient à une thérapeutique démontre qu'il a pu établir une alliance thérapeutique avec le praticien (186), et exprimer un consentement éclairé quant aux choix des thérapeutiques (en concertation avec ce dernier). Son expertise expérientielle a été reconnue, prise en compte et son pouvoir d'agir s'est exercé.

À l'avenant, comme nous l'avons décrit dans la partie sur la construction occidentale de la psychologie de la maladie, l'utilisation des termes « cortiqué » et « non cortiqué » repose uniquement sur les représentations de certains professionnels de santé. Ces qualificatifs sont souvent utilisés pour des publics en situation de précarité, âgés, alcoolodépendants, issus de l'immigration ou d'une catégorie socioprofessionnelle dévalorisée. Il est dommageable de poser un jugement basé sur des considérations n'ayant aucune base scientifique avec, pour conséquences, la dispensation d'une information insuffisante et la pose d'un diagnostic erroné. On peut alors parler de pertes de chances pour le patient « non cortiqué ».

Enfin, nous avons souligné dans les enjeux éthiques l'existence de certains détournements sémantiques. Un exemple frappant de ce phénomène est celui de la notion de « résilience ». Ce terme, initialement développé pour désigner la capacité d'un être vivant à surmonter des traumatismes, est parfois réduit à une simple « aptitude individuelle à rebondir ». Une telle réduction néglige le fait que la

« résilience » ne repose pas uniquement sur la force personnelle, mais dépend aussi de l'environnement, des ressources disponibles et du degré d'atteinte de l'homéostasie de l'organisme. Au-delà d'un certain seuil de déséquilibre interne, l'individu ne pourra pas se rétablir. C'est pourquoi nous plaidons pour l'utilisation du terme d'ajustement mutuel entre le patient et son environnement de vie ou de corégulation avec son entourage et les professionnels qui l'accompagnent, plutôt que d'une simple adaptation de la part de l'individu face à son milieu. Il est donc essentiel de préserver la richesse et la nuance des concepts issus des sciences humaines et sociales, et d'éviter de les utiliser de manière réductrice ou instrumentalisée, en imposant ainsi à l'individu la charge de se restaurer seul. La vigilance face à ces détournements est essentielle pour éviter de renforcer des logiques sociales injustes ou de promouvoir des idéologies qui fragilisent les individus plutôt que de les soutenir.

Il convient d'être vigilant dans le choix des mots à opérer. Ils participent de la considération portée à la personne malade et au respect de sa dignité.

Nous plaidons pour qu'une attention constante soit portée à la sélection des termes à employer dans l'interaction soignant-soigné comme par l'ensemble des professionnels de santé et des pouvoirs publics.

2.1.3. Développer et soutenir les programmes d'Éducation Thérapeutique du Patient (ETP)

La loi HPST[1] a intégré l'importance de l'ETP dans les maladies chroniques en créant notamment les UTEP[2] (237). Les « patients partenaires » participent à l'activité de coordination des UTEP. Il existe une UTEEP, le deuxième E est positionné pour marquer l'engagement concrétisé par un poste rémunéré pour un « patient partenaire » portant le titre de médiateur pair dont la mission est de promouvoir l'engagement du patient, de rencontrer, d'accompagner et de former les potentiels « patients partenaires » de l'ETP, de créer des outils et de favoriser la collaboration avec les associations de patients.

[1] Loi portant réforme de l'hôpital et relative aux patients, à la santé et aux territoires (203).

[2] Les UTEP sont les Unités transversales d'Éducation du Patient et sont présentes dans les établissements de santé. Elles sont chargées de coordonner, d'accompagner les patients, de faciliter la communication autour de l'ETP.

L'Éducation Thérapeutique du Patient doit être assurée pour toutes les maladies la requérant : les équipes engagées dans la production des programmes d'ETP doivent être soutenues et des budgets leur être dédiés. Il est important que ces programmes soient toujours coconstruits avec les personnes concernées afin d'éviter l'écueil que l'on trouve parfois dans certains programmes : l'infantilisation et la moralisation du patient. Il convient aussi de noter que l'ETP vise à renforcer les soins en apportant un soutien supplémentaire, mais ne saurait en aucun cas se substituer aux recherches et aux avancées scientifiques dans le domaine médical.

2.1.4. Promouvoir l'évaluation de la relation soignant-soigné

Promouvoir l'évaluation de la relation soignant-soigné participe d'une démarche visant à améliorer les pratiques. Il est important de soutenir les programmes d'évaluation permettant d'acquérir de la connaissance sur l'expression des savoirs expérientiels et la construction de l'alliance thérapeutique, plus globalement d'évaluer la mise en œuvre de démarches participatives et d'*empowerment.* Citons le travail novateur du groupe « évaluation en santé » de la Société Française d'Évaluation (262) qui a produit un outil d'évaluation des parcours de santé avec des indicateurs cadrant les actions liées à la mise en place de démarches participatives et d'*empowerment.*

Les ECOS (Examens Cliniques Objectifs et Structurés) sont des outils d'évaluation des compétences des futurs médecins, initialement développés au Canada et en Suisse (237). En France, ils sont désormais inscrits dans la Loi « Ma santé 2022 ». Au-delà des examens traditionnels fondés sur l'évaluation des connaissances, les ECOS visent à évaluer de manière standardisée le comportement et les performances professionnelles des étudiants, en mettant l'accent sur les relations médecin-malade. Ils vont devenir obligatoires dans le cadre de la réforme.

Requérir l'expertise des associations de patients et de France Assos Santé dans tout projet, programme d'évaluation ou mise en place de démarches qualité devrait être systématisée.

En outre, quand un programme ou un projet pilote sont développés, à quelque échelle que ce soit (nationale, régionale, locale), il nous paraît dommageable de ne pas y associer les personnes concernées.

De même, les évaluations PREMs (*Patient Reported Experience Measures)* et PROMs (*Patient Reported Outcome Measures*) encouragent le développement d'une culture d'amélioration continue des soins (156). Tout d'abord, les PREMs et PROMs offrent aux patients la possibilité d'exprimer des savoirs « situés » ou « positionnés » (140). En leur permettant de partager leurs expériences et leurs perceptions, ces évaluations garantissent que leur parole soit prise en compte par les professionnels de santé. Grâce à l'analyse des données recueillies, il est possible d'identifier la qualité de soins et d'accompagnement offerte par les établissements de santé et d'évaluer l'efficacité des traitements. En cela, les PREMs et PROMs, en intégrant les retours des patients dans les processus d'évaluation et de planification, informent de la réalité du patient et engagent la responsabilité des pouvoirs publics. L'objectif est ici de développer un cycle d'évolution constant qui bénéficie à tous sans tomber dans une forme de clientélisme, de consumérisme ou de dénonciation de pratiques médicales stériles.

2.1.5. Promouvoir les instances d'éthique

Selon F. Gzil (148) « l'éthique est à la fois un questionnement, une réflexion sur le sens que l'on donne à nos actions et un engagement sous-tendu par des principes et des valeurs ».

Il existe au niveau national le Comité Consultatif National d'Éthique, à ce jour présidé par le Professeur J.-F. Delfraissy, dont la mission première est d'apporter un éclairage aux décideurs et au débat public dans le cadre des nombreux enjeux éthiques nés de l'évolution de notre société, entre autres tout ce qui a trait aux progrès de la science et des nouvelles technologies.

Ce comité a des ramifications au niveau régional et ces espaces éthiques régionaux coordonnent également des instances éthiques au niveau local. De plus en plus de centres hospitaliers développent une démarche éthique, puisqu'il s'agit désormais d'une obligation inscrite dans l'article 5 de la Loi du 4 mars 2002 : « Ils mènent, en leur sein, une réflexion sur les questions éthiques posées par l'accueil et la prise en charge médicale ».

La participation des usagers, des patients, des aidants devrait être systématisée dans toutes les instances d'éthique institutionnelles, sanitaires et médico-sociales. En effet, que penser de comités d'éthique qui n'incluent pas les personnes concernées par les débats ? Plus la représentativité sera large, en valorisant la pluriprofessionnalité, la pluridisciplinarité et « l'expérience patient », plus les échanges s'inscriront dans l'objectif même de ce que doit être l'éthique. Pour ce faire, il est indispensable d'œuvrer à développer une culture qui lui est dédiée, accompagnée par des ressources humaines et financières suffisantes.

2.1.6. Développer les espaces d'échange et de supervision

Le système de santé, en ville ou à l'hôpital, dans le champ sanitaire et médico-social, doit se doter d'espaces d'échange et de supervision : que ce soit des groupes de paroles, des groupes Balint[1] ou des ateliers d'analyse de pratiques. Toute instance favorisant la réflexion, l'échange, permet de développer la compréhension de ce qui se joue dans une relation soignant-soigné, l'empathie et l'autorégulation ou la corégulation des émotions, comme de débattre de la posture des professionnels de santé et de l'éventuelle mise en œuvre de comportements défensifs.

De même, la pluridisciplinarité et la pluriprofessionnalité sont à valoriser. Associer l'ensemble des professions paramédicales, médico-sociales, ainsi que les acteurs du monde professionnel, à des instances où seuls les médecins sont représentés, favoriserait une appréhension globale de la personne malade et pourrait mettre en exergue le sujet souffrant, non plus seulement réductible à sa maladie ou ses symptômes.

2.2. Éduquer et former

C. Gohier (*Ibid.*) souligne qu'il faut « Développer l'imagination morale des récits de vie dont le sien, et la délibération éthique devient, dès lors, un des enjeux de la formation en enseignement ».

2.2.1. Éduquer et développer les compétences psychosociales

Au décours de la vie de chaque individu, l'éducation favorise le développement des « capabilités »[2], et des compétences psychosociales. La confiance en soi, pour une personne malade, est

---

[1] Un groupe Balint est une réunion régulière entre médecins, avec un animateur ou une personne formée, pour permettre la discussion de tout sujet vécu dans la pratique clinique. La méthode consistait en une présentation de cas suivie d'une discussion générale, l'accent étant mis sur le contenu émotionnel de la relation médecin-patient. Les animateurs des séminaires étaient à l'origine toujours des psychanalystes : aujourd'hui, un groupe peut être dirigé par un médecin, un professionnel de la santé mentale ou un des deux (source Wikipédia).

[2] Le terme « capabilité » provient d'A. Sen (256).

importante à acquérir afin de pouvoir mettre des mots sur une souffrance, pouvoir revendiquer son expertise expérientielle, être entendue et accompagnée dans le rétablissement. C'est pourquoi il nous paraît essentiel de promouvoir les programmes dédiés aux compétences psychosociales, à tous les âges de la vie. En l'occurrence, l'école a un rôle majeur dans la sensibilisation des élèves au respect de l'autre, du « savoir écouter », et du « savoir appréhender » la souffrance, sans la dénier ni la minimiser.

Les cours sur des sujets comme la prévention en santé (nutrition, sédentarité, addictions…), le développement humain, la maladie et ses répercussions devraient être initiés ou développés dans les écoles, les collèges et les lycées.

2.2.2. Développer, dans les formations initiales et continues, l'apprentissage de la relation

Régulièrement, depuis plusieurs décennies, l'importance de développer l'enseignement des sciences humaines et sociales dans les formations initiales des professions médicales et paramédicales est mentionnée dans des discours, rapports ou plaidoyers. Pourtant, cela reste insuffisant.

De même, il est incontournable dans tout enseignement d'y développer la participation des patients et des Représentants d'Usagers.

L'Académie de médecine (*Ibid.*) recommande que les étudiants engagés dans des disciplines concernant la santé puissent avoir accès à la « perspective patient » qu'ils ne découvrent souvent qu'au décours de leur exercice professionnel. Et ce, en permettant aux « patients partenaires » d'intégrer les différents types d'enseignement. Pouvoir entendre leur point de vue va permettre aux futurs soignants de mieux appréhender la nature de la relation médecin-malade. L'Académie de médecine ajoute qu'en 2019, une enquête a démontré que 40 % des facultés françaises de médecine recourent aux « patients partenaires » avec des coordonnateurs et des formations, et 52 % d'entre elles ont des projets en cours. Il est donc nécessaire d'intégrer le concept de « patient partenaire » dans les études médicales et paramédicales avec le soutien des enseignants et des doyens. Ce point nous paraît incontournable si nous voulons faire vivre la démocratie en santé. Outre la formation initiale, plaidons pour que la formation continue intègre dans ses programmes la relation soignant-soigné, trop peu abordée.

Comme nous l'avons déjà souligné, la participation à des instances d'éthique, des groupes de parole, des groupes Balint ou tout autre espace où l'on délibère autour des pratiques et de la relation soignant-soigné, permet aussi un apprentissage continu.

2.2.3. Formation de co-apprentissages et de partage des savoirs

Enfin, nous plaidons en faveur de la création d'espaces de co-apprentissage inclusifs et accessibles à tous, inspirés par le modèle du *Recovery College* du Centre d'Apprentissage de Santé et Rétablissement (CASR) de Montréal (58). Ce modèle, déjà implanté dans plus de vingt-deux pays, propose des formations gratuites qui favorisent une nouvelle approche pour promouvoir, prévenir, communiquer et intervenir dans le domaine de la santé. Nous pensons que ces formations pourraient être développées en France.

Ce modèle repose sur la création d'un espace de co-apprentissage où le partage des savoirs — qu'ils soient cliniques, théoriques ou expérientiels — est au cœur de l'expérience. Ce croisement des connaissances, des métiers et des personnalités permet la coproduction d'un contenu riche et unique, grâce à la contribution de chaque apprenant. De plus, les formations sont co-animées par une dyade de formateurs, alliant savoir expérientiel et expertise clinique, garantissant ainsi une approche globale et pertinente. Chaque groupe est volontairement diversifié pour que les savoirs dialoguent et enrichissent la connaissance de chacun. Par ailleurs, ils utilisent une pédagogie active et empathique, inspirée de la communication non violente qui offre à chacun et chacune l'espace de s'exprimer en toute sécurité. Des facilitateurs préservent le maintien de ce cadre tout au long de l'atelier et encouragent la construction d'une connaissance discutée et acquise par les échanges.

2.3. Instaurer des médiations et des dispositifs préventifs et restauratifs au cœur des institutions

Aujourd'hui, il existe de plus en plus de solutions pour prendre soin des relations interpersonnelles afin de mieux vivre et travailler ensemble. Nous pensons que ces outils pourraient garantir un cadre de gouvernance démocratique, sécurisant et responsabilisant, prenant en compte à la fois les savoirs, mais aussi les conflits larvés, potentiels ou déclarés entre un ou plusieurs membres. À ce titre, nous préconisons le recours à plusieurs dispositifs de prévention des conflits afin de favoriser un dialogue constructif entre les parties concernées, d'encourager la compréhension mutuelle, et de réparer les liens endommagés si nécessaire. Ces approches permettent de traiter les causes profondes des désaccords, d'identifier des solutions collaboratives et de promouvoir un environnement de travail plus harmonieux et respectueux.

Dans son avis de février 2025, le Conseil Économique Social et Environnemental (CESE) reconnaît la Communication NonViolente ainsi que la justice restaurative comme des outils essentiels pour favoriser le changement social. La CNV (Communication NonViolente), processus élaboré par le psychologue américain Marshall Rosenberg (1934-2015) constitue avant tout « une manière d'être et de se relier aux autres » (34). Elle aide à dépasser des problématiques, telles que le racisme, le sexisme, et plus largement, l'ensemble des représentations sociales et des préjugés susceptibles de diviser les individus et d'entraver la qualité du lien et l'échange. Par ailleurs, « Le CESE préconise de faire connaître la justice restaurative afin de mieux la valoriser et de la rendre accessible à tous, y compris pour les personnes qui ne souhaitent pas porter plainte, mais qui réclament une aide ou une reconnaissance sociale et institutionnelle » (*Ibid.*).

Ainsi, les institutions, les associations et les établissements de santé peuvent avoir recours à des médiations. Elles ont pour mission d'engager des échanges plus profonds qui prennent en compte à la fois les savoirs, la culture (de métiers, religieuse, scientifique, sociale, linguistique, etc.), mais aussi les émotions des participants. Les médiateurs sont formés aux compétences psychosociales, au fonctionnement du système de santé, aux lois en vigueur pour préserver les droits et garantir les principes éthiques. Ils peuvent aussi avoir des compétences linguistiques dans le cadre de médiations interculturelles. Dans un extrait de la brochure consacrée à la médiation en santé de Cap Santé (57), une citation de M. Guillaume-Hofnung clarifie le rôle du médiateur : « un tiers — impartial, indépendant, neutre, sans pouvoir décisionnel ou consultatif, avec la seule autorité que lui reconnaissent les médieurs — favorise, par des entretiens confidentiels, l'établissement, le rétablissement du lien social, la prévention ou le règlement de la situation en cause à destination des établissements de santé ». Nous plaidons pour l'élargissement de ces pratiques relationnelles au sein du système de santé, en complément des méthodes de consensus et de concertation, afin de favoriser la diffusion d'une véritable culture éthique du dialogue dans les milieux du soin, de la formation, de la recherche, ainsi qu'au sein des institutions et des associations.

Par ailleurs, nous encourageons le développement de médiations scientifiques comme indiqué dans le chapitre précédent. Le courtage des connaissances en santé publique (entre chercheurs et acteurs de terrain) par exemple, vise à apporter de la connaissance aux associations et professionnels de santé sur la recherche produite (217) et à faciliter la circulation des savoirs et des compétences. Ces médiations impliquent la mise en relation d'experts avec des personnes ou des organisations (politique, journaliste, institution) qui ont besoin de ces connaissances pour résoudre des problèmes ou améliorer leurs pratiques. L'objectif principal est de créer des synergies, basé sur des cadres d'engagement et de consentement préétablis, afin de favoriser l'émergence de solutions innovantes en rendant l'accès à l'information plus fluide.

Enfin, les systèmes restauratifs sont des dispositifs de réparation ou de réconciliation à l'échelle communautaire. En cela, ils renferment une dimension sociale importante qui permet à des personnes qui ont vécu des préjudices d'être reconnues par toute la communauté impliquée, ce peut être des proches, des professionnels de santé comme des institutions. La réconciliation est rendue possible grâce à l'instauration d'un dialogue qui n'est plus centré sur la défense de rôles ou de postures, mais sur la « reliance » des participants à leurs besoins fondamentaux, la reconnaissance des responsabilités et la cocréation de solutions partagées (254). D. Bartner (25), professionnel reconnu dans le domaine de la justice restaurative au Brésil, explique que « dans toute communauté, il y a forcément des conflits. Installer un Système Restauratif, c'est prévoir un espace, une structure qui permet de vivre les conflits quand ils se présentent ». Le système restauratif est donc « un processus de soin communautaire ».

2.4. Renforcer les recherches participatives

Les recherches portant sur la relation soignant-soigné, les savoirs expérientiels, produisent de la connaissance et plaident en faveur de la prise en compte de la parole de la personne malade dans la relation. Il faut soutenir la recherche dans ce domaine.

Il semble particulièrement important de développer les recherches qualitatives, permettant d'utiliser des méthodologies telles que les *Focus Group* ou les entretiens semi-directifs qui recueillent directement la parole des patients. Les méthodes mixtes sont intéressantes car elles allient les méthodes qualitatives aux méthodes quantitatives qui enrichissent ces dernières en abordant plus largement le point de vue des personnes concernées.

Les recherches participatives doivent être systématisées. Elles représentent « des formes de production de connaissances scientifiques auxquelles des acteurs non-scientifiques-professionnels — qu'il s'agisse d'individus ou de groupes — participent de façon active et délibérée » (164). Les publications doivent systématiquement mentionner toutes les personnes ayant contribué au projet de recherche, y compris les patients partenaires, même s'ils ne sont pas chercheurs de formation ou de métier.

Prenons comme premier exemple la recherche participative concernant les « patients sentinelles » que nous avons évoquée dans la partie sur la construction occidentale de la psychologisation de la maladie. Rappelons que l'objectif d'une recherche participative ayant pour objet les patients sentinelles permet de documenter cette figure d'une catégorie de patients qui existe parmi tous les patients atteints de maladie chronique : ils peuvent percevoir des symptômes de crises aiguës. Leurs sémiologies expérientielles et personnelles viennent enrichir les programmes d'Éducation Thérapeutique du Patient qui, selon l'OMS, visent à aider les patients et leurs familles à acquérir ou maintenir les compétences dont ils ont besoin pour gérer au mieux leur vie avec une maladie chronique. Un premier travail a été initié par le LEPS[1] et #ApresJ20 sur des patients sentinelles atteints de Covid Long (143). En 2025, une recherche entre le LEPS et la FFAAIR[2] s'engage et consiste à identifier des patients — atteints de BPCO (bronchopneumopathie chronique obstructive) — qui ont élaboré une sémiologie expérientielle et personnelle leur permettant de réagir au plus tôt et de limiter ainsi les conséquences des crises liées à cette maladie. Leur sémiologie sera recueillie et traduite en compétences et objectifs pédagogiques pour un programme expérimental d'Éducation Thérapeutique à la perception précoce des symptômes de la BPCO.

Cette recherche vise à être exemplaire dans la mise en œuvre de démarches participatives, mais aussi d'*empowerment.* L'équité est valorisée : les personnes impliquées (les patients ou référents associatifs qui sont dénommés co-chercheurs) seront rémunérées.

---

[1] LEPS : Laboratoire de pratiques et d'éducation en santé Paris 13.

[2] FFAAIR : Fédération française des associations et amicales de malades insuffisants ou handicapés respiratoires (109).

De même, l'équité se traduira par des actions de formation (des co-chercheurs en direction des chercheurs) permettant de valoriser les savoirs expérientiels par des ateliers sur le « vivre avec la maladie ».

L'une des particularités de cette recherche sera de mettre en exergue la dimension éthique, notamment sur les modalités permettant de décliner les principes et les valeurs cadrant la cohésion des équipes, la capacité à négocier, les différents choix à opérer et les différentes actions. Elle est particulièrement innovante en ce que les co-chercheurs ont comme possibilité de s'exprimer sur la façon dont ils perçoivent la recherche. En outre, elle démontre l'efficacité de la collaboration entre chercheurs et patients/co-chercheurs.

Enfin, cette dernière est exemplaire en ce qu'elle démontre l'apport des savoirs expérientiels dans la gestion de la maladie.

2.5. Valoriser et soutenir le travail des associations

Les associations de patients et d'aidants se sentent investies d'une responsabilité morale vis-à-vis de leurs membres.

Pour les pouvoirs publics, elles assurent la circulation d'une information fiable, en transmettant des messages fournis par les instances de santé, permettant de lutter contre les *Fake news* et les stéréotypes véhiculés par la société et les réseaux sociaux. Le relai de ces informations (médicaments, conduites à tenir, accès aux soins…) se construit à partir de coopérations avec les professionnels de santé, les centres de références, etc.

En parallèle, les associations recueillent les besoins des personnes vivant avec une maladie en fonction des territoires et des différents contextes, et peuvent très rapidement les relayer auprès des pouvoirs publics. Elles sont parfois des lanceurs d'alerte.

Elles apportent un soutien à leurs membres avec la mise en place de cellules d'écoute, d'appels téléphoniques. Elles favorisent l'échange et la création de liens via des séminaires, webinaires, colloques, groupes de travail, café d'échange ou du rétablissement[1], etc. Lors de situations où la personne souffrante se retrouve seule et isolée par un diagnostic privilégiant l'origine psychologique de sa maladie, elle trouve toujours une aide auprès d'une association de patients, soit dédiée à sa pathologie, soit dédiée à la douleur. Elle y obtient un réconfort qui contre les effets délétères du « tout psy ». Grâce à leurs différentes actions, les associations aident à fluidifier les parcours de santé.

---

[1] C. Tourette-Turgis (270).

Enfin, elles multiplient les actions de prévention, de promotion de la santé, et des plaidoyers qui leur confèrent un rôle « essentiel » dans le système de santé. Durant la crise sanitaire, les associations de patients et d'aidants ont su démontrer une réactivité et une adaptabilité remarquables qui leur ont permis d'accompagner au mieux les personnes malades. Et ce, avec des équipes également atteintes par la COVID-19, des bénévoles que l'on ne pouvait plus mobiliser, car eux-mêmes porteurs de facteurs de risque (maladie chronique, âge...). Elles ont utilisé leur expertise afin d'identifier les besoins émergents et les réponses à y apporter. Leurs interventions ont évité des recours, aux urgences ou au 15, inutiles ainsi que la dégradation de certaines maladies ou l'apparition de comorbidités.

Or, si ces rôles leur sont reconnus, il n'en reste pas moins qu'elles sont peu soutenues par les pouvoirs publics. Les budgets qui leur sont consacrés sont réduits et nécessitent un investissement chronophage dans la réponse d'appels à projets et/ou dans la recherche de subventions. Nous ne pouvons citer toutes les aberrations et les paradoxes relatifs au maintien du tissu associatif en France. Néanmoins, sans les associations, le système de santé fonctionnerait plus difficilement. D'où la nécessité de les seconder sur tous les plans structurel, humain et financier.

2.6. Valoriser et soutenir les soignants

Si la crise liée à la COVID-19 a mis en exergue les problèmes du champ sanitaire, ils ne sont pas nouveaux. Le manque de moyens y participe, comme la hiérarchie qui prévaut entre professions médicales et paramédicales et qui répond à la priorité faite au *cure (*le soin) par rapport au *care*. Nous plaidons pour une revalorisation du travail de tous les soignants. Leurs conditions de travail, leur formation et leur rémunération doivent devenir l'une des priorités des pouvoirs publics. Les métiers, qui intègrent la relation d'aide et l'écoute, telles que celui des infirmiers et des aides-soignants, doivent être revalorisés. Le *care* doit devenir le pendant du *cure*. En outre, il est important de dédier davantage de postes aux auxiliaires médicaux (ergothérapeutes, masseurs-kinésithérapeutes, psychomotriciens, orthophonistes...), aux enseignants en activité physique adaptée, aux psychologues et aux assistantes sociales afin que toutes les équipes hospitalières ou médico-sociales puissent les associer dans l'objectif de construire une approche globale de la personne.

2.7. En conclusion

Le nombre de témoignages recueillis au décours de notre expérience associative et professionnelle démontre que la psychologisation de la maladie et des symptômes, ne s'appuyant sur aucune donnée probante, est un phénomène loin d'être isolé. Il mérite que l'on s'y intéresse et que l'on envisage une réflexion conjointe entre toutes les parties prenantes : citoyens, patients, institutions, professionnels de santé... pour tenter d'y remédier. Ce plaidoyer a mis en exergue un argumentaire qui psychologise la maladie et les symptômes par des mots transférant la responsabilité de son état au seul patient et qui ne propose ni réponse thérapeutique ni accompagnement. Nous avons démontré à quel point certains propos peuvent produire des effets délétères et espérons avoir sensibilisé les professionnels de santé à être vigilants dans les mots qu'ils emploient, les explications qu'ils fournissent et à ne jamais clore une consultation sans proposer une alternative et/ou un accompagnement. Les patients comme les soignants se doivent de construire une alliance thérapeutique dans le respect de la dignité et de la reconnaissance des savoirs de chacun. Ce n'est qu'à ce prix que le patient se sentira reconnu comme sujet souffrant, acteur de son parcours de santé et que le professionnel de santé exercera pleinement sa fonction soignante. C'est pourquoi nous pensons que l'émancipation d'une culture de l'expérience patient pourrait permettre de renforcer et d'ancrer des normes, des pratiques, des valeurs, des croyances et des comportements partagés par l'ensemble des acteurs du système de santé : médecins, patients, autres professionnels de la santé et pouvoirs publics. Cette culture mettrait l'accent sur la reconnaissance de la parole du patient, sur l'importance de la relation empathique, avant toute recherche de résultat, et encouragerait l'alliance thérapeutique, la mise en place d'espaces de réflexion, de médiation pour anticiper ou gérer les conflits, ainsi que de lieux dédiés à la justice restaurative[1] dans les situations où le lien entre le patient et les acteurs de santé a été fragilisé ou en cas de dommages et préjudices.

Le XXIème siècle ne pourrait-il pas voir opérer ce changement de paradigme ? Les patients ne pourraient-ils pas multiplier les initiatives dans la construction de l'alliance thérapeutique et démocratique ? Alliance s'étayant sur la conviction que les savoirs expérientiels sont essentiels à la compréhension des symptômes et que l'autonomie

---

[1] La « justice restaurative » en santé pourrait grandement s'inspirer des principes et des pratiques de la justice préventive et restaurative à l'école (213) et (266).

morale et « civile » ainsi que la dignité de toute personne vivant avec une maladie ou en situation de handicap doivent être respectees.

« Le soin, on l'a vu, ne peut se faire contre le patient : il faut parvenir à ressusciter chez le patient le souci de soi, la capacité à prendre soin de lui-même. [...] On retrouve alors dans la figure du soignant un accompagnant [...] Ce soin réparateur manifeste la force des liens, des regards et des paroles dans l'affirmation ou la réaffirmation d'une identité, dans l'élaboration ou la reconstruction d'un sentiment de soi » (C. Marin, (206)).

ANNEXES

Témoignages recueillis de février 2023 à septembre 2024

Vous trouverez ci-dessous la retranscription intégrale des témoignages recueillis par Anaïs Guilbaud, entre février 2023 et septembre 2024, spécifiquement et uniquement à destination de cet essai ou de tout écrit qui en découlerait. Après relecture et accord des intéressés pour toute publication des auteures sur ce sujet, **les témoignages ont tous été anonymisés**. Chaque entretien a duré entre une heure et une heure et demie. Il s'agit de six femmes et d'un homme dont les âges s'étendent de 42 à 91 ans.

L'idée de ces interviews a émergé rapidement, car nous souhaitions être au plus proche du vécu des patients, à l'instar d'une recherche qualitative « incarnée » (189), et vérifier que l'ampleur du phénomène dont nous avions l'intuition était réelle, palpable. Nous n'avons pas été déçues. Commençant par des témoignages de notre entourage personnel, professionnel et associatif, de personnes dont nous savions qu'elles souffraient de pathologies chroniques, puis au gré des rencontres, nous avons pu constater que chaque personne à qui nous parlions de ce projet aurait pu faire l'objet d'une interview. À noter que les témoignages de femmes furent plus faciles à trouver : sont-elles plus à l'aise à s'exprimer sur le sujet ou sont-elles plus facilement discriminées ? Dans tous les cas, le temps imparti pour cette rédaction et le temps que nécessite la retranscription de ces témoignages ne nous a pas permis d'en faire plus. Il y en avait pourtant tellement d'autres…

Ce qui nous semble intéressant dans ces partages d'expériences, dans ces histoires individuelles, c'est qu'elles reflètent à la fois la complexité et les contradictions, parfois, de l'être humain, de la vie, de notre société et du monde. Ainsi, nous avons fait le choix de ne pas préparer ces entretiens en amont ni de les retravailler en aval. Nous vous les confions tels quels, bruts et authentiques, afin qu'ils poursuivent leur chemin et qu'ils alimentent, pourquoi pas, de nouvelles réflexions.

N° 1 : Témoignage de Marie, 58 ans

Marie : Cela fait des années que je souffre de douleurs [...] J'ai 58 ans cette année, je dirais que cela a commencé, j'avais 35 ans à peu près. Au début, ils mettaient ça sur le fait que j'avais une scoliose très accentuée et que cela me provoquait des douleurs musculaires. Et moi j'avais perdu mon oncle, à l'époque ma fille avait trois ans, c'était en 1989... De ce jour-là, j'ai fait un blocage : je ne pleurais plus. C'est vrai, je ne pouvais plus pleurer ! Et d'ailleurs, ce blocage, il est toujours un peu resté.

Anaïs Guilbaud : Vous voulez dire que vous n'avez jamais pleuré depuis 1989 ?

M. : Très peu. Je ne peux pas. Les émotions, en fait c'est mon corps qui réagit, mais je ne pleure pas, je n'ai pas de larmes. Je vais avoir mes muscles qui vont se contracter et qui vont me faire comme des nœuds partout. Donc, ça me provoque des douleurs intenses. De là, j'ai eu des traitements, des infiltrations, parce que... c'était les épaules, c'était ci, c'était ça... Jusqu'au jour où le médecin ne savait plus quoi faire et donc il m'a envoyé consulter quelqu'un dans une plus grande ville. Là j'ai vu un spécialiste qui a diagnostiqué une fibromyalgie. Donc il m'a demandé ce que je faisais pour ça. Je lui ai dit que j'avais essayé l'hypnose, que j'avais essayé aussi de faire de l'acupuncture... Enfin, à l'époque, je faisais de l'acupuncture. Il m'avait dit : « Si vous arrivez à vous soulager comme ça, vous continuez par les méthodes douces ».

A.G. : Et ça fonctionnait les méthodes douces ?

M. : Oui, mais pas longtemps. Au bout de deux ou trois ans, le corps reprenait le dessus, sur la maladie, donc il fallait changer et trouver autre chose. Parce qu'en fait, votre corps et votre mental s'habituent, comme un médicament, et vous n'avez plus les réactions escomptées. J'ai fait de la sophrologie... J'ai essayé le CBD, ça marche super bien, mais je l'utilise occasionnellement [...], car le corps s'habitue aussi, et au bout de quelque temps, c'est exactement la même chose, cela ne fait plus rien. C'est comme tout traitement. [...] Apparemment, cela fonctionne très très bien sur la fibromyalgie. Mais je la gère déjà beaucoup mieux au niveau mental. Parce que j'arrive quand même à faire beaucoup de choses... J'ai eu une période où je ne pouvais même pas me lever. Je me levais, je chancelais tellement mes articulations me faisaient mal. Maintenant, je me lève normalement, j'arrive à faire pas mal de choses chez moi.

A.G. : Comment ça s'explique la fibromyalgie aujourd'hui, au niveau corporel ?

M. : Il y a des points bien précis dans le corps, au niveau des omoplates, il y a des jonctions qui se font et qui pour les médecins, les aident à déceler cette maladie. Mais en fait, quand vous souffrez de fibromyalgie, il ne faudrait aucun choc émotionnel. En fait, quand j'ai un choc émotionnel, ce sont mes articulations qui réagissent, ce sont mes muscles qui réagissent. Je le savais avant, mais le spécialiste me l'a confirmé. Il m'a dit : « Il faut éviter les chocs émotionnels, les stress trop grands » et c'est vrai que, depuis que j'ai arrêté de travailler en grande surface, il y a moins de stress quand même.

A.G. : Et donc vous le ressentez dans votre corps ?

M. : Ah bien sûr. Si vous êtes bien dans votre tête, vous êtes bien dans votre corps. Là, c'est vraiment le coup de le dire. Par contre, je prends toujours des omégas 3, parce que je connais une naturopathe qui m'a conseillé le klamath et les omégas 3. Parce que le klamath, ce sont des comprimés d'algues vertes, avec les omégas 3, et ça fonctionne très bien en associant les deux. De temps en temps, je me fais une pause d'une semaine. Là, c'est toujours pareil, votre corps s'habitue, donc de temps en temps il faut faire une pause.

A.G. : En fait, avec le temps, vous avez appris à vous connaître ?

M. : Voilà. À me gérer par moi-même. Par contre, j'ai refusé d'aller dans des groupes de patients parce que j'ai conscience que ce sont des femmes qui souffrent, mais chacun exprimait ses douleurs et, psychologiquement, cela n'aide pas. Que l'on soit en réunion pour parler des progrès, des innovations, des nouveautés ou des idées à donner aux autres, je suis d'accord. Mais que chacun vienne se morfondre, pour moi, ce n'est pas le but. Parce que c'est une maladie où le psychisme fonctionne énormément, donc si vous n'allez pas au-dessus…

A.G. : Donc, vous êtes plutôt favorable à cette idée que c'est un mélange à la fois dans le corps et psychologique ? Un peu des deux, corps et esprit ?

M. : Oui. Parce que j'ai fait aussi des séances de kétamine à l'hôpital. C'est une drogue, ni plus ni moins, un anesthésiant. Et donc, j'allais faire des perfusions de kétamine à l'hôpital. La première fois, j'étais super contente. Pendant six à huit mois, je n'avais plus mal du tout. Par contre, quand vous revenez, vous êtes très « stone », vous avez l'impression de marcher sur un terrain très très volumineux… Vous n'avez pas le droit de conduire et vous êtes trois semaines en arrêt. Et donc, ils m'avaient dit que cela serait bien d'en faire tous les ans. L'année d'après, l'effet a duré à peine six mois. Et l'année d'après, cela ne m'a rien fait du tout. Donc j'en ai fait trois ans de suite, et j'ai arrêté. J'avais 45 ans. Et donc j'avais fait ça sur les conseils de mon médecin. Le spécialiste m'avait dit : « Il faut faire ça, vous verrez, vous irez beaucoup mieux. » Ah ben, vous parlez, moi, je ne voulais pas de ces traitements lourds. Alors, je connais quelqu'un qui a fait ça, maintenant elle a un boîtier électrique avec stimulations… Mais je pense que le côté psychologique fonctionne énormément parce que c'est une personne qui, depuis sa naissance… Bon, je suis peut-être dans le jugement, mais pour moi, depuis sa naissance c'est quelqu'un d'hypocondriaque. À chaque fois qu'elle avait mal, ben je dis que c'est normal avec le temps que nous avons, en hiver. Là, par exemple, j'ai plus de douleurs. J'ai moins de douleurs quand il fait chaud. L'été, pour moi, c'est plus bénéfique. Dans le centre spécialisé, ils m'avaient dit : « Le mieux pour vous, cela serait d'aller vivre dans les îles ! » Je rigole, mais c'est vrai que beaucoup de gens le disent, qui ont des douleurs articulaires ou qui ont été opérés, ils ressentent une douleur quand il ne fait pas beau. Et elle, dès qu'elle ressentait une douleur, elle disait : « Je dois avoir un cancer, je dois avoir ci… » Je pense qu'elle va finir par en avoir un, un jour, parce qu'à force de le provoquer, tu peux le déclencher. Les gens comme ça, ils se provoquent des maladies. Le mental fait énormément sur tout le corps. Pour moi, c'est hyper important. Une personne qui est négative aura toujours quelque chose qui n'ira pas. Personnellement, quand j'ai fait mes séances de kétamine, j'ai vu une psychologue. Elle m'a demandé si je voulais que l'on parle ensemble de ce qui m'arrivait. Je lui ai expliqué que, pour moi, les douleurs avaient commencé quand mon oncle était décédé. Avec mon oncle, nous étions très proches. Il venait toujours à la maison. Nous étions très proches. Quand il est tombé malade, un cancer des intestins, je n'ai jamais autant pleuré. Nous l'avons accompagné pendant deux ans. [...] Et quand il est mort, de voir tous ceux qui pleuraient à son enterrement alors qu'ils n'étaient pas venus le voir de son vivant... Cela m'a tellement énervée. Je me suis bloquée toute seule. De ce jour-là, je n'ai jamais plus pu pleurer normalement. C'est l'hypnose qui m'a beaucoup aidé à prendre conscience de tout cela. Parce que tu réfléchis aux facteurs déclencheurs. [...] Je vois aussi une magnétiseuse deux fois par an. [...] Elle me dit bien que toutes ces choses-là m'ont fait un blocage, et, quand elle vient, je me sens super bien après. Elle me dénoue tout ce qui ne va pas. [...] Elle travaille plus sur les énergies et vos entités, au niveau spirituel. Et c'est impressionnant comme elle peut trouver des choses que je ne lui avais pas dites. [...]

A.G. : Et vous sentez un soulagement ?

M. : Ah oui, c'est impressionnant. Il y a des mouvements que je ne pouvais plus faire : je ne pouvais plus laver mes carreaux, je ne pouvais plus rien faire, je n'avais plus d'énergie. Et maintenant, depuis que je la vois, tout ça, je n'ai besoin de personne pour le faire. J'arrive à le faire par moi-même, alors que cela faisait plus de dix ans que je n'y arrivais plus. [...] J'ai essayé. Au début, cela m'a paru un peu bizarre. Mais c'est impressionnant. [...] Après, certaines personnes n'y croient pas. Mais moi oui. [...] Certes, cela fait un peu peur, mais ça aide beaucoup au niveau du psychisme. [...] Autre exemple, ma fille quand elle était enfant a eu des problèmes scolaires. À l'école, cela n'allait pas, ils n'ont jamais parlé d'orthophoniste : il fallait l'emmener voir un psychologue. Donc nous sommes allés voir un psychologue qui nous a expliqué que c'était de notre faute si elle était comme ça. Que je projetais des choses sur elle. Mais à l'école, cela n'allait pas, car elle ne comprenait pas ce qu'elle lisait. Le problème n'était pas psychologique. Et quelque temps après, j'étais allée voir une traiteuse pour moi, elle m'avait dit : « Arrêtez cela tout de suite. Votre fille lui répondra ce qu'elle veut, ce que la psychologue veut entendre. Elle ne dira jamais ce qui ne va pas. Donc, cela ne sert à rien ». On avait arrêté. [...] Et puis, un jour, en regardant un film à la TV, j'avais vu un enfant dyslexique. Et là, ma fille avait des symptômes qui ressemblaient à la dyslexie, je me suis dit qu'elle l'était peut-être. Mon fils voyait alors une orthophoniste. Donc, je l'ai appelée pour lui dire que je pensais que ma fille était dyslexique et pour lui demander un bilan. Elle m'a répondu qu'il ne fallait pas paniquer. Elle a fait le bilan. Et puis, finalement, elle m'a dit qu'elle faisait de la dysorthographie, en fait, elle ne comprenait pas ce qu'elle lisait. On a fait six mois d'orthophoniste et, en six mois, le problème était réglé. Quand je suis allée à l'école pour le dire aux institutrices, elles ont répondu : « Ah oui, c'est vrai, maintenant que vous le dites ! » Mais elles auraient dû me le dire dès le CP. Des fois je pense qu'ils s'arrêtent à des choses… Et ils ne vont pas plus loin. C'est pour ça, moi j'ai tendance à beaucoup cogiter… J'essayais d'être à l'écoute de mes enfants. Vous savez, dans la vie, il faut se battre ! Ma fille, elle s'est battue. Quand elle est sortie du primaire, vu qu'elle avait redoublé, le directeur d'école avait marqué qu'il la voyait mieux dans une voie professionnelle que dans une voie « normale ». Il m'avait dit : « Elle ne fera pas de grandes études, mais elle est très manuelle ta fille. » Donc j'ai su lui dire quand je l'ai recroisé plus tard : « Ma fille qui ne devait pas faire de grandes études… Elle a un BAC+2, BAC qu'elle a eu avec mention. Vous qui m'aviez dit qu'elle ne pourrait pas suivre une voie générale. » Il a répondu : « Ah oui, oui, c'est une battante. Elle en voulait… » Ah bien oui, c'est une battante, ce n'est pas lui qui l'avait encouragée ! En fait, sortie de 3ème, elle avait les mêmes notes que sa sœur, la même moyenne. Mais ils ne voulaient pas qu'elle aille en 2nde. Je demandais la 2nde, ils ne voulaient pas. Donc, elle a fait un BEP vente. Il fallait vraiment en vouloir parce que, franchement, ils ne l'ont pas aidée. […]

A.G. : Et vous, du coup, il n'y a pas eu de période où vous n'avez pas eu le sentiment d'être entendue ?

M. : Ah si si. Il y a eu toute une période. La période où on m'a fait faire la kétamine. On m'avait dit : « On va vous mettre des antidouleurs, ça va vous calmer. » Mais j'avais un médecin qui ne croyait pas du tout à la fibromyalgie. En fait, j'étais suivie par un médecin qui n'y croyait pas du tout. Donc, un jour, j'ai pris mon dossier et j'ai changé de médecin. Après, l'autre m'a envoyé voir un rhumatologue et c'est lui qui m'a fait faire la kétamine et qui a essayé de voir s'il y avait des choses à faire. Mais franchement, le rhumatologue n'y croyait pas trop non plus. Donc je suis retournée voir le médecin et je lui ai dit : « Moi, je veux aller dans telle ville, à tel endroit, je veux voir un spécialiste de la fibromyalgie » parce que cela correspondait à ce dont j'entendais parler autour de moi.

A.G. : Vous vous êtes auto-diagnostiquée la fibromyalgie avant d'aller voir un spécialiste qui a confirmé ?

M. : C'était la période où on en parlait beaucoup. Moi, je me disais : « Ce n'est pas possible, je ne vais pas vivre toute ma vie avec ces douleurs qui me bouffent la santé. »

A.G. : Que vous disaient ceux qui n'y croyaient pas ?

M. : Entre autres, le médecin, il me disait : « ça, c'est une maladie imaginaire ». Pour lui, c'était une maladie imaginaire. Il expliquait mes douleurs par le travail, par la fatigue… Mais rien de bien précis. Ils m'ont bourrée d'antidépresseurs et un peu d'antidouleurs. Le médecin disait que le mental pouvait aider, comme pour lui c'était une maladie imaginaire, c'était au niveau de la tête.

A.G. : Ah d'accord, d'après ce que vous disiez, j'avais l'impression que vous n'étiez pas passée par là.

M. : Ah si si. J'ai eu toutes les phases comme tout le monde. Au début, oui, les gens n'y croyaient pas trop. Et combien de fois on m'a dit — entre autres ma mère — « Tu n'as qu'à marcher plus vite, tu auras moins mal. » ; « Tu n'as qu'à faire du sport, tu auras moins mal. » C'était ce que l'on me disait au travail quand je me plaignais d'avoir mal aux jambes : « Tu n'as qu'à courir, tu auras moins mal ». […] Au début, en 2000, les médecins n'y croyaient pas. Il y en avait quelques-uns, mais pas beaucoup. Pour eux, non… Soit on avait mal, soit on n'avait pas mal, mais pas entre les deux. Ils disaient : « Vous avez trop de stress… », « Vous avez eu un choc… » Bon, il est sûr que les chocs amplifiaient la douleur. Mais ce mal… Bon, j'ai aussi changé mon alimentation. J'ai fait beaucoup de recherches par moi-même. Et j'avais pris contact avec un spécialiste dans une autre ville, par mail, qui m'avait donné un régime à suivre. Je ne le suis pas complètement, je n'arrive pas à supprimer complètement le pain. Par contre, il m'avait dit d'arrêter tous les laitages. Je pouvais manger du fromage le midi, mais surtout pas le soir. Eh bien, je vais vous dire que c'est le jour et la nuit. […] Récemment, j'ai voulu manger des flocons d'avoine avec un yaourt le matin… J'ai arrêté au bout de trois jours. J'avais du courant électrique dans les articulations. Parce qu'en fait, pour certains, cela ne leur fait rien, mais mon corps fabrique de l'acidité au niveau articulaire, donc ça n'aide pas non plus. J'ai essayé plein de trucs. Je me suis plus mise à essayer des choses à côté. [...] Chaque personne est différente. Pour certains, la kétamine va très bien marcher, pour d'autres, ce sera les boîtiers de stimulation... Moi, je ne voulais pas être branchée sur une machine. Je ne voulais pas recevoir des impulsions. Je voulais essayer de trouver un remède plus naturel, que j'arrive à gérer. J'ai toujours des médicaments. Mais j'ai fait des recherches sur Internet. [...] J'ai essayé plusieurs trucs et cela m'a plutôt réussi. J'arrive à vivre normalement.

A.G. : Vous avez fait votre chemin par vous-même.

M. : En fait, ce spécialiste que j'avais vu, il m'avait tellement mise en confiance en me disant : « C'est ça. » En plus, mon mari était là, et il restait comme deux ronds de frites car il n'y croyait pas. Pour lui, on avait mal ou on n'avait pas mal. Il ne s'imaginait pas qu'on pouvait avoir mal de quelque chose qui ne se soigne pas. Parfois, on a du mal à accepter quelque chose d'invisible, ou tant qu'on n'a pas expérimenté par soi-même. Maintenant, il peut encore me tenir des propos qui ne me plaisent pas. Par exemple, quand il a mal quelque part et que je lui réponds que, moi aussi j'ai mal, il me dit : « Oui, mais toi, tu es habituée. » Comme si on s'habituait à la douleur au fil du temps. Il a des fois, c'est plus aigu que d'autres. [...] Là, j'ai appris que ma fille était malade, je n'ai pas pu pleurer. Par contre, quand je suis rentrée à la maison, j'ai mangé, je me suis couchée... Je ne savais pas dans quel sens me tourner tellement j'avais mal partout. C'est mon corps qui a réagi, mais mon cerveau n'a pas fait son travail. Là, c'est le palpitant qui s'affole, les douleurs, je me tords dans tous les sens. [...]

A.G. : Aujourd'hui, je me demande si le traitement des gens qui ont le même type de douleurs est fait de la même manière qu'à l'époque... En 1990.

M. : Oui, je savais qu'il y avait un truc qui n'allait pas, mais ils ne me l'ont vraiment diagnostiqué qu'en 2000. Donc, pendant des années, on m'a soignée par rapport à la déformation de mon dos. Ou on me pensait stressée, nerveuse... Aujourd'hui, je crois que cela dépend des professionnels. Parce qu'ils ont des protocoles. Au début, ils essaient un traitement, pour voir si cela va passer comme cela. Mais la fibromyalgie est un peu plus connue. [...] Mais cela a été long en effet.

Surtout quant au début, j'entendais des petites rumeurs qui disaient : « Ben dit donc, elle n'est pas très courageuse » alors que je ne pouvais pas faire ce que je voulais, parce que mon corps ne voulait pas m'obéir. C'est très compliqué. Et puis, il faut avoir les moyens. Je sais que je ne dois pas aller voir n'importe quel ostéopathe. J'ai essayé de faire du sport comme on me l'avait conseillé pour me détendre… Même un sport léger, j'avais huit jours de courbatures derrière. J'ai aussi essayé la piscine. Les professionnels vous disent bien qu'il faut faire du sport, de la marche… Pour garder la mobilité. […] En fait, on est obligé de chercher par soi-même, parce que les médecins n'ont pas toujours la bonne manière de voir les choses.

A.G. : Et ce que je trouve aussi intéressant dans votre témoignage, c'est ce côté spirituel.

M. : C'est très important. Certains médecins y prêtent attention parfois. Regardez, dans certains hôpitaux, ils faisaient parfois appel à des gens qui coupaient le feu pour soigner les brûlés. […]

N° 2 : Témoignage de Gabrielle, 91 ans

Anaïs Guilbaud : Tout au long de votre vie, vous a-t-on diagnostiqué des maladies chroniques ?

Gabrielle : Chroniques ? Je suis allée voir mon gastro-entérologue l'autre jour, et mon fils était avec moi, et il a dit : « Moi j'ai toujours connu Mme X, ça fait pas mal de temps, d'années, avec mal au ventre » et, comme aujourd'hui, du mal au ventre qui va passer parce qu'on va me donner un médicament. Sinon, chronique…

A.G. : Vous me disiez que vous avez souvent eu des problèmes médicaux dont on ne savait pas d'où cela provenait ?

G. : Oui, on ne savait pas… Je repartais comme j'étais venue parce qu'on ne savait pas… Et moi, je n'étais pas bien, je n'étais pas bien, et on ne comprenait pas pourquoi je n'étais pas bien. Et mon médecin, qui est à la retraite maintenant… C'est pour ça d'ailleurs que j'ai beaucoup de médicaments, je ne sais même pas pourquoi. Parce que je n'étais pas bien… On me donnait des médicaments… Je ne sais pas… Je sais qu'il y a la thyroïde. […]

A.G. : Est-ce que vous pouvez nous décrire les symptômes actuels qui vous gênent ?

G. : En ce moment, j'entends comme un son qui arrive « sourd », c'est « sourd ». J'ai un bruit à l'intérieur de ma tête. Ah là là, c'est bien difficile à décrire... Et puis, comme au loin, quelqu'un qui parlerait, mais quelquefois c'est plus fort, des fois ça diminue, et c'est tellement difficile. Ce n'est pas une voix connue, je ne peux pas dire que c'est une voix d'homme ou de femme. Ce sont des bruits qui… […] Aussitôt, quand je suis rentrée ici en EHPAD, c'était horrible, parce que ça changeait, mais ça changeait dans l'espace de peu de temps. Ce n'était jamais jamais jamais la même chose. Maintenant, ça a diminué et c'est toujours le même son qui revient. Toujours toujours toujours toujours…

A.G. : Un peu comme une voix ?

G. : Un peu comme une voix. Et ce n'est pas le même son quand je suis étendue que quand je suis assise. Quand je suis couchée, c'est un bourdonnement. Il y a moins cette voix. Et puis après, j'arrive à m'endormir avec les cachets que je prends. Et dans la nuit, si je reste longtemps éveillée, ça revient. Je ne sais pas... Peut-être que, quand je dors, ça diminue. C'est difficile à exprimer.

A.G. : Est-ce que cela serait un peu comme des acouphènes ?

G. : Ce n'est pas comme des acouphènes. Au départ, j'avais des bourdonnements quand j'ai eu mes appareils auditifs. Ils me disaient : « Oh, c'est des acouphènes, on va vous donner des appareils pour apaiser ces acouphènes », mais ce n'est pas des acouphènes. Et maintenant, l'audition a beaucoup diminué. On a refait mes appareils. Ce sont des nouveaux et j'ai un rendez-vous bientôt. J'espère pouvoir y aller pour qu'ils contrôlent les appareils, mais aussi l'audition, car cela a beaucoup diminué. [...] C'est terrible.

A.G. : Vous souvenez-vous quand cela a commencé ?

G. : Tout cela ? C'est après le décès de mon mari. C'est terrible. Ma dernière vision de lui, c'est assis sur le bord du lit... Il a dit : « C'est la fin. » C'est la seule chose dont je me rappelle. Après, tout ce que j'ai, c'est mon fils qui me l'a dit. J'essaie quelquefois de me souvenir. Il m'a dit qu'il m'avait demandé pour l'habiller... Je lui ai dit où c'était... Je revois l'endroit où c'était, l'armoire... Parce que c'était pendu dans l'armoire... Je revois où c'était parce que je sais que je l'avais mis il y a pas mal de temps... Mais, il me l'a demandé... Je lui ai dit... Et je ne m'en souviens pas. À partir de là, je ne me souviens pas. Il est parti dans la nuit. Il est venu là, à l'hôpital. Mon fils s'est occupé de moi et il me l'a dit. C'était pendant le confinement. Ils étaient qu'une douzaine aux obsèques. Je me rappelle de la date car, un mois avant, nous fêtions nos soixante-douze ans de mariage. Et quelques semaines plus tard, il partait. Le jour des obsèques, je suis entrée à l'hôpital. Notre médecin traitant m'y avait envoyée. C'était un samedi. Vous vous rendez compte que je me souviens de ça, c'était un samedi. C'était mon médecin qui était de garde. Et là, je me souviens ici que... Je revois la chambre où j'étais en gériatrie... Je me revois dans le lit. Je me revois où elles me faisaient manger.

Et, en ce moment, je suis à table à côté d'une autre résidente qui mange mixé. Je ne peux pas regarder quand elle mange ces purées... Je ne peux pas. Bon, si, un jour, je suis obligée d'en manger, ils me le feront manger, mais là, cela me renvoie à ces souvenirs. Je me revois avec la sonde, et je ne m'étais pas rendue compte que je l'avais. [...] Et puis, ces bruits ont commencé à revenir quinze jours après avoir déménagé dans une unité de la maison de retraite. Je me disais... Ma tête... Pour moi, ce n'était pas normal. Ce n'était pas normal que ça répète des phrases comme ça, toujours... Y a eu quelque chose. De toute façon, il y a eu quelque chose qui ne reviendra jamais. En gériatrie, ils m'ont fait des scanners, des IRM, tout... Je ne sais pas les résultats. Je ne sais pas s'ils ont pu voir s'il y avait quelque chose qui avait lâché au cerveau... Je n'ai pas perdu la mémoire, ça non. Mais pourquoi... Il y a quelque chose qui a lâché cette nuit-là.

A.G. : Qu'est-ce que vous entendiez ?

G. : Plein de choses. Plein de bruits... Mon fils m'a dit qu'il m'avait demandé si je savais où j'étais. Et ça, je me rappelle. Je me revois lui avoir répondu. Et la nuit, ce que je revois, j'étais dans mon lit et au moment où ça a vraiment basculé... J'avais l'impression d'être dans notre salle à manger et j'ai vu une personne à côté de moi, comme si c'était un médecin avec une blouse. Et je disais... Parce que j'avais dit à mon mari : « Si tu ne veux pas appeler ton fils, fais le 15. » Et mon fils m'a dit : « C'est toi qui m'as appelé », ça, je ne m'en rappelle pas. Je pensais qu'il avait appelé, et je ne faisais que dire : « Personne ne vient... Personne ne vient. » On habitait dans une impasse et quelques fois, il y avait des voitures qui bloquaient le passage. Je pensais qu'ils ne pouvaient pas passer. Et alors, après aux Urgences, c'est ce que j'entendais : « Personne ne vient, personne ne vient... » et tout ce que j'ai entendu... J'avais l'impression de l'entendre répéter toute la journée. Il y avait une voix qui répétait : « Tout le monde est fautif » ; « Le SAMU ne s'est pas déplacé » ; « L'hôpital est fautif » ; « Les médecins ne se sont pas déplacés ». « Tout le monde est fautif ». Et je disais : « Non ! » Et cette voix disait : « Non, je ne veux pas arrêter l'enregistrement ». Et je leur disais : « Non, n'arrêtez pas l'enregistrement. ». Et je voyais dans une chambre, il y avait un recoin et j'appelais mon fils. J'ai peur que cela revienne en vous le racontant. Je lui disais : « Viens ! Viens me voir ! Viens là me voir ! Tu ne veux pas me voir ?! ». J'avais l'impression que, dans l'embrasure de la porte, je le voyais, et je disais : « Mais tu es là ! Pourquoi tu ne viens pas ? ». Et puis après, j'ai eu une autre vision quand j'étais en gériatrie, j'ai cru que mon fils avait eu un accident, je le voyais avec un fauteuil roulant.

C'est terrible ça. Je me rappelle de cette vision. Il est venu me voir et je lui ai dit. […] Et puis, je lui ai dit : « Pourquoi papy, il ne vient pas ? Ce n'est pas bien loin ? » ; « Quelque chose s'est passé ? C'est plus dur d'être dans le doute que de savoir la vérité. Pourquoi il ne vient pas ? » Et, un jour, ma belle-fille, la femme de mon autre fils m'a dit : « Papy est décédé ». J'ai vécu des moments terribles qui me reviennent.

Et même, par rapport à tout ce que j'ai vécu, ce que j'ai enduré… Je me vois à 91 ans. Je ne suis pas bien, mais je ne peux pas toujours toujours le dire. J'ai tellement dit que je n'étais pas bien. Je l'ai tellement dit à mon mari. Je lui disais : « Je ne suis pas bien ». Il me disait : « Je n'y peux rien. » Il me disait : « Les médecins ne savent pas. Moi, je ne peux pas savoir. Même les médecins ne savent pas ». Ils ne savaient pas, et on ne sait toujours pas. Et là, quand je trouve quelqu'un pour parler… […]

A.G. : Par rapport aux bruits dans votre tête, les médecins vous ont-ils dit quelque chose de particulier ?

G. : Non. J'aurais aimé que quelqu'un s'attarde dessus. Sur ce que j'entends. Je disais toujours : « Mais ça ne s'invente pas ! » On n'invente pas des choses pareilles.

A.G. : On vous l'a déjà dit ?

G. : Non. Mais… On me faisait comprendre qu'on ne comprenait pas alors, du moment où l'on ne comprend pas… Bah… Personne ne sait…

A.G. : On vous a dit que cela pouvait être psychologique ?

G. : Oui. Mais ce n'est pas psychologique. Cela peut être psychologique… Enfin, les deux.

A.G. : On vous a déjà dit que vous étiez folle, par exemple ?

G. : Non, mais je ne peux pas savoir ce que les autres pensent. Moi-même, je leur disais « Mais je ne suis pas folle ! » justement. Et vous, la première fois que vous m'avez vue ? Qu'avez-vous pensé ?

A.G. : Je me suis souvenue que c'était un moment très traumatisant pour vous. Au départ, j'ai pensé que cela pouvait être lié au traumatisme, parce que cela peut arriver. Mais ce qui est compliqué, c'est que cela continue. Cela se poursuit.

G. : Oui, cela se poursuit, et ça ne s'arrêtera pas. Même à la maison, j'avais des rendez-vous « médecin », et le médecin ne savait pas. Le médecin ne pouvait pas me prendre. Une fois, ils avaient pris un rendez-vous en psychiatrie. Vous vous rendez compte ? Je m'en souviens. C'était en hiver. […] Je ne me sentais pas bien... Ils m'emmenaient aux Urgences… Je voyais les soignants qui me disaient toujours : « On ne peut rien pour vous ». Ils m'ont envoyée en psychiatrie. Un soir. C'était tard. On avait froid dans cette salle d'attente. Il n'y avait pas de chauffage. Et une personne est venue pour nous dire : « On ne peut pas vous prendre. Ce n'est pas votre place ici. On ne peut rien faire pour vous ». C'est là où ils ont augmenté l'anxiolytique.

A.G. : Ah oui, car ils pensaient que c'était lié à l'anxiété.

G. : Oui. Je l'ai toujours. Plus une gélule qu'on me donne au coucher.

A.G. : L'antidouleur ?

G. : Ah non, ça, j'en ai six par jour. Mais au coucher… Avec l'anxiolytique. Parce que, quand j'étais allée en consultation dans un autre hôpital, ils m'avaient augmenté l'anxiolytique par deux fois. Et ça ne faisait pas vraiment effet. Ici, j'ai été très mal une fois. Un soir. J'étais vraiment mal, je me voyais partir. C'était quelque temps après mon arrivée ici. J'ai dit : « Vous direz à mon fils que je pense à lui ; je n'en peux plus ; je ne veux plus… » Et c'est à partir de là que j'ai eu une autre gélule. Je ne sais pas ce que c'est.

A.G. : Et qu'est-ce qui faisait que vous vous sentiez si mal ?

G. : J'étais… Je ne sais pas… Mal de partout. Manque de respiration. La tête, je me sentais partir…

A.G. : Est-ce que c'était une crise d'angoisse ?

G. : C'était peut-être des crises d'angoisse… Là, ce que j'ai en ce moment… Je ne me sens pas bien. C'est comme hier après-midi, je me suis levée… J'ai eu juste le temps de m'asseoir sur le lit et ça tournait. Cela m'arrive souvent. Des vertiges. On m'a aidé à m'asseoir et après cela a passé. Mais je suis obligée de me tenir tout le temps. J'ai des moments de vertige où ça tourne.

A.G. : Y a-t-il eu des moments dans votre vie où on vous a dit que vos problèmes, c'était dans votre tête ?

G. : Oui. Quand on ne trouvait pas. Je disais que je n'étais pas bien, et que je ne pouvais pas arriver à expliquer ce que je ressentais. Mon médecin me disait toujours… Ce que je n'aimais pas chez mon médecin… C'était mon fils qui m'emmenait et, chaque fois que je disais : « je ne suis pas bien », elle le regardait. Elle le regardait toujours, et des clins d'œil. Et ça, je n'aimais pas. Et c'est elle qui m'a chargée en me donnant beaucoup de médicaments. Elle me disait : « On vous donne ça, ça ne va pas. On vous donne autre chose, ça ne va pas. » Et j'étais tellement mal… Je suis allée plusieurs fois aux Urgences… Qu'une fois, j'étais tellement mal, elle ne m'a plus envoyée aux Urgences… C'est là qu'elle m'avait envoyée dans un service de médecine gériatrique. Je suis restée une semaine. Et le médecin que j'avais vu. Bon, c'était pour des problèmes psychologiques. Et le médecin avait dit : « Bon, on a téléphoné à votre médecin traitant, bon… Il y a longtemps que vous êtes comme ça. » Et après… Je ne sais pas… J'ai eu trop de problèmes qui se sont accumulés, je ne sais pas...

A.G. : Pourquoi faisait-elle des clins d'œil à votre fils, votre médecin traitant ?

G. : Elle le regardait, et lui après disait : « Tu vois bien qu'elle ne peut rien. » Ou alors, si j'avais des résultats, elle lui téléphonait. Et j'étais certaine qu'ils en parlaient, et je disais à mon fils que je cherchais à comprendre ce qui s'était passé, mais il me répondait : « Ce n'est pas la peine que tu cherches, cela ne changera rien. ».

A.G. : Comment vous le viviez ?

G. : Je le vivais mal. Je le vivais mal… Vraiment mal parce que je savais que mon médecin… C'était dur… Et ça a craqué cette nuit-là. Je ne sais pas… Il y a dû avoir un mélange de tout ce que j'ai enduré…

A.G. : Mais avant, quand vous alliez chez le médecin, c'était pour quels symptômes ?

G. : Des symptômes où je n'étais pas bien. Je disais que je n'étais pas bien. Il y avait ma tête qui avait déjà des bourdonnements, ça me tournait… Et là, il prenait un rendez-vous. Je crois que c'était trop souvent. C'était trop souvent. Et ils n'ont jamais trouvé d'où cela venait. Et on ne trouvera jamais ce qui m'a rendu comme ça.

A.G. : Vous aviez aussi des douleurs ?

G. : Ah ben oui. J'avais des douleurs. J'ai eu des douleurs. J'ai eu des problèmes. Alors, quand je leur disais : « J'ai mal au ventre, ça me brûle… ». Ils me disaient : « Ce sont des suites de ce que vous avez eu ». Des suites… Ben oui, peut-être des suites… J'avais été bien brûlée suite à un cancer, en 1975. J'avais environ 45 ans. Ils m'avaient fait des rayons, mais j'avais été trop brûlée. À l'époque, le médecin qui soignait cela ne savait pas doser. Suite à cela, j'ai eu des douleurs. Et chaque fois qu'ils m'auscultaient, je leur disais : « J'ai des douleurs ». Est-ce que c'est ce qui fait que je suis souvent dérangée ? […]

A.G. : Avant votre cancer, vous n'aviez pas de problèmes comme ça ?

G. : Ah ben non… Je travaillais. Je faisais beaucoup de ménages. Je travaillais dans une pharmacie. J'allais au travail en bicyclette. Je n'étais pas bien, mais ça s'arrêtait là. Je ne peux pas dire que je souffrais tant. Et puis, la chance a voulu que l'on m'oblige à passer un bilan de santé. […] La chance a voulu encore que j'aie une gynécologue que je connaissais bien, car j'avais gardé sa fille. Elle m'a dit directement : « Il vous faudra une opération, je n'ai pas besoin des résultats du frottis ». Mais je ne souffrais pas tellement. […] J'ai fait les rayons. J'étais assez costaude. J'allais faire les rayons, l'ambulance venait me chercher, ça allait à peu près. Et quand je revenais, alors là j'étais... Et ensuite, on m'a opérée. Je crois qu'à partir de là, tous mes problèmes… Pour moi… On ne m'a peut-être pas cru, mais tous mes problèmes sont venus de là. À partir de là, bon, j'ai arrêté de travailler, bien sûr. Et je gardais mes petits-enfants quand ils ne pouvaient pas aller à la crèche. Et les enfants… Je ne sais pas… Je n'ai pas pu arriver à faire comprendre comment c'était… ce que j'ai vécu. Et même jamais… Par exemple, dimanche, j'ai un petit-fils qui est venu me voir… Je ne les avais pas vus depuis longtemps à cause du COVID. Il est venu me voir et après il est passé chez son papa. Et mon fils est passé me voir lundi, il avait vu mon petit-fils qui lui avait dit : « Elle est bien mamie ». Et comme quoi. J'étais là toute seule dimanche, il faisait bon. J'avais envie de sortir, mais je n'osais pas m'aventurer toute seule. Et il frappe à la porte avec sa compagne. Alors je lui ai dit qu'il arrivait à point, car j'avais envie de sortir. Nous sommes descendus dehors. Et oui, ça m'a fait du bien. Il m'avait apporté un gâteau qu'il avait fait. […] On ne s'était pas vu depuis un an et demi suite au COVID.

A.G. : Donc, c'était plutôt une bonne chose qu'il trouve que vous alliez bien, non ?

G. : Ben oui, mais c'est toujours ce qu'ils ont trouvé en moi. J'ai toujours essayé de leur cacher. […] Mon fils a de gros problèmes de santé, il ne peut pas être opéré. Quand je vois son état, je ne peux pas lui dire que je ne me sens pas bien. Je ne peux pas. Son ex-compagne est décédée très jeune et… Je ne peux pas… Comme les médecins ne comprenaient pas… Je n'ose pas dire que je ne suis pas bien. Quand je dis que je ne suis pas bien, on me répond :» moi aussi, j'ai ça… » Mon entourage vit des choses difficiles… Je ne peux pas dire que je ne suis pas bien. […]

Nº 3 : Témoignage d'Alice, 46 ans

Anaïs Guilbaud : Pouvez-vous vous présenter ?

Alice : Alors, aujourd'hui, je vais avoir 46 ans, cette année. Je suis originaire d'une région plutôt campagnarde. Je suis psychomotricienne. J'ai travaillé dix ans en psychiatrie, puis j'ai trouvé un emploi en gériatrie, en EHPAD.

A.G. : Donc, vous avez votre regard de psychomotricienne sur la notion de « psychosomatique », mais vous avez également une expérience personnelle à nous faire partager.

A. : Oui, déjà, je suis migraineuse. J'ai des céphalées. Donc, déjà, on m'a toujours dit que c'était le stress de l'adolescence. Et j'étais une enfant très eczémateuse, je suis née avec de l'eczéma. Donc généralement, quand on est petit bébé quand même… Je ne suis pas sûre que cela ne soit que dans notre tête ! Je suis née avec de l'eczéma. C'est passé pendant des années et des années, et c'est revenu effectivement à l'âge de l'adolescence, donc, tout ce qui va être hormonal, quand vous avez des soucis d'ados, le corps qui change… Et donc, ce sont les premières fois où, ne trouvant pas les origines des céphalées, on m'envoyait voir le pédopsychiatre.

A.G. : Qui a dit quoi ?

A. : Qui a dit que j'allais très bien, mais que peut-être ma mère devrait être suivie. Donc que l'inquiétude venait de ma mère.

A.G. : Que votre mère s'inquiétait trop ou quelle était la cause de l'eczéma ?

A. : Je ne sais pas. Je n'ai jamais su. Je n'ai jamais su vraiment ce qu'il lui avait dit. Il nous avait vu l'une et l'autre toutes seules et, devant moi, il avait dit : « Je pense que peut-être que c'est vous qui êtes inquiète ? » Je sais juste que ma mère m'avait engueulée derrière en disant : « Je ne sais pas ce que tu as dit au pédopsychiatre, mais il pense que je suis responsable. », alors que je n'avais pas parlé de ma mère pendant l'entretien… En tout cas, le contexte était comme ça. Sachant que j'avais aussi plein de problèmes de dos, j'étais toujours fourrée chez le médecin, et je pense que des fois les parents s'inquiètent, ma mère en l'occurrence. Ma grosse poussée d'eczéma, je l'ai faite quand j'ai loupé mon BAC. À 17 ans, je loupe mon BAC. Grosse poussée d'eczéma. Les mains pleines d'eczéma et les pieds... Enfin, c'était surtout les mains à l'époque. Un truc dyshidrosique, ça fait plein de petites bulles d'eau qui sont très douloureuses, et qui s'infectent et se surinfectent, et qui vous démangent. Donc j'avais une poupée à chaque doigt. Mais j'ai toujours eu des soucis de peau, parce que j'ai toujours été suivie plus ou moins pour des réactions de peau... Ma mère m'a emmenée chez le guérisseur, je ne sais pas combien de fois... Je mettais je ne sais quelle onction sur les plaies, etc. Et du coup, évidemment, cette grosse poussée d'eczéma... Vous avez ça, alors que vous venez de rater votre BAC... Donc, le médecin a dit que c'était un effet secondaire du stress d'avoir loupé mon BAC, que ça allait passer.

A.G. : Et alors, c'est passé ?

A. : Alors, ce n'est pas passé. L'année d'après, je repassais mon BAC, j'avais toujours les mêmes soucis de peau, mais ça ne faisait que fluctuer. C'était peut-être moins important. Et après, quand je suis allée à la Faculté de médecine, ça a flambé flambé flambé. J'avais les pieds qui pourrissaient, et les mains aussi. Mais on a mis ça sur le compte du stress des examens : « c'est quelqu'un de stressé, elle a des maux de tête... Elle est un petit peu introvertie... donc elle est stressée ». Et mon médecin généraliste, c'était mon médecin de famille qui me connaissait depuis que j'étais toute petite. Et surtout qu'à cela s'associaient des maux de ventre. Des maux d'intestins. Donc du coup, au-delà de toutes les crèmes à la cortisone que l'on me mettait sur les mains et les pieds, ils m'ont aussi donné des plâtres pour essayer de limiter les douleurs intestinales. J'avais passé des examens en dermatologie dans une grande ville, parce que j'avais quand même la gangrène sur les pieds. Ils voulaient me garder hospitalisée une semaine avec les pieds à l'air parce que j'avais vraiment les pieds qui pourrissaient. Quand je dis qu'ils pourrissaient, c'était vraiment ça ! J'avais de la peau qui se décollait et ça ne sentait pas bon. Comme les escarres... Comme la gangrène... Vraiment, c'était ça. Du coup, quand ils m'ont fait les tests d'allergie, j'y suis restée juste une heure avec les trucs dans le dos. Et je n'ai eu aucune réaction. Donc, ils ont bien spécifié que du coup, cela devait certainement être dans ma tête plutôt que dans mon organisme immunitaire. Et puis du coup, c'est resté comme ça jusqu'à ce que j'aie 24 ans. Après, évidemment, l'école de psychomotricité, elle vous apprend quand même à relativiser, ou pas... Parce que vous voyez, le fait d'avoir fait de la psy en psychomotricité, et notamment les courants psychanalytiques... On voyait beaucoup, surtout dans le rapport mère-enfant et dans le rapport du corps, on voyait beaucoup toutes ces idées de psychanalyse qui vous disent que, quand même la mère est largement responsable, ou le non-investissement de la peau par les parents, par la mère souvent. Eh bien, en fait, cela retranscrit des maladies de peau plus tard. Notamment, je ne sais plus qui dit... que les bébés eczémateux, c'est un défaut d'investissement du corps du nourrisson par la mère. C'est Pick ou Spitz ? Je crois que c'est Spitz ? [...] Et donc du coup, vous baignez là-dedans, donc vous restez ancré là-dedans. La psychosomatique, on l'étudie beaucoup en tant que psychomotricienne parce que l'influence de tous les troubles psychologiques se répercute forcément sur le corps, et notamment les troubles psychologiques à proprement parler, sans parler de pathologies somatiques. Évidemment. Bien sûr que, quand vous êtes stressés, vous pouvez avoir mal à la tête, bien sûr que, quand vous êtes stressés, vous pouvez avoir une maladie de peau, vous pouvez... je ne sais pas... avoir mal au dos... C'est vrai. Le mal de dos, c'est le mal du siècle. Quand on n'est pas bien, c'est là... Vous avez des nœuds à l'estomac, c'est ça... « Il vous reste un truc en travers de la gorge », toutes ces expressions de corps en fait... À chaque fois... Et en fait, quand vous travaillez en psychiatrie, c'est pareil aussi. Même si l'on met un peu à distance. Et j'ai commencé à mettre la distance de l'influence du trouble psy sur le corps quand, moi-même, en fait j'ai découvert que j'étais allergique. C'est quand j'ai fait une grosse poussée d'eczéma sur le visage, parce que j'avais toujours plein de boutons sur le visage, mais au bout d'un moment...

A.G. : Donc c'est vous qui avez... ?

A. : C'est moi qui ai dit un jour, parce que mon médecin continuait à me donner de la crème à base de cortisone quand ça n'allait pas... quand j'avais de l'eczéma... J'avais moins d'eczéma dyshidrosique mais quand même. J'avais des poussées d'eczéma, par endroit. J'avais plein de psoriasis dans les cheveux aussi, pendant très longtemps, quand j'étais ado. Et je me souviens, j'avais 24 ans, je venais juste de finir mes études... et j'ai fait une grosse réaction cutanée sur le visage. Cela me brûlait tellement j'avais mal. Cela me démangeait. J'ai dit : « J'en ai marre, je vais voir un allergologue moi-même ». Je me suis dit : « C'est pas possible, il y a un truc quand même ». Et lui, quand il m'a vue arriver, il a dit : « Oh, vous avez fait du ciment ! » ; « Ben, comment vous savez ? ». Il a dit : « Vous avez la tête de quelqu'un qui a été en contact avec du ciment », c'est la maladie du maçon. OK. Vous vous dites, c'est volatile, c'est ponctuel. Mais il me dit : « Vous devez avoir d'autres soucis, non ? » Il m'a demandé si on m'avait déjà fait les tests d'allergie. Oui, mais bon, à l'époque, il n'y avait rien. Il me dit : « Mais, vous n'avez pas des problèmes intestinaux ? » ; « Bah, comment vous savez ça ? ». En effet, j'étais souvent en diarrhée. Et du coup, lui, il m'a fait des tests, que j'ai gardés trois jours. Des tests transcutanés : pour le bouleau, la pomme, tous ces trucs-là. Et les tests, en les gardant trois jours effectivement : j'étais allergique aux fragrances, au bichromate de potassium, donc le chrome dans les colles des chaussures de cuir. Il m'avait bien expliqué : en fait c'est le chrome dans la colle des cuirs, dans les ceintures, des fois dans les boutons… les parfums et le baume du Pérou. À l'époque, le baume du Pérou, il y en avait dans tous les cosmétiques. Mais, comme c'est très allergène, ils l'ont enlevé de beaucoup de cosmétiques maintenant. Et c'est quand même à partir de ce moment-là où, moi j'ai changé aussi ma pratique un petit peu… Je travaillais déjà en psychiatrie. Du coup, moi, on m'envoyait les gens, la psychomotricienne, quand il y avait des troubles psychosomatiques. Des troubles du sommeil, ou des douleurs inexpliquées. Des douleurs qui n'avaient pas d'origine pathologique. Pas d'origine identifiée en tout cas. J'avais une dame qui avait passé tous les examens de la Terre. Elle le décrivait comme si elle avait une arête de coincée là ici, à chaque fois qu'elle déglutissait. Ou pas. Tout le temps, une gêne là. Mais qui ne l'empêchait pas de parler ou de manger. Et je me souviens du psychiatre qui m'avait dit : « Elle a des choses qui lui restent en travers de la gorge, de son histoire familiale. » Ce qui était vrai, parce que cette dame était très en boucle sur son histoire familiale compliquée. Sauf que cette dame, elle avait aussi eu un staphylocoque doré sur une plaie à un doigt, et, en fait, le staphylocoque doré s'était mis sur une amygdale. Donc, vous vous dites bon… À la base, il n'y a peut-être rien aux examens… Elle avait tout eu ! Les IRM, les échos, les analyses de sang… Ils ne trouvaient pas, mais c'était il y a vingt ans… Peut-être que la médecine n'était pas assez au point non plus pour trouver tout ça. Et du coup, voilà. Et donc, pour revenir à moi, on a arrêté de me dire que c'était dans ma tête quand on a découvert que j'étais allergique.

Mais depuis toute petite jusqu'à 24 ans, on me disait que c'était dans ma tête. C'est le stress. « Elle est stressée ».

A.G. : Et encore aujourd'hui, un peu, non ?

A. : Oui… On trouve encore des gens qui (…) Comme la masseuse l'autre jour. Alors peut-être qu'elle a voulu me dire, et c'est vrai, peut-être que vous pouvez avoir un problème somatique que le stress majore. En fait, c'est plutôt comme ça qu'il faut dire. Après, il y a des livres intéressants. Par exemple, je ne me souviens plus de l'auteur, mais… « Corps réel, corps imaginaire, corps perçu » (…) Winnicott ? C'est peut-être Winnicott qui a écrit ça ? Entre les différents corps qu'on a. Ce qu'on en fait. Maintenant, on sait que l'intestin est un deuxième cerveau. Peut-être qu'on arrivera à découvrir qu'il y a plein de choses qui n'étaient pas que dans notre tête, mais qui étaient vraiment dans notre corps quoi. Mais notre tête influence forcément sur nos maladies. C'est très intriqué.

A.G. : Pensez-vous que le fait d'avoir vécu cela vous a poussée à devenir psychomotricienne ?

A. : Peut-être. Je ne sais pas. Indirectement… Après, la psy en général… Je voulais quand même être en « psy », en « psy-quelque chose ». […] Parce qu'on expliquait beaucoup de choses par des croyances un peu magiques, et peut-être que je cherchais d'autres explications… Je me demandais si nos histoires de vie avaient un impact sur ce qu'on pouvait déclencher après. Est-ce que réellement un manque d'affection maternel pouvait par exemple déclencher de l'eczéma plus tard ? Ce qui n'était pas mon cas en plus, mais je me questionnais là-dessus, y avait-il un lien psychologique ou autre ?

A.G. : Avez-vous trouvé la réponse à vos questions ?

A. : Personne ne l'a la réponse… Heureusement qu'on ne l'a pas d'ailleurs, parce que cela faisait peur. Depuis la nuit des temps, on disait que c'était la faute des parents. Alors que ça ne l'est pas, même s'il y a des troubles qui le sont. Si un enfant n'est jamais aimé, il va forcément avoir des troubles autistiques. Ou, par exemple, sexuellement, on sait bien que cela crée des traumatismes. C'est obligé. Mais de là à créer des maladies, je ne sais pas. Est-ce que ce n'est pas plutôt ça la question ? Des troubles peut-être, mais des maladies, je ne suis pas sûre.

A.G. : Que pensez-vous de ces débats autour de la question psychosomatique ?

A. : Je crois quand même qu'il y a des désordres psychologiques qui créent des maladies qui sont déjà des… Je crois que les gens… Peut-être même génétiquement… On le sait maintenant, on a des faiblesses, dans nos corps et nos génomes… Il y a des gens, on le sait maintenant, le cancer, il y a des marqueurs du cancer, y a des choses… Moi, je suis issue d'une famille quand même, mon grand-père avait plein de problèmes. Il était asthmatique et avait de l'eczéma. Je pense qu'il y a une transmission de certaines choses, et qu'après les événements et la vie font que ça va se déclencher ou pas. Et quand ça se déclenche, la maladie se met là où vous êtes la plus faible, où il y a des lacunes et des carences. Après, on sait maintenant que du stress peut créer un ulcère. Mais pourquoi tous les gens qui sont stressés n'ont pas d'ulcère ? Peut-être que la fragilité de la personne était située sur l'estomac. Après, quand vous recevez des gens pour des douleurs, qui n'ont pas d'explications somatiques à proprement parler ou pathologiques… Quelqu'un qui est angoissé, par exemple… La douleur, elle est bien réelle. Elle n'est pas dans votre tête, elle est dans votre corps. C'est ce que je disais aux gens. Mais par contre, votre tête ne va quand même pas bien quand vous êtes angoissé. Mais la douleur est réelle dans le corps. Dans le corps perçu, et réel, elle est là. Mais elle n'est pas décelable. La douleur n'est jamais décelable scientifiquement, la maladie l'est, mais pas la douleur. […] Et le risque de ça surtout, quand on vous dit que c'est dans votre tête, c'est que si on a réellement quelque chose… Comme on vous a toujours dit que tous vos maux venaient de votre tête… Quand on a des difficultés vraiment somatiques, on ne les met pas en avant. Parce qu'on se dit : ce n'est pas la peine que j'aille voir le médecin qui va encore me dire que c'est dans ma tête. […] Notre parole est décrédibilisée, du coup, après on se tait. Et on se referme encore plus.

A.G. : Au-delà du discours médical, est-ce que ce n'est pas un discours sociétal ? Pour beaucoup de choses, quand on ne sait pas trop ce que vous avez… Souvent, on dit que c'est psychologique.

A. : Oui, et comme ce sont souvent des femmes, on dit qu'elles sont hystériques. La femme est quand même très stigmatisée là-dedans. Parce qu'un homme, quand on vous l'envoie, c'est rare qu'on lui dise que c'est dans sa tête. [...] Sociétal, mais quand même médical aussi. Quand la médecine est dans l'impasse, elle revire sur ce qui est dans la tête. [...] Même si... Je prends mon amie qui est très migraineuse et qui a fait un semi-AVC. Et ce n'était pas un AVC. Là, on se dit quand même que, sur un fond migraineux, son esprit a quand même je crois...

A.G. : Vous pouvez développer cet exemple ?

A. : Ben, c'est une amie très migraineuse. Quand je dis très migraineuse, c'est-à-dire qu'elle a déjà été hospitalisée plusieurs jours dans un service spécialisé, avec des perfusions pour la douleur, parce que les gens, ça les couche. Physiquement, on ne peut rien faire. La migraine, on ne sait pas non plus d'où ça vient en fait. C'est multifactoriel. Mais c'est quand même un truc pour lequel on donne des médicaments assez costauds et qui ne sont pas des antidépresseurs. Une nuit, elle s'est réveillée avec le côté gauche complètement paralysé. C'est-à-dire qu'elle s'est levée et qu'elle est tombée. Elle n'a pas pu utiliser son bras gauche et sa jambe gauche pendant trois jours. Ils lui ont fait tous les examens possibles : IRM, scanner, prise de sang, tout ce que vous voulez... Et jusqu'au moment où, c'est elle qui le dit, le médecin a dit à son mari : « Est-ce que je peux parler à votre épouse seule ? » Et en fait, le docteur a fini par lui expliquer : « Bon, écoutez, on a fait tous les examens. Il en reste peut-être d'autres, mais qui vont être très invasifs. Là, ça fait trois jours, vous êtes extrêmement fatiguée. Il n'y a rien qui passe. Vous ne retrouvez pas vos fonctions, et on ne trouve pas de cause cérébrale qui expliquerait cette perte motrice. Est-ce que, dans votre vie, il y a des choses qui ne vont pas bien ? » Et, en fait, je ne sais pas comment il l'a abordé, mais mon amie nous a dit qu'elle s'était rendue compte, quand il lui avait dit ça, qu'elle avait cherché, et elle a fini par comprendre qu'effectivement cela n'allait pas bien dans son mariage. Et quelques mois plus tard, elle demandait le divorce. Et à partir du moment où elle lui a dit que oui, peut-être que, dans son couple, cela n'allait pas bien, ses fonctions motrices ont commencé à revenir. Ce n'est pas une légende. Et il lui a expliqué que cela a un nom... Je ne sais plus quel terme... Mais que les gens, sur un fond migraineux... On sait quand même que la migraine peut toucher tout ce qui est névralgie et le reste… Il arrive qu'il y ait comme ça des choses qu'à l'époque on appelait conversion hystérique. Alors, il n'a pas parlé d'hystérie ni de problème psychologique. Il lui a demandé : « Comment vous êtes dans votre vie en ce moment ? » Je ne sais pas trop comment il a abordé le sujet. Et elle ne s'est pas du tout sentie dénigrée dans sa douleur ou décrédibilisée. Peut-être que, sociétalement, il y a des choses, mais je crois aussi que, dans notre pratique de la médecine, il y a des choses… Certains médecins ont du mal à comprendre l'apport de la relaxation ou de la méditation dans les maladies chroniques. Alors qu'on sait maintenant que, dans des maladies chroniques avérées, on sait qu'il faut aussi s'occuper de son corps et de son esprit. Les fibromyalgiques, moi j'en avais beaucoup. Il y a 20 ans, ce n'était que des dames diagnostiquées hystériques. Sur des personnalités atypiques, effectivement. Toutes les dames fibromyalgiques que j'ai eues, bon, effectivement c'était des personnalités atypiques. […] Bon, c'est peut-être sociétal, mais vraiment, dans notre médecine, je crois qu'on n'est pas très… Bon, ça évolue quand même. Dans les années 80, on n'anesthésiait pas les enfants… Vu qu'on disait qu'ils étaient incapables de ressentir la douleur. Vous voyez ce que je veux dire ? Il y a quand même dans la perception de la place du corps… Alors maintenant, c'est à l'inverse. Vu qu'on en fait un outil, une machine… Là, vous devenez ridicule si votre corps n'est pas performant. Donc du coup, on va vous stigmatiser, car vous êtes souffrants. Ce n'est plus une mode d'être souffrant de son corps : il faut le maîtriser, il faut méditer, il faut bien manger, il ne faut pas être trop gros… Mais il ne faut pas non plus être trop maigre… Pas avoir de trop gros seins…

A.G. : Et ça, c'est bien en lien avec la société quand même ? La notion de performance ?

A. : Oui, mais du coup, la médecine devrait aborder les choses différemment quand les gens viennent poser leurs bagages. Ils ne devraient pas dire : « c'est dans votre tête ». Ils devraient dire : « Je prends en compte votre douleur ». C'est comme un monsieur délirant qui vous dit… Qui vous raconte un truc complètement aberrant, et qui vous dit : « Vous ne me croyez pas ! » Cela peut souvent les mettre en colère. Moi, je me rappelle, on leur disait : « Mais ce n'est pas que je ne vous crois pas, c'est que je n'ai pas la même perception que vous. Je ne me représente pas les choses de la même façon. C'est différent ce que vous ressentez, ce que j'en entends, et ce que vous êtes en train de m'expliquer. » Et votre corps, c'est pareil. Vous vous coupez, cela va vous mettre dans un état pas possible. Et peut-être que des gens s'ouvriront sur trois centimètres, ça saignera beaucoup, et ils ne ressentiront pas la même chose. [...] Après, le « c'est dans votre tête » apparaît souvent quand la médecine n'a pas su mettre un mot, un diagnostic... Donc, il y a quand même une limitation de la médecine. Les gens vont se dire que c'est dans votre tête quand il n'y a pas de cause trouvée et révélée médicalement.

A.G. : Est-ce que vous en avez souffert ?

A. : Ben oui, parce que, déjà, vous vous sentez différente. Parce que ce n'est pas très beau l'eczéma. De deux, on vous dit qu'il n'y a pas de solution. Donc de trois, il va falloir rester comme ça toute votre vie. Quatrièmement, on vous dit que c'est dans votre tête, donc vous culpabilisez, car vous pensez que c'est vous qui ne savez pas gérer. Et après, cela vous endurcit. Vous vous dites que vous ne direz plus jamais rien au médecin parce que, chaque fois que vous vous présentez avec un symptôme, il vous dit que c'est dans votre tête. Donc, vous n'allez plus voir le docteur. Donc, votre problème perdure. J'ai une amie comme ça, c'est la même chose. Elle était très stressée. Et en fait, c'était une allergie au gluten. Elle a perdu vingt kilos en cinq ans. Son médecin lui disait qu'elle était sujette aux gastros. Qu'elle était fragile de cet endroit-là. Donc qu'elle était sujette aux gastros. Donc des diarrhées, des diarrhées, des diarrhées... Sauf qu'elle était en fait allergique au gluten. Pas intolérante, allergique. Avec tous les risques derrière que cela comporte de cancer colorectal, etc. Mais cela, on ne le savait pas. Il y a quarante ans, on ne parlait pas du tout de cela. On ne parlait pas d'intolérance alimentaire, on ne parlait pas de tout cela. Tous ces gens qui ont souffert pendant des années de troubles intestinaux. Et c'était mon cas ! Jusqu'à faire des malaises vagaux. Mais tu te dis... La honte ! Vous n'allez pas dire aux gens que vous êtes tombé dans les pommes d'être allé aux toilettes. On ne peut pas dire ça aux gens. Après, une fois que vous avez compris le truc, si vous êtes bien accompagné... Si l'entourage est rassurant, cela peut aider. Mais imaginez les gens qui n'ont pas d'entourage rassurant, cela doit être pire, quand on est seul face à cela. [...] Moi, je n'ai jamais dit aux gens que leur douleur était dans leur tête, les gens qui venaient pour un mal de dos.... Je leur disais : « Elle n'est pas dans votre tête, elle est bien dans votre dos, votre douleur. Mais on peut peut-être la minimiser grâce à votre tête. On peut

peut-être prendre les choses dans l'autre sens. » ; « Est-ce qu'on peut essayer d'agir sur votre esprit pour mettre à distance votre douleur ? On va lui donner une fausse information à votre douleur, à votre cerveau. ». C'est comme cela d'ailleurs que l'on traite. « On va donner une fausse information à votre cerveau pour que cette douleur s'en aille, et on verra si ça fonctionne. » Mais je comprends oui, c'est comme pour la prise de poids ou l'endométriose. On vous dit que c'est normal que les femmes aient mal au ventre quand elles ont leurs règles. Ben non, ce n'est pas normal. Ou « Elle ne fait pas ce qu'il faut pour maigrir ». […]

N° 4 : Témoignage de Dorothée, 42 ans

Dorothée : Je m'appelle Dorothée, j'ai 42 ans. Je suis orthophoniste. J'ai grandi dans le nord de la France. J'ai fait mes études en Belgique et je suis revenue en France. Et, ensuite, j'ai déménagé, changé de région, il y a une dizaine d'années. La thématique de votre étude me parle complètement, car, en fait, juste avant que l'on déménage, la veille du déménagement, on me demande… En fait, cela faisait des années hein, j'ai toujours eu très très mal au ventre quand j'avais mes règles. Et puis j'ai commencé à avoir des symptômes digestifs, mais on me disait que c'était le stress… Alors, j'ai un médecin, mon médecin généraliste qui m'a parlé d'endométriose, j'ai retrouvé dans des comptes rendus, quand j'avais 25 ans. Mais, en fait, il m'en a parlé une fois, ma gynécologue n'avait pas rebondi dessus et je n'avais pas du tout cherché ce que ça pouvait signifier.

Anaïs Guilbaud : Sinon, on vous disait quoi à ce moment-là ?

D. : Alors, rien du tout. Mais vraiment, rien du tout. À ce moment-là, on n'en parlait pas du tout du tout du tout. Je ne savais pas. Je ne comprenais pas trop et, en plus, ma mère me disait tout le temps que j'avais la même chose qu'elle, qu'elle c'était comme ça, qu'elle avait des ovaires kystiques, qu'elle faisait des kystes, qu'elle avait toujours eu très mal au ventre quand elle avait ses règles, et que c'était comme ça. Que les femmes souffrent et que c'est normal. Et voilà, il faut juste arrêter de râler et prendre sur soi. Et à chaque fois que j'ai eu de gros kystes, parce qu'en fait, je faisais des kystes d'endométriose et j'en ai eu même qui ont failli se rompre à des périodes de ma vie… Et il y en a eu qui ont eu la taille de balles de ping-pong… Et à chaque fois, on me dit : le stress… Le stress, « Faut vous détendre Madame ».

A.G. : Cela vous faisait quoi, que l'on vous dise ça ?

D. : Cela m'agaçait. Alors, du coup, en lien, il y a eu des prises de poids plus ou moins importantes, aussi des prises d'alcool plus ou moins importantes.

A.G. : Quand vous dites « en lien », c'est parce que vous, vous mangiez plus, vous buviez plus ?

D. : Oui, parce que j'étais stressée, parce que ça m'angoissait et que je me disais que je n'arrivais pas à gérer ça. Et on me disait que c'était de ma faute si j'avais mal. Et, en fait, moi, je n'arrivais pas à ne pas avoir mal, donc, en fait, ça ne pouvait être que de ma faute. Et c'était moi et ma volonté qui ne fonctionnions pas bien quoi. Donc, je n'ai pas été très très bien pendant quelques années.

A.G. : Donc prise de poids, prise d'alcool… ? Enfin, alimentation…

D. : Ah oui j'étais complètement déséquilibrée, et puis il y a eu des choses… En fait, je pense que les deux compagnons fixes que j'ai eus dans ma vie… euh le premier, il s'en fichait complètement, ça ne l'intéressait pas trop… Enfin, il pouvait me voir pliée en deux avec bouillotte pendant trois jours, ça ne l'empêchait pas de sortir faire la fête… Et le compagnon que j'ai eu ensuite, ça a été un cheminement. Maintenant, il est beaucoup plus attentif… ça a vraiment été un cheminement. Parce qu'en fait, quand on a commencé à en parler, il me disait : « Mais en fait, tu n'en parles pas. Tu ne me dis pas quand tu as mal… » Et je lui répondais : « Oui, mais je le dirais tous les jours en fait. » Parce qu'en fait j'ai mal tous les jours. Donc, je n'ai pas envie de dire tous les jours : « j'ai mal… ça ne va pas… ». Donc, je ne le disais pas.

A.G. : Et le fait de ne pas le dire, c'est comme si ça n'existait pas.

D. : Ah oui, donc pour lui, si je ne disais pas… En fait, pour mon compagnon actuel, si je ne verbalise pas la chose, elle n'existe pas. Donc, ça vaut pour tout. Du coup, quand j'étais en Belgique, j'avais vu différents gynécologues qui n'étaient pas ma gynéco habituelle. Dans ma précédente région, j'avais changé de gynéco, qui était aussi psychanalyste, et qui m'avait dit aussi qu'il fallait que je me détende et que c'était des kystes de stress, qui étaient aussi liés à mon hygiène de vie… Donc, je trouvais ça toujours très culpabilisant. De toute façon, c'était ma faute, voilà.

A.G. : Et cela existe les kystes de stress ?

D. : J'imagine… Mais, en fait, quand j'ai changé de région… C'est-à-dire que le jour où l'on m'a diagnostiqué l'endométriose, c'était la veille de mon arrivée ici. J'ai changé de médecin traitant, il était parti à la retraite. J'avais une nouvelle médecin traitant qui m'a dit : « Oh là là, quand même, moi, je trouve ça bizarre vos douleurs. J'aimerais que vous alliez voir une autre gynéco que votre gynécologue habituelle. » Et tout de suite, l'autre gynécologue, en me faisant mon toucher, m'a dit : « Vous avez de l'endométriose, on fait une IRM de contrôle pour argumenter mon intuition. » Donc l'IRM de contrôle, je l'ai eue le jour où j'ai déménagé. Je l'ai passée le matin, et normalement les gens vous donnent les résultats, mais là on m'a fait attendre vraiment longtemps. Et l'interne est arrivé en disant : « On attend le sénior. » Donc, là je me suis dit : « Bon, ça pue un peu… » Et en fait le sénior est arrivé et il m'a dit : « Bon, il y a des kystes qui sont à la limite de se rompre. On ne peut pas trop vous laisser partir comme ça. Et vous avez une atteinte vraiment assez haute au niveau digestif. Et dans le cul-de-sac de Douglas. Et qui pourrait faire que vous auriez un anus artificiel. » Et on me balance ça comme ça. Et je leur dis : « Ben non… Parce qu'en fait dans trois heures… Le camion est plein. Dans trois heures je déménage dans une autre région. ». Donc, en fait, le trajet a été un peu dingue, parce que j'ai pleuré pendant tout le trajet. Parce qu'en fait à l'époque, on n'avait pas de smartphone. Donc, je n'ai pas regardé tout de suite sur Internet ce que ça pouvait être. Et j'ai juste promis au médecin de là-bas que j'allais voir directement un médecin en arrivant ici. Ici, il se trouve qu'on a pu avoir un rendez-vous avec un gynécologue en urgence, qui nous a envoyés sur la grande ville la plus proche. Et dans cette ville, on a commencé à enclencher tous les examens pour faire une FIV. Parce qu'en fait, on essayait d'avoir un enfant depuis un an, un an et demi… Et cela ne fonctionnait pas. Et mon ancienne gynéco me disait aussi que c'était dans ma tête, que j'étais stressée, qu'après le déménagement j'allais me détendre et que j'allais tomber enceinte… Mais bon, en fait, mon corps de toute façon n'était pas du tout disponible pour que je sois enceinte. Et ce n'était vraisemblablement pas dans ma tête, mais dans mon corps. Et, en fait j'avais une atteinte digestive, du coup j'avais des nausées tous les jours. Donc, régulièrement, je croyais que j'étais enceinte, mais en fait non.

A.G. : Et pour l'anus artificiel ?

D. : Alors, du coup, il y aurait eu un risque que je l'ai si j'avais opté pour… En gros, on m'a donné le choix entre l'opération ou la FIV. On m'a dit : « Soit vous faites l'opération, on nettoie votre corps au max de l'endométriose et vous essayez de faire un enfant naturellement ; ou alors on va directement vers la FIV. » Et avec mon conjoint on a opté directement pour la FIV, parce qu'on se disait que cela faisait un an et demi qu'on essayait… Bon, mon conjoint n'était pas du tout dans l'idée d'avoir un enfant. Dans la vie, il ne voulait pas d'enfant. Je pense qu'il s'est senti un peu forcé, donc ça le contrariait un petit peu tout le parcours de la FIV. Mais en même temps… En fait, il aurait voulu que tout se fasse très naturellement. Et, en fait mon endométriose a tout complexifié. C'est-à-dire qu'il y a ce corps qui ne réagit pas du tout comme je le voudrais. Parce que du coup, même après mes grossesses, là je suis en ménopause artificielle depuis que j'ai 36 ans quoi. J'ai moins de douleurs par contre depuis mes grossesses. Mais avant qu'on me pose ce diagnostic, j'ai passé… Du coup, on me l'a posé pour mes 30 ans… Le diagnostic… 31, non 32. Et de 15 ans à 32 ans, on m'a dit que mes douleurs étaient dans ma tête. Mais vraisemblablement c'était déjà l'endométriose très très tôt. Parce que j'ai eu une atteinte tellement importante. J'étais au stade IV. Il y a cinq stades et j'étais déjà au stade IV avec une forte clinique de douleurs.

A.G. : Après, vous avez eu des traitements adaptés. Et maintenant, ça en est où ?

D. : Alors maintenant, je suis suivie par un algologue dans un hôpital de jour de l'endométriose et j'ai un super médecin qui est tellement génial… Déjà, il m'a expliqué comment la douleur fonctionnait. Il m'a expliqué qu'en fait, mon seuil de tolérance à la douleur était extrêmement bas, dû au fait que j'avais des douleurs chroniques et que du coup, une douleur chez quelqu'un d'autre — qui n'a pas de douleurs chroniques — cela ne résonnerait pas autant, mais chez moi cela résonne très fort. Et pourtant, paradoxalement, on m'a toujours dit que j'étais dure à la douleur. J'ai accouché, je ne me suis pas plainte des contractions… De toute façon, j'avais l'habitude d'avoir mal donc je me disais que c'était comme ça… Et en fait, quand même, mon corps… Donc on a travaillé, d'abord j'ai eu des neuroleptiques que je n'ai pas du tout supportés, pour baisser le seuil de douleur. Pour calmer mon système nerveux central qui était trop excité par les douleurs. Du coup, maintenant, je fais du tens. Ce sont des électrodes que je me mets tous les jours, normalement… Bon j'avoue, je le fais moins ces derniers temps. Mais ça marche très très bien ! Et cela contracte. Je le mets sur mon ventre et dans le dos. Je me fais des sessions, et si j'ai mal, ça calme la douleur. Je ne sais pas très bien comment cela fonctionne.

Alors, j'ai essayé plein de trucs magiques aussi, parce que je me disais, j'étais intimement persuadée que, en fait, comme on peut avoir des symptômes psychosomatiques, donc négatifs sur notre corps, je pense qu'on peut avoir des choses positives sur notre corps aussi. Mais je n'arrivais pas à le faire toute seule. Donc je suis allée chercher de l'aide. Je me suis tournée vers les médecines alternatives. Alors, pas l'homéopathie, parce que je suis contre, déontologiquement. Mais acupuncture et médecine chinoise. Et j'avais un médecin chinois dans ma précédente région, qui me conseillait des sortes de tisanes à me faire. Alors, les mélanges venaient directement de Chine, cela puait dans toute la maison, mon copain détestait ça… et j'ai bu ça pendant des mois…

A.G. : Cela fonctionnait ?

D. : Un petit peu, mais je crois surtout que j'avais besoin de faire quelque chose, de ne plus subir quoi. Et en même temps, j'ai commencé à courir. Et pour moi, cela a vraiment été une thérapie… De faire un truc positif avec mon corps. Et aussi d'être un peu dans le contrôle de ce corps. Bon, je n'ai jamais vraiment été dans le contrôle… Mais pour moi, c'était déjà beaucoup.

A.G. : Est-ce que vous pouvez relier votre rapport à l'alimentation à toute cette expérience-là ou pas ?

D. : Alors je pense. Par exemple, il y a beaucoup de choses que je ne dois pas manger parce que cela risque de me faire des poussées. Et il y a toute une période, il y a deux ans, j'ai réussi à tout éliminer… Je mangeais très sainement, je perdais du poids. Et là, depuis un an, je reprends le poids que j'ai perdu. Et je n'arrive plus à me contraindre à ça. C'est-à-dire que j'ai arrêté complètement l'alcool. Depuis deux ans, trois ans, je bois très très peu d'alcool, alors que j'étais une grande consommatrice. J'ai arrêté de fumer aussi. J'étais censée arrêter le sucre… Je n'y arrive pas. Donc, régulièrement, j'ai des crises de boulimie en fait. Et d'ailleurs, si je vais chez mes parents, par exemple, j'ai beau dire à ma mère que je dois manger sans gluten, et sans sucre, et sans certaines choses… Et, par exemple, ne pas boire d'alcool, notamment pour mon endométriose… Elle va systématiquement mettre une bouteille d'alcool sur la table. Sachant que nous ne sommes que toutes les deux à boire de l'alcool dans la famille : « Allez… Pour me faire plaisir… » Ou elle va me faire des gâteaux tous les jours quand j'y suis. Alors que j'ai dit que je ne pouvais pas en manger […]

A.G. : Qu'est-ce qu'elle a dit quand vous lui avez annoncé la nouvelle de votre endométriose ?

D. : Elle a dit que, sûrement, elle aussi devait avoir de l'endométriose. Et d'ailleurs, depuis que j'ai mes enfants, on ne me demande jamais. Depuis que j'ai mes enfants, c'est comme si je n'avais plus de douleurs. Je n'ai plus d'endométriose pour eux. Ce n'est plus un sujet. Parce qu'en plus, j'ai eu mes deux enfants, mais entre mes deux enfants, j'ai fait quatre fausses couches, à plus de trois mois, donc assez violent, dues à l'endométriose sûrement. Et en fait, même là de toute façon, même quand j'ai fait ma FIV, ma sœur m'a dit : « De toute façon, avec la vie que tu as menée et l'hygiène de vie que tu as… Ce n'est pas étonnant ». C'est hyper culpabilisant. […]

A.G. : Est-ce que vous pensez que la manière dont on vous a accompagné par rapport à votre maladie, est-ce que vous pensez que ce traitement est genré ?

D. : Je me suis posé la question… Je me suis demandée… Pour l'avoir entendu sur mon lieu de travail, des médecins hommes, beaucoup parler d'hystérie concernant les femmes, alors que je peux dire qu'un homme malade vaut trois femmes malades en termes de plaintes. Moi, j'ai l'impression que, pour les femmes, il y a aussi ça. Comme je le disais au début, il y a cette idée que c'est normal pour une femme d'avoir mal et voilà. On serre les dents et on avance. Il y avait ça. Et je pense que je ne me suis pas assez plainte. Enfin, peut-être que, si j'avais redit à mon médecin traitant, le premier qui m'a parlé d'endométriose la première fois en lui disant : « Vraiment, ça me fait mal, j'ai mal en dehors de mes règles… » J'avais des crises de coliques, enfin des choses qui peuvent être handicapantes aussi, hein, quand vous êtes une jeune femme de 25 ans, que vous faites une soirée, et que vous devez rentrer chez vous en courant parce que vous avez une crise de colique et que vous ne pouvez pas rester là où vous êtes… Vous ne pouvez pas rencontrer quelqu'un dans ces conditions. Alors voilà, socialement, c'est compliqué quand même. Mais je pense qu'un homme… Alors, sachant que, moi mon premier petit copain longue durée était un malade chronique, grand malade. Il n'avait pas d'estomac. Il était sous GPE. On s'est connu, il était nourri par sonde toute la nuit et il était clipé pour la nuit quand on s'est connu. Et les dernières années, il n'avait plus de clip, mais il mangeait en continu par contre.

A.G. : Vous voulez dire qu'il était plus compréhensif ?

D. : Euh non parce qu'en fait, du coup, je m'occupais beaucoup de lui. C'est moi qui lui faisais ses piqûres quand nous étions en Belgique. J'étais son infirmière en fait. Donc c'est une période où, par exemple, je ne me suis pas du tout occupée de moi, où je ne me suis pas demandé si j'avais mal ou pas… Ces cinq années-là… Et d'ailleurs, il est dans le soin, et quand je lui ai dit qu'on m'avait diagnostiqué l'endométriose, il m'a dit : « Ah bon ? Mais t'avais mal ? » Lui… ça lui passait au-dessus.

A.G. : Comment vous auriez voulu qu'un médecin vous parle ? Admettons que l'on puisse revenir en arrière avec les connaissances d'aujourd'hui.

D. : Alors déjà, celui qui m'a annoncé à l'IRM qu'il ne fallait pas que je parte et qui a fait une annonce un peu forcée en fait… Parce que je lui disais : « Ben non, moi je pars. ». Peut-être, la manière dont il me l'a dit, déjà, je n'aurais pas parlé d'anus artificiel. Parce que, finalement, je ne l'ai pas eu. J'aurais pu, si j'avais été opérée, dans le cadre de l'opération, je l'aurais eu, et cela aurait été temporaire. Mais… Après moi, c'est ce que j'ai entendu. Aussi, ce que je regrette, c'est d'avoir été seule sur ces annonces. Parce qu'après, c'est moi qui transmettais à mon entourage. Donc, forcément, je devais transmettre ce que moi je retenais et je le vois bien avec mes patients, on leur donne beaucoup d'informations, mais on ne sait pas toujours ce qu'ils retiennent. Et je trouve que sur des annonces de diagnostic, là où ça a eu le plus de répercussions dans ma vie, ça a été quand on en a discuté et qu'on était à deux, par exemple en consultation. Quand mon conjoint est venu avec moi en PMI, même si ça ne lui a pas trop fait plaisir… Il m'a quand même accompagné et il a pu entendre des choses. Et ma gynéco actuelle qui est une spécialiste de l'endométriose et qui est géniale, m'a beaucoup aidée à objectiver les choses.

A.G. : C'est-à-dire ?

D. : C'est-à-dire que, justement, elle me disait : « Que ça soit dans votre tête ou pas… Que ça soit le stress qui majore… » Parce que je peux faire des poussées parce que je suis très anxieuse, ça, c'est possible. Parce que, quand je suis très anxieuse, je vais manger beaucoup plus de sucres. Du coup, je vais créer une inflammation, etc. Ou quand je suis en stress, je peux faire une poussée de douleurs. Mais elle m'a expliqué : « que ça soit dans votre tête, ou pas, la douleur est réelle. Donc, en fait, ce n'est pas dans votre tête, c'est dans votre corps. » Et que je l'entende d'un professionnel de santé reconnu, ça m'a fait énormément de bien. Et du coup, quand j'ai participé à l'hôpital de jour sur l'endométriose, ça faisait déjà six ou huit ans que j'étais suivie, que je savais. Mais ça a été une étape hyper importante. C'était il y a un an et demi. Et ça m'a soulagée d'un fardeau. Enfin, je ne sais pas comment dire. J'ai l'impression que tout ça, finalement, ça prend énormément de temps. Et l'acceptation aussi. Par exemple, le fait que je fasse les régimes qui conviennent à ma pathologie, c'est compliqué, mais parce qu'il y a toujours un peu ça au fond de moi… que c'est un peu dans ma tête, que c'est un peu de ma faute, et que du coup c'est un peu ma punition. Et du coup, si je fais correctement les choses, en fait, je n'ai plus mal, ça veut dire que c'est un peu de ma faute. C'est compliqué.

A.G. : Vous le pensez vraiment ?

D. : Ben… Logiquement… Et si j'étais quelqu'un de sensé, ou que je m'entendais, je me dirais : « Non, bien sûr, ce n'est pas de ta faute si t'as mal ! », mais je ne peux pas m'empêcher. Je pense qu'en fait, on me l'a tellement dit…

A.G. : Il y a toujours cette notion de volonté.

D. : De volonté et oui, et puis c'est dans ma tête. C'est comme si c'était moi qui contrôlais ma douleur, ma maladie et mon corps en entier. En fait, je pense que ce n'est pas possible, je le sais… Je le sais, et je le dis à mes patients en plus ! Et souvent, je peux en rire avec eux. Mais quand ça me concerne moi… Je suis incapable de prendre soin de moi toujours comme il faudrait quoi (…)

A.G. : Aujourd'hui, vous avez des réflexes en cas de douleur ?

D. : Oui. En fait, par exemple, là, cette nuit, j'ai très mal dormi, j'ai eu beaucoup de douleurs, mais j'ai mangé comme un cochon toute la semaine, donc je sais que c'est à cause de ça. Je sais que je stressais pour certaines choses et voilà, je me dis : « Bon, là, ce soir, je suis en vacances… Je vais me faire une soirée où je vais faire mon tens… correctement. » Je bois beaucoup d'eau. Voilà, j'essaye de… J'arrive beaucoup mieux à maîtriser la douleur et aussi j'arrive beaucoup plus à en parler. Et ça me soulage aussi de pouvoir en parler avec mon conjoint. De lui dire : « En fait, là, j'ai vraiment mal. J'ai eu mal beaucoup trop ces derniers temps. » Voilà. Avant, ça, je ne le disais pas. Et je pense que c'est ce qui a changé aussi, parce que, justement, ce n'est plus « que » dans la tête. Sinon, en fait, je suis toute seule dans ma tête si je n'en parle pas, et effectivement, elle est dans ma tête. Mais si j'en parle, elle existe un peu plus et d'ailleurs, ces derniers mois, je me disais que j'allais en parler à mes enfants, mais je ne savais pas trop comment l'évoquer. Mais régulièrement, je leur dis maintenant. Alors, je ne leur ai pas dit le nom. Je leur ai dit : « J'ai une maladie qui me fait mal au ventre et il y a des moments où je suis très fatiguée parce que j'ai eu très très mal. Ce n'est pas grave. Ce n'est pas du tout une maladie où on meurt, ou qui va… ». Oui, ça avec le médecin de la douleur… Moi j'étais persuadée que… enfin, je me disais que j'allais tenir jusqu'à la ménopause. Il fallait que je tienne. Et l'endométriose étant liée au cycle, je pensais qu'à la ménopause il n'y aurait plus rien et que c'était bon. Mais en fait, mon médecin de la douleur m'a dit : « Vos douleurs ne vont pas s'estomper parce que c'est un problème de système nerveux, donc il est possible qu'après la ménopause, cela continue… » Et là, j'étais effondrée. Je me disais : « ça fait maintenant dix ans que je suis diagnostiquée, et j'en apprends encore sur cette maladie. Et surtout, je n'ai pas tout intégré. Vraisemblablement. Il y a plein de choses que je n'ai pas intégrées de cette maladie. » Donc je me dis… Enfin, c'est une leçon aussi pour moi avec mes patients. Parce que je me dis, en fait… Quand on dit des trucs aux gens… Bon, je pense que je ne suis pas différente des autres. Ce qui est sûr, c'est que je ne suis pas mieux. Et ce qui est sûr, c'est que je ne suis pas la seule à mettre du temps à intégrer ces informations-là quoi. Donc, si on met dix ans, quinze ans à intégrer un truc… Qu'est-ce qui se passe dans la tête d'un parent à qui on dit : « Votre enfant est autiste. » ; « Votre enfant est dyslexique » ; « Votre enfant… » Comment on l'accompagne ? On croit qu'en disant ça aux parents, ça suffit pour qu'eux accompagnent bien leur enfant, mais en fait non. En fait, là, il y a plusieurs personnes à accompagner. Et ça prend du temps à accepter. Moi, je me souviens, même ici, des patients… On va dire d'un patient : « Oh là là, il est dans le déni… Il n'a pas accepté sa maladie.. » Ben… Pff... Ben non. En fait, ce n'est pas parce qu'on l'a dit qu'il l'a accepté.

A.G. : Du coup, pour vous, cela a changé votre pratique ?

D. : Ah oui, clairement. Et je pense que ce n'est pas pour rien que je ne suis pas retournée dans le libéral et que, finalement, je suis beaucoup dans le chronique. Je suis dans des pathologies qui ont plus un rapport avec la chronicité. Je me reconnais complètement dans les parcours des gens que j'accompagne. Alors, forcément, cela n'est pas la même finalité. Mais, je pense qu'il y a quand même cette compassion que je n'avais pas avant. Ou en tout cas cette notion que nous ne sommes pas dans le même espace-temps que nos patients. Je pense que, pour moi, cela n'était pas aussi présent avant. Maintenant, souvent, je le dis aux gens. Je dis : « Bon, on n'est peut-être pas dans le même espace-temps vous et moi, ou vous et votre compagne, ou votre compagnon, parce qu'on ne vit pas les mêmes choses quoi. Et que la douleur, elle transforme le temps aussi, et la façon dont on vit ce temps-là. »

A.G. : Une dernière question, cela vous a aidé d'aller en hôpital de jour pour l'endométriose ?

D. : Oui. Parce que c'était la première fois que j'assistais à des séances de groupe avec une psychologue et d'autres patientes atteintes d'endométriose. Et au début, je me suis dit que je n'avais rien à voir avec ces femmes… « Moi, je suis professionnelle de santé. Je suis sportive. Je sais ce qu'il faut faire… » Bon, j'étais la première à pleurer, bien sûr ! Et, en fait j'ai trouvé que les plus jeunes étaient hyper au courant. Je les ai trouvées vraiment « patientes expertes » comme on dit maintenant. Et du coup, elles étaient vachement objectives aussi sur la maladie, sur plein de choses… Elles avaient mis beaucoup de choses en place aussi, très tôt. Très très tôt. Moi, je me dis… Moi j'ai commencé à être prise en charge à 32 ans… Le seul truc qu'on m'a proposé, c'était la ménopause artificielle avant que je commence la FIV. Donc ça a calmé les douleurs, mais… j'en ai eu d'autres en fait. J'avais des bouffées de chaleur, prise de poids, pilosité… D'autres inconvénients… Mais oui, j'ai adoré ça. Et si j'avais du temps, je recommencerais. Mais j'ai du mal à prendre ce temps-là. […] Après, je me dis que j'ai 42 ans, j'ai le corps d'une femme de 42 ans, mais qui a subi beaucoup de choses… C'est-à-dire que j'ai eu quand même des traitements pour les FIV, des traitements très forts de ménopause artificielle. Donc, ma peau n'est pas la même qu'une femme de 42 ans qui n'a pas eu tout ça. Mon corps n'a pas 42 ans en fait. Parfois j'ai l'impression qu'il a 80 ans. Mais du coup, ça me fait du bien de courir, ou de faire des courses à pied, ou de faire des trucs où je me dis : « Bon, il n'est pas complètement pourri ! » et de me dire qu'il est quand même fonctionnel. […]

A.G. : Voulez-vous ajouter quelque chose avant de nous quitter ?

D. : Non… Enfin, j'ai l'impression que c'est important ce que vous avez dit quand vous avez posé la question : « Est-ce que c'est genré ? ». J'ai rarement entendu dire à un homme que c'était dans sa tête, par contre à une femme… Et quand j'ai parlé de mon endométriose, il y a beaucoup de femmes qui m'ont dit : « Ah, mais moi, j'avais très mal au ventre, on me disait que c'était dans ma tête ». Ou le coup de, quand on n'arrivait pas… je n'arrivais pas à tomber enceinte, on a commencé à faire des démarches sur l'adoption. Et du coup nous allions à des réunions de parents voulant adopter et c'était… Pff… Lourd. Et dans ces réunions-là, plusieurs parents… plusieurs femmes, pas les hommes, mais les femmes disaient : « On me dit souvent que l'adoption va peut-être déclencher quelque chose parce que je n'arrive pas à avoir d'enfant, parce que c'est dans ma tête, et que si j'adopte je vais tomber enceinte. ». Et ça, c'était un discours que j'ai beaucoup beaucoup entendu. Et on me l'a aussi souvent dit : « Le jour où tu n'y penseras plus, tu tomberas enceinte. ». Et jamais on n'a dit cela à mon conjoint. Pourtant, il a fait un spermogramme qui n'était pas bon du tout. Cela a été complètement tu dans notre histoire de couple et dans notre histoire sociale. On n'a jamais dit à notre entourage qu'on ne pouvait pas… Enfin, on a tout mis, tout misé, sur mon endométriose. En fait, on n'a jamais dit que mon conjoint ne pouvait pas non plus, en fait qu'on n'était tous les deux pas top. Et pour avoir rencontré d'autres femmes en parcours PMA, je n'étais pas du tout la seule dans cette situation-là. Et pour mon conjoint, c'était très très compliqué. Alors, lui, maintenant, il fait partie d'un groupe de parole d'hommes, où il arrive, je crois, à en discuter. Même si je ne sais pas exactement de quoi ils parlent, mais je sais qu'il a pu en discuter, et que, pour lui c'était clairement une atteinte à sa virilité. D'ailleurs, après mon fils aîné, suite à une FIV, je suis tombée enceinte naturellement quatre fois de suite. Et quand j'ai fait les fausses couches, en fait, il était tout de même content que je sois tombée enceinte, parce que les fausses couches, c'était ma faute… Enfin, c'était ma faute… C'était mon endométriose, c'était mon corps. Mais, en fait, je tombais enceinte, donc, lui, cela allait mieux. Bon. Ce n'était pas vraiment le cas, mais… En tout cas, ce qu'on sait, c'est que le fait de vivre en ville fait qu'on accumule de la pollution en nous. Donc, en fait, clairement, on avait le profil de jeunes citadins de 35 ans quoi. On n'était pas isolés du tout dans cette situation-là.

Nº 5 : Témoignage de Katarina, 50 ans

Anaïs Guilbaud : Pouvez-vous vous présenter rapidement ?

Katarina : Je suis une personne qui essaie d'être disponible au mieux, mais qui ne l'est pas toujours, et qui se reproche des fois — du fait d'être toujours dans la pression — de ne pas être toujours présente comme elle voudrait. Et qui peut avoir des relations à l'autre pas suffisamment posées pour pouvoir vraiment être sur une bonne écoute.

A.G. : En tant que patiente, ou en tant que femme, vous a-t-on déjà fait le retour que votre ressenti était dans votre tête ou psychologique ?

K. : En tant que femme oui. Oui, alors déjà très jeune, sur une douleur extrême où le médecin a carrément formulé : « Vous ne croyez pas que votre fille fait la comédie ? » devant moi. J'avais 16 ans. Ce n'était pas une comédie, ça a fini par une hospitalisation et une septicémie. C'était une torsion d'ovaire. Après, au fur et à mesure du temps, je pense que, peut-être sur cette leçon-là, j'ai appris à peut-être mieux décrire mes douleurs et, avec l'appréhension de la douleur extrême, j'ai été plus vigilante vis-à-vis de moi-même. Donc, dans ma façon d'aborder les choses, j'étais plus pragmatique.

A.G. : Vous trouvez que cela vous a aidé dans la communication avec les professionnels ?

K. : Oui, parce que je me suis rendu compte que si… alors j'avoue qu'à l'époque, quand cela n'a pas été pris en compte, je n'étais plus en capacité de m'exprimer. J'étais dans une douleur tellement intense que je n'étais pas en capacité de dire, je n'avais pas l'esprit clair. Alors après, effectivement, l'appréhension de la douleur fait que l'on fait attention après à ce que l'on dit.

A.G. : Avez-vous eu de bonnes expériences avec des professionnels de la douleur ?

K. : Oui. L'expérience de la douleur, je l'ai eue comme beaucoup de gens, à plusieurs reprises à l'extrême. Après, je ne sais pas si cela peut être considéré à l'extérieur comme de l'extrême, mais bon.

Cette approche de la douleur a fait que j'ai agi en conséquence et j'ai cherché des solutions par rapport à cela auprès de professionnels. Il y a eu une prise en compte de cette douleur. Et, paradoxalement, cette douleur, elle fait partie de moi maintenant aujourd'hui, au quotidien. Et ma jauge est un peu décalée par rapport à la norme. Donc, en fait, quand je dis que j'ai mal, les professionnels qui sont autour de moi, qui me connaissent, savent que j'ai déjà dépassé un cap. Que ce soit l'ostéopathe, le kiné, le médecin... Tout le monde connaît mon cas. Donc ils ont vu comment je réagissais, ils ont vu physiquement les conséquences. Donc ils savent qu'il y a un dérèglement par rapport à ça, de ma perception de la douleur. Après, en soi, c'est toujours compliqué le rapport à la douleur, parce qu'il y a des moments où on l'accepte et des moments où on l'occulte... On a envie de continuer, et on continue. Et on ne fait pas attention parce qu'il faut que ça continue, que la machine fonctionne.

A.G. : Pour les gens qui nous lisent : à quoi sont liées vos douleurs actuelles ?

K. : Elles sont musculo-squelettiques, on ne sait pas l'origine en fait. J'ai fait beaucoup de manutention sans formation. Donc, est-ce que c'est lié à ça ? Je pense que c'est l'un des facteurs. Après, il y a une morphologie, qui apparemment s'est amplifiée au niveau de mon squelette. Mais je pense qu'il y a aussi un facteur de stress parce que les choses se sont majorées du fait d'être sur un poste qui demande une hypertonicité physique et psychique. Je suis dans l'hyperactivité. Alors, c'est une drogue, mais, en même temps, mon corps des fois ne suit pas. Et je pense qu'effectivement les tensions, les mauvaises postures du fait d'un état dans la journée où je ne fais pas de pause psychologique, pas de pause physique... Je pense que cela a dû amplifier les choses. Je ne veux pas dire que c'est la cause.

A.G. : Du coup, comment voyez-vous la part de psychologique dans tout cela ?

K. : Je pense que cela a un impact très important parce que l'état d'esprit dans lequel on est... Cela a certainement dû modifier mon corps... Enfin, cela a dû m'user plus vite... Peut-être effectivement, mea culpa, le fait de ne pas forcément bien gérer le stress.. Le stress positif comme négatif, hein... Cela a dû majorer ma condition, mon état… Le stress a été un facteur parmi d'autres, mais pas négligeable. Je pense que s'oublier, oublier de s'asseoir pendant trois heures, oublier d'aller aux toilettes sur une journée entière — ce qui arrive extrêmement souvent —, oublier de boire… Voilà. Cela, ça n'arrange pas et c'est lié au stress, au conditionnement que je m'impose à moi-même.

A.G. : Donc, aujourd'hui, après plusieurs opérations, vous êtes toujours douloureuse ?

K. : Oui, parce qu'il y a des douleurs neuropathiques. C'est tout ce qui est autour des nerfs… Parce que j'ai été opérée dans un endroit assez sensible, et comme on n'est pas cloisonné… Est-ce que ça majore la douleur dans d'autres endroits ? Après… je ne suis pas neurologue. […] Il y a des séquelles du fait d'avoir été opérée. Il y a des séquelles… Si j'ai une mauvaise posture, cela me rappelle à l'ordre. J'ai des tensions que je n'avais pas il y a des années quand tout était normal. Même si on a réparé… Il y a toujours des résidus. Quand on touche à la colonne vertébrale, il y a toujours des résidus dans la main, dans… Et après, il y a plein de choses que l'on ne peut pas expliquer… Il y a une fatigabilité. Et il y a une perte de sensations, ou des sensations un peu particulières, dues à ce que j'ai eu. […] Mon poste de travail n'est pas adapté. J'ai une restriction de la médecine du travail. Je ne dois pas soulever ou pousser quelque chose au-delà de cinq kilos, ce que je fais quand même, puisqu'il m'arrive souvent d'être seule sur le terrain. Donc, certaines choses doivent se faire, j'y suis obligée. Cela fait partie des choses du quotidien.

A.G. : Votre douleur est-elle considérée ?

K. : Non. Parce que cela ne se voit pas, et parce que je n'en parle pas. Ou des fois je me plains, mais plus sur les conditions de travail, et je n'aime pas trop ramener… Je le fais exceptionnellement, mais je sais que l'on n'en tient pas compte. Cela dépend de qui j'ai en face de moi. Mais on n'en tient pas compte, non, pas parce que l'on ne veut pas en tenir compte, mais c'est qu'en face de moi j'ai des interlocuteurs qui ont des priorités… Et leur priorité, eux, c'est le planning. Ce n'est pas contre moi. […] Si je me promenais avec une minerve ou un dujarrier, là on me demanderait si j'ai besoin d'aide… Il y aurait peut-être plus d'empathie.

A.G. : Pour vous, le fait d'être un enfant ou une femme, cela joue ?

K. : Oui, je pense que cela joue… Parce que les hommes que je connais autour de moi, souvent occultent, ne veulent pas voir… Ils ont une manière différente de voir les choses. Soit ils prennent un médicament et ils pensent que ça règle le problème. Soit ils ne font pas d'analyse et ils pensent que ce n'est pas grave. Soit, quand ils y vont, c'est toujours dans l'urgence. Peut-être que nous, les femmes, on est peut-être un petit peu plus… méticuleuses, observatrices vis-à-vis de nous-mêmes. Peut-être aussi plus bienveillantes vis-à-vis de nous-mêmes, je ne sais pas…

A.G. : Cela expliquerait qu'un soignant qui entend un homme se plaindre se dirait tout de suite que cela doit être grave ?

K. : Peut-être… Je ne sais pas entre soignants… Parce qu'il n'y a pas beaucoup d'hommes déjà. Est-ce que la parole des hommes est plus considérée que celle des femmes ? Je ne sais pas… En tout cas, quand un homme parle, en général, sa voix est mieux écoutée. Mais ce n'est qu'une impression.

A.G. : Vous, dans votre parcours médical, les gens que vous avez rencontrés, qu'est-ce qui vous a aidé ? Qu'est-ce qui vous a desservi ?

K. : Ce qui m'a desservi, c'est peut-être à des moments de ne pas être en capacité de bien décrire ce que j'avais. Des fois c'est compliqué parce que, quand on a mal, sur le moment c'est… Voilà. . Et, par moment, on n'a plus mal et on occulte. Moi j'ai tendance à occulter les choses. J'ai moins mal donc j'oublie vite. Donc il y a ça… Après, il y a des fois des professionnels qui n'écoutent pas vraiment. Après, moi, le neurochirurgien, il est très très pris. Quand j'ai un rendez-vous avec lui, c'est chronométré. Il prend le temps d'écouter, mais c'est… On a l'impression que, attention, il ne faut vraiment pas oublier quelque chose parce que le temps est tellement compté que cela met une pression supplémentaire en fait. Globalement, homme, femme, soignant, je n'ai pas de… par rapport à ça, non… Mais ce qui m'a permis d'avancer, c'est d'avoir quelqu'un en face de moi qui cherche vraiment, qui me pose des questions, qui se dise : « Tiens, celle-là, elle dit oui ou non, mais elle ne dit pas tout. ». Il faut creuser quoi. Moi, faut creuser avec moi. En fait, je vais décrire un truc, mais je ne vais pas forcément l'analyser. Je ne suis pas dans la médecine. Donc je vais décrire un fait, mais je ne suis pas en capacité de l'analyser, je ne suis pas soignante.

A.G. : Vous voulez dire que vous avez tendance à en dire moins ? À abaisser votre seuil par rapport à la douleur ? À relativiser beaucoup les choses ? Et du coup, si les personnes en face ne creusent pas un peu, elles ne peuvent pas vraiment…

K. : Oui, elles ne peuvent pas trop savoir.

A.G. : Donc, votre problème n'était pas tant de dire et de ne pas être écouté, mais cela serait plutôt que vous ne disiez pas… Et qu'il fallait creuser.

K. : Oui, et au final, on m'a écoutée. On a creusé creusé… Après j'ai été suivie sur un pôle antidouleur, donc… voilà, je n'ai pas eu à me plaindre de ce côté-là. Après, ce qui est important pour moi c'est quand même la prise en compte. De savoir qu'on prend en compte. On prend en compte. On considère les choses médicalement. Mécaniquement, de toute façon, bien évidemment, quand on est bloqué, on ne peut pas raconter d'histoire hein. Mais professionnellement, la prise en compte de la douleur dans mon milieu professionnel, euh dans mes collègues proches, il y a une prise en compte. D'ailleurs, mes collègues viennent m'aider. Il y a une écoute. Et il y a depuis des années une écoute et un soutien, un grand soutien, même, je dirais. Mais de la part de ma hiérarchie, je ne veux pas dire qu'elle est inexistante, puisqu'elle est existante administrativement, mais c'est tout. Ce que je reprocherais, c'est… Hormis pour certains collègues médecins qui ont quand même ça en eux… Il y a je trouve en ce moment une perte d'humanité. Parce que tout le monde est dans ses problèmes et dans la résolution de ses problèmes, et c'est cloisonné. On est tous cloisonnés dans nos problématiques. Et on oublie. Je veux dire, on ne va pas toujours y penser que la collègue… Si ce n'est pas marqué sur son front, qu'elle a mal.

A.G. : Dans les soignants qui vous ont marqué positivement ou négativement, dans ce qu'ils ont pu dire, avez-vous des souvenirs qui ont été une étape pour vous ?

K. : Positivement, j'ai mes collègues pendant mon arrêt qui n'ont pas coupé les ponts, qui m'ont demandé comment j'allais, qui m'ont posé des questions régulièrement et qui m'ont soutenue. Donc ça, ça a été très important. Je ne pensais pas que cela serait aussi important. Dans la prise en compte personnelle, de moi, de qui je suis, pas que moi en tant que collègue, mais en tant que personne. Je pense que ça aide à avancer parce qu'il y a une prise en considération de la personne en tant qu'être humain et pas que collègue. Voilà, ça c'est le super truc positif. Pour le négatif, il y a une partie de ma hiérarchie qui s'est montrée assez indifférente — neutre, on va dire — j'attends rien, mais…

A.G. : Mais vous, en tant que patiente, par rapport aux professionnels qui vous ont soigné. Y a-t-il eu des choses marquantes dans votre parcours de soin ?

K. : Ah oui, parce que j'ai eu des traitements spectaculaires qui ont changé ma vie, qui ont amélioré ma vie au quotidien, à chaque moment de ma journée, donc c'est énorme. Certains professionnels sont extrêmement humains, et cela devient rare. Il y a des professionnels qui, je pense, sont submergés, donc qui perdent en qualité, comme peut-être moi-même, au niveau du relationnel. Et il y a des professionnels qui, malgré tout ça, arrivent à garder la tête… Arrivent à avoir une bonne qualité patients/professionnels et qui sont remarquables. Qui sont même extraordinaires.

A.G. : Donc, vous, vous êtes plutôt un exemple d'une personne qui a été plutôt bien accompagnée médicalement par rapport à vos problèmes de santé. Il n'y a pas eu vraiment d'errance médicale.

K. : Non, parfois, il y a eu des situations où, moi-même j'ai pris l'initiative et où j'ai dit « Bon, Docteur, il faut faire quelque chose ». Mais oui, globalement, j'ai été assez bien prise en compte et bien dirigée vers les bonnes personnes.

A.G. : À votre avis, quels sont les outils qui peuvent aider les professionnels à bien accompagner les patients ?

K. : Déjà, je pense qu'il y a quelque chose qu'ils savent tous, c'est de bien connaître son patient : le tempérament, la personne… Est-ce qu'elle est introvertie, est-ce qu'elle ose dire ce qu'elle a ou pas ? Est-ce qu'elle arrive à bien décrire ? J'avoue qu'il y a des moments où je n'arrivais pas à bien décrire ma douleur. C'était un peu compliqué parce qu'elle était changeante. L'idée c'est qu'il fallait que la personne prenne le temps de poser des questions, qu'elle cherche. Les médecins sont des chercheurs. Ils cherchent des pistes pour trouver la réponse, et des fois, il n'y a pas qu'une réponse, mais il y en a plusieurs.

A.G. : Donc, pour vous un bon médecin, c'est quelqu'un qui prend le temps d'écouter, d'apprendre à vous connaître humainement e individuellement, et qui s'adapte et à votre manière de communiquer et à vos connaissances pour réussir à comprendre vos symptômes.

K. : Oui, mais pas que… Il y a ce côté technique, intellectuel… C'est un fait, le principal, on va dire. Mais aussi l'aspect de connaître le tempérament de son patient. Mais ça, je pense qu'ils sont formés là-dessus.

A.G. : Avez-vous fait appel à d'autres types de professionnels dans votre parcours de soin ?

K. : Oui, j'ai vu une psychologue, mais pour autre chose et maintenant que vous m'en parlez… C'est vrai que je constate que les douleurs peuvent être souvent majorées par des périodes de stress supplémentaire, de cogitations à cause du travail, etc. […] J'ai fait des séances, au pôle douleur, d'électro… Je ne sais plus comment cela s'appelle… […] J'ai mon tapis d'acupression à la maison. Je vois une ostéopathe aussi. Et voilà, c'est tout.

A.G. : Aujourd'hui, comment vous sentez-vous physiquement ?

K. : Aujourd'hui… Il y a un décalage entre mon état psychologique et physique. Je me sens fragile physiquement et psychologiquement bien.

A.G. : Que pensez-vous du système de soin aujourd'hui ?

K. : Alors, mon regard est un peu biaisé du fait que je travaille dans le secteur sanitaire et médico-social et que je trouve que les conditions se dégradent. Je ne sais pas si c'est le fait que l'on soit de plus en plus nombreux… Je trouve qu'il y a de plus en plus d'attente dans les salles d'attente. J'ai l'impression que nous sommes devenus un business. Le patient est devenu un peu un business. À la fois, c'est bien. Il y a une bonne organisation pour les rendez-vous, pour ci, pour là… Mais on prend rendez-vous dix ans à l'avance… Pour certains spécialistes, c'est un an en avance. Le jour du rendez-vous, il ne faut surtout pas que j'oublie de prendre mon rendez-vous pour la fois d'après. Alors, le temps d'attente, si on va voir un spécialiste, le nombre de personnes qui défilent dans les salles d'attente, je pense que cela doit être un peu angoissant pour certains patients. On est obligé de se rendre compte qu'on n'est jamais qu'un patient de passage. Et on se demande tous si on va bien être écouté, surtout en fin de journée, quand on voit que, malheureusement, notre médecin n'en peut plus, qu'il est au bout de sa vie et qu'il est presque 21 h. On a des humains en face de nous. Et moi j'en suis peut-être plus consciente parce que je me rends compte de ce que c'est que d'être seule face à la multiplicité. Et moi encore, je ne suis pas soignante. Après, il y a le fait que l'on ne soit qu'un numéro. On est un petit peu perdu au milieu de tout ça. J'imagine les personnes âgées ou les personnes vulnérables… Quand elles vont à un rendez-vous, si elles n'entendent pas bien ou autre, si elles sont en état de stress. Moi, je connais quelqu'un de très proche, si elle est en état de stress lors d'un rendez-vous, elle ne va pas penser à la moitié de ce qu'elle doit dire, elle n'entend pas bien, et elle ne va pas… Comme elle ne sera pas dans un état normal, elle n'aura pas la lucidité pour répondre au médecin et dire : « Mais non, c'est pas ça… », etc.

N° 6 : Témoignage de Stefan, 50 ans

Stefan : Donc, moi j'ai commencé, une semaine après le début du premier confinement, en mars 2020, à avoir des premiers symptômes très légers. J'ai commencé à toussoter tout simplement, sans plus. Pareil le lendemain. Les deux jours suivants, je sentais la gorge très légèrement prise, sans plus. Et puis, cela a duré encore deux, trois jours. Et au bout de ces deux, trois jours j'ai eu un mal de crâne, mais… épouvantable. Je suis parti me coucher tellement j'avais mal. Et le lendemain, une fois levé, j'étais en pleine forme ! Voilà, ça c'est la première étape. […] Ces symptômes m'étaient complètement sortis de la tête. Je jardinais, j'allais courir… Sans problèmes, hein ! Et puis, début avril, rebelote ! Pareil. Revoilà la petite toux avec la gorge légèrement prise et là, j'ai quand même trouvé bizarre, je me suis dit :» Ben mince, ce n'est pas le Covid quand même ? » C'était étonnant d'avoir les symptômes comme ça qui revenaient, exactement les mêmes. Et donc là j'ai appelé mon médecin, qui m'a dit que les deux événements n'avaient strictement rien à voir. Moi, je trouvais ça surprenant parce que c'était exactement pareil.

Anaïs Guilbaud : Il y avait combien de temps entre les deux épisodes ?

S. : Il y avait eu une dizaine de jours entre la fin du premier épisode et le début du deuxième. Et, c'est pareil, ça a duré quelques jours et puis c'est passé. Et par contre, quand les symptômes ont disparu, je me suis senti vraiment fatigué. Comme si j'avais eu… Comme si j'avais vraiment été malade quoi. Pendant un jour ou deux, j'étais vraiment complètement claqué. Puis, c'est passé. J'ai repris mes activités sportives. Et arrivé fin avril, de nouveau des symptômes qui reviennent, et puis, là, par contre, cela m'est descendu dans les bronches. Mais vraiment un truc bizarre. Moi, j'avais appelé ça la gastro des poumons. C'est-à-dire que, quand on a la gastro, on se sent l'estomac qui se tortille dans tous les sens, on est vraiment malade, on va vomir… Et puis cela va mieux pendant dix minutes, un quart d'heure, une demi-heure… Puis, le cycle recommence. Ben moi, c'était pareil, mais au niveau des poumons, en fait, j'avais une irritation terrible, puis je me mettais à tousser, à dégager, expectorer, ça calmait pendant une demi-heure. Puis, ça revenait à nouveau, la brûlure revenait. Cela durait un quart d'heure à peu près, puis je toussais en dégageant et ça se calmait. Pendant une journée, c'était ça. Donc, là, j'avais rappelé mon médecin qui m'avait proposé de passer le voir : pour lui ce n'était pas le Covid. Moi, j'étais persuadé d'avoir le Covid parce que, vraiment c'était quelque chose que je n'avais jamais eu. Et puis surtout, on ne voyait personne, donc je ne vois pas ce que j'aurais pu attraper d'autre.

A.G. : Et il n'y avait pas encore de tests à l'époque ?

S. : Non, à l'époque, les tests PCR étaient réservés aux gens qui étaient hospitalisés. Donc, comme ça, à aller chez le médecin, on n'avait strictement rien. Donc, pour lui, c'était clair et net, je n'avais pas le Covid. Pour lui, je n'avais pas de fièvre, donc ce n'était pas le Covid. Moi, j'étais persuadé que c'était le Covid. Je suis rentré chez moi avec une ordonnance pour juste un petit produit pour le mal de gorge, sans plus. Et ma foi, ça a duré une bonne semaine comme irritation. Et puis après, début mai, j'avais toujours une gêne au niveau de la gorge, comme s'il fallait la dégager. Une petite toux de temps en temps. Et puis, autour du 20 mai, pareil, revoilà des sensations bizarres dans les bronches. Bon, là j'ai envoyé un mail à mon médecin en donnant les symptômes. Il m'a dit : « Houla, ça ressemble à une infection pulmonaire, ce que vous avez. » Donc il m'a faxé en urgence une ordonnance pour une prise de sang, et là j'ai demandé si on pouvait faire en même temps un test sérologique pour le Covid. Là, il se sentait prêt à se dire : « Ben oui, peut-être que vous avez eu le Covid. ».

Donc, sur la prise de sang, tout était normal. Et là, par contre, test Covid, sérologique, négatif. Bon. J'étais tellement persuadé que c'était le Covid. Je suis allé farfouiller un peu sur Internet, et j'ai vu qu'aux États-Unis, ils commençaient à se poser des questions sur les tests sérologiques. Parce qu'ils avaient des gens qui avaient vraiment le Covid, et quand ils passaient des tests sérologiques, ils sortaient négatifs. Donc, moi, j'avais appelé mon médecin après. Lui était tout content de me dire que ce n'était pas le Covid. Et quand je lui ai dit qu'aux États-Unis, ils se posaient des questions sur la fiabilité des tests, il m'a envoyé balader. Il m'a dit que c'était étonnant, car, sur les tests, il était marqué que cela était fiable à 99,9 %. Et donc non… « C'est votre système immunitaire qui s'est un peu mis en ruine là, mais ça va se calmer… ». Bien. Je n'ai pas insisté à ce moment-là… J'ai bien senti qu'il était un peu énervé. […] Jusqu'alors, pendant tout le confinement, j'étais en arrêt de travail, enfin, mon entreprise ne travaillait plus. Et j'ai repris le travail début juin. J'ai vu le médecin du travail.

A.G. : Que faites-vous comme métier ?

S. : Je suis ingénieur. Et par contre, pour le médecin du travail, c'était clairement le Covid que j'avais eu. Elle, sans aucun problème, elle m'a dit : « Oui, oui, les symptômes que vous avez eus, c'est le Covid. » Donc je lui ai parlé toujours de la sensation d'irritation que j'avais, la gorge un peu prise, la sensation d'être enroué sans être enroué. Et là, elle me dit : « Ah ben, il faut faire du sport, ça vous fera du bien. ». Bon. Très bien. Donc je suis parti courir un premier soir, j'ai couru un quart d'heure tranquille. Très bien, sans problème. Trois ou quatre jours après, j'ai rallongé, j'ai fait vingt minutes. Très bien. Et puis, arrivé mi-juin, j'ai fait une sortie un peu plus longue, vingt-cinq à trente minutes… Il faisait super beau. Je me dis : « Allez, c'est bon, tout ça maintenant c'est derrière moi… Je suis guéri, c'est tranquille… » Et puis, j'ai couru sans problème. J'ai pris ma douche. J'étais en train de manger tranquillement et, tout d'un coup j'ai eu la sensation de manquer d'air. Cela a duré quelques secondes. Mais vraiment, cela fait peur sur le coup, on se demande ce qu'il se passe. Donc, là, retour chez le médecin qui m'a fait passer une radio des poumons. La radio n'a rien montré. Mais moi, je sentais que du coup j'avais quelque chose qui n'allait plus au niveau des bronches. Parfois, j'avais cette sensation de manquer d'air. Et là, le médecin n'y croyait pas trop… Il a vraiment fallu que j'insiste fortement pour qu'il me renvoie vers un pneumologue. Là, cela a vraiment été un combat, il a fallu que j'y aille deux fois, pour qu'il m'envoie vers un pneumologue pour avoir la paix.

Donc j'ai réussi à avoir un rendez-vous assez rapidement avec un pneumologue, mi-juillet 2020. Alors, elle, ça a commencé tout de suite : « Ce n'est pas forcément le Covid, il y a plein de virus… Il y a plein de gens qui arrivent, qui viennent me voir et qui disent qu'ils ont le Covid, mais ce n'est jamais le Covid… Et puis, de toute façon, votre test sérologique est négatif. » Et donc, elle me fait faire un test de souffle, l'examen de la fonction respiratoire. Et là elle me dit que je suis très bien, voire légèrement au-dessus de la moyenne : « Tout va bien, vous n'avez pas de raison de vous plaindre ». Mais je lui ai répondu que, pour moi, il y avait clairement quelque chose qui n'allait pas. Par moment, je manquais d'air. Donc, pareil, il a fallu que j'insiste. Et ça, ça l'a poussée à faire un test complémentaire. Elle m'a donné de la Ventoline. Cinq minutes après, à nouveau le même test de souffle, et puis, là, elle a ouvert grand les yeux. J'étais 15 % au-dessus. Et là elle me dit : « Ah oui, effectivement, vous avez un problème. Vous avez une hyperréactivité bronchique post-virale ». … « Mais pas le Covid ». Ce n'est pas le Covid… Donc elle m'a mis sous traitement avec de l'Innovair, qui est un bronchodilatateur et qui a une double action. Bon. J'ai repris tranquillement le sport tout l'été. J'ai repris vraiment tranquille. J'ai fait une première sortie de dix minutes, et puis, petit à petit, je rallongeais de quelques minutes. Tranquillement, comme ça, pour réussir à courir quarante-cinq minutes courant octobre. Mais je sentais toujours régulièrement, quand même, une gêne respiratoire qui revenait. Et puis, je voyais bien que mes temps de footing étaient nettement moins bons qu'avant. Alors, progressivement, j'ai réussi à récupérer.

Mais quand même, autour de septembre, j'avais constaté que, parfois j'avais des moments de flottement en termes d'attention. Par exemple, j'étais chez moi, je partais chercher un livre à l'étage… J'arrivais à l'étage et je ne me souvenais plus pourquoi j'étais monté. Et puis, ça revenait. Bon. J'en ai quand même parlé à mon médecin, parce que je trouvais cela un peu bizarre. Surtout que je savais qu'en post-Covid, certains avaient des troubles cognitifs ou de la mémoire. Et il n'a clairement pas attaché d'attention à ça du tout… Il m'a dit : « Oui… Vous êtes un peu fatigué… ça va passer… » Sans plus.

Et puis, arrivé en mai 2021, je suis allé faire la première dose de vaccin Covid, donc Pfizer. À l'époque, on disait que le vaccin remettait sur pied les Covid Longs. Et que ça permettait de « reset-er » le système immunitaire. J'ai trouvé une note de la Direction Générale de la Santé là, où ils mettaient que la vaccination était conseillée pour les Covid Longs parce que ça pouvait apporter la guérison. J'ai vu ça noir sur blanc. Bon, ben moi, je suis tombé sur la mauvaise classe parce que ça a été la catastrophe.

A.G. : Cela n'a pas marché ?

S. : Ah non, deux heures après… J'ai été vacciné à 9 h… Je suis parti au boulot après. Et quand je suis sorti sur le parking autour de midi, j'avais l'impression d'être un peu dans les vapes, d'avoir une sensation d'irréalité, et même l'après-midi, je suis parti me coucher. Cela me faisait vraiment bizarre. Tout le week-end j'ai eu l'impression de planer complètement. Et quand j'ai repris le boulot le lundi, là je me suis rendu compte que j'avais de gros problèmes de mémoire. J'étais sorti de réunion ; je savais que je devais envoyer un mail à quelqu'un ; je savais à qui je devais l'envoyer ; mais je ne savais plus du tout sur quoi. Impossible de savoir. [...] Et cela me revenait plus tard. Mais là je me suis dit : « Il y a un souci ». Et puis, j'ai commencé aussi le matin à avoir des flashs en ouvrant les yeux, au réveil. Quand j'ouvrais les yeux, j'avais comme un flash lumineux, une lumière qui venait vers moi. De jour en jour, ça variait. Au début c'était coloré, puis la même chose, mais en noir et blanc, puis la forme a changé, toujours en noir et blanc, puis j'ai à nouveau le flash coloré initial qui est revenu... C'était vraiment très bizarre. Donc, là, j'étais quand même allé vite fait chez le médecin parce que ça n'allait pas du tout. Et là, on m'a encore dit que j'étais fatigué, qu'il fallait que j'aille courir, que cela me ferait du bien... « Allez prendre le soleil... » Voilà. Je lui ai demandé s'il faisait une déclaration de pharmacovigilance pour les effets secondaires du vaccin. Réponse : « Non, non... Faites-le si vous voulez. » J'ai trouvé ça un peu limite parce que c'est quand même son boulot quoi. Mais bon j'ai fait ma déclaration de pharmacovigilance tout seul. [...] Comme je fais partie d'une association de malades du Covid Long, je savais que les personnes qui souffraient de troubles cognitifs passaient un TEP scan cérébral, et qu'on voyait des hypométabolismes. Donc, du coup, je suis retourné voir mon médecin, en disant que j'avais l'impression d'être complètement dans le brouillard, que ça n'allait plus du tout. Je lui ai demandé de passer un TEP scan. Il m'a dit « Non, non, on va faire une IRM d'abord. ». Je lui ai dit qu'on ne verrait rien et que seul le TEP scan permettait de voir des choses : « Non, non, IRM d'abord. » Très bien. Donc j'appelle après l'hôpital, les cliniques aux alentours... IRM, on me dit : « ça ne sera pas avant six mois ». Donc j'envoie un mail au médecin, je lui explique la situation, je lui dis que cela ne serait peut-être pas idiot de demander un TEP scan dans la foulée vu le temps d'attente. Il me répond : « Oui, oui, excellente idée » et il demande un TEP scan. Le rendez-vous de TEP scan, je l'ai eu en dix jours, hyper vites. Donc je l'ai passé fin juin 2021, et là, je retourne voir le médecin pour qu'il me communique les résultats, et le médecin me dit : « Tout va bien, on n'a pas trouvé d'hypermétabolisme ». Alors là, j'ouvre grands les yeux et je dis : « Mais normalement, ce sont les hypométabolismes qu'ils doivent chercher ». Il me répond : « Oui... Hyper, hypo, ne vous inquiétez pas... Ils ont tout cherché... Tout est bon. Tout va bien. » OK. Donc j'en ai parlé avec d'autres, de l'association, qui m'ont conseillé d'envoyer mes résultats à un professeur en France spécialisé sur le sujet. Donc j'envoie un mail à ce monsieur, et je reçois une réponse quelque temps plus tard de ce professeur qui me dit qu'on ne m'a pas fait un TEP scan cérébral, mais un TEP scan du cou au bassin. Donc, là, on était en juillet. Je reviens vers mon médecin pour lui demander des comptes en pensant que cela venait de l'hôpital. Mais visiblement le problème ne venait pas de l'hôpital, mais bien de la prescription médicale. Il n'avait rien compris de ce qu'il devait faire.

A.G. : Et cela n'aurait pas été possible en passant par la médecine du travail ?

S. : Je ne sais pas… Je n'ai pas essayé. Donc, il me reprend un rendez-vous pour passer un TEP scan cérébral. Et là donc je l'ai eu pour août. Je passe le TEP scan. Je vois un remplaçant du médecin qui me dit : « Tout est normal, pas d'hyper ou d'hypométabolisme ». Bon. Quelque part, j'étais rassuré. Je me dis… Bon… Après tout j'ai l'adresse directe du professeur spécialisé, je vais quand même lui envoyer mes résultats. Et là il m'a répondu en quelques heures, c'était hyper rapide : « Si si, je retrouve chez vous un hypométabolisme au niveau du versant gauche du bulbe olfactif, c'est caractéristique du Covid Long ». Donc là, je renvoie un mail à l'hôpital en leur indiquant la réponse du spécialiste. Ils me répondent : « Oui, mais on n'a pas tout à fait les mêmes réglages, les mêmes paramètres, les mêmes algorithmes… On a un congrès prochainement de médecine nucléaire où on rencontrera l'autre équipe… Donc, on va faire un point ensemble ». Et effectivement, ils m'ont répondu après pour dire : « Oui, oui, il y a bien un hypométabolisme au niveau du bulbe olfactif. » Voilà.

A.G. : Ah d'accord.

S. : Donc, moi, à partir de là, j'avais la preuve quelque part que j'avais eu le Covid. Que j'étais Covid Long. Et le médecin n'a pas du tout percuté là-dessus. Pour lui, il ne savait pas… Donc, il ne voulait pas en tenir compte. La seule chose qu'il m'ait donnée c'est des vitamines. De la vitamine C et de la caféine, et il me dit : « Pour votre cerveau ben… Faut le solliciter. Faut le faire travailler. Faites des mots croisés le soir en rentrant du travail. ». En gros, c'est tout le contraire de ce qu'il faut faire chez les « Covid Longs ». Et puis, parallèlement, j'avais renvoyé un courrier à la pharmacovigilance. Je me demandais s'il n'y avait pas quelque part une unité spécialisée. Ils m'avaient répondu que oui, qu'il fallait passer par le médecin, ce que j'ai fait, et j'ai réussi à obtenir un rendez-vous dans cette unité en octobre 2021.

Donc j'ai vu un premier médecin de médecine interne et c'est là que c'est parti complètement sur le psychosomatique, c'était énorme… Je raconte mon histoire par rapport au vaccin et on me dit : « Impossible, le vaccin ne peut pas faire ça. ». Ben j'ai dit : « Mais qu'est-ce que vous en savez ? » et c'est parti sur le discours officiel qui était le déconditionnement à l'effort physique. On m'a dit : « Vous vous êtes déconditionné à l'effort physique pendant le premier confinement. » Je leur ai dit : « Mais ça fait un an et demi le premier confinement ! Depuis, je cours, j'ai une gêne respiratoire, mais je cours quarante-cinq minutes deux fois par semaine. Je cours moins vite qu'avant, ça peut me brûler parfois quand je cours. Je respire moins bien. Mais je cours deux fois quarante-cinq minutes par semaine, donc ne me parlez pas de déconditionnement à l'effort physique. » Là ils m'ont renvoyé direct sur le psychosomatique, mais alors c'était tout de suite : « C'est vous qui vous faites des idées… Il faut vous relâcher, vous décontracter… Faites de la sophrologie. Faites de la relaxation. Et puis, il faudra peut-être en arriver à prendre des antidépresseurs. » Direct. Cela m'a… Je suis sorti de là, elle m'a pris ma tension, j'étais à 17/10. Je suis sorti de là plus mal qu'en y rentrant. Terrible quoi. Mais vraiment, ça m'a… J'ai trouvé ça épouvantable. Mais vraiment aucune connaissance du Covid Long, mais vraiment rien du tout.

A.G. : Alors que cela était une unité spécifique ?

S. : Voilà, c'était censé être une unité spécifique Covid Long, mais visiblement, leur discours c'était déconditionnement à l'effort physique et psychosomatique. Donc j'ai vu cette première médecin, elle m'a fait une prise de sang et elle m'a pris rendez-vous en neurologie. Puis, elle m'a donné un deuxième rendez-vous un mois après pour refaire un point. Donc j'y suis retourné en octobre. J'ai vu un de ses collègues, pareil, même discours. Moi, j'étais arrivé avec une feuille pour des analyses de sang plus poussées à faire, donc il a bien voulu la faire, histoire je pense de se débarrasser de moi. Et j'ai reçu quelque temps après un courrier de sa part qui disait en gros que je me plaignais d'une asthénie à l'effort, sans préciser qu'il s'agissait de l'effort intellectuel, alors que je ne me plaignais pas du tout du physique… Et donc, il met « asthénie à l'effort, pourtant il déclare courir deux fois quarante-cinq minutes par semaine. » Donc, il n'avait rien compris de ma plainte. Ensuite, il dit que l'état général est bon, que la biologie est normale, que « le TEP scan est sans particularité » et « qu'il présente tout au plus un hypométabolisme olfactif ». Il ne fait aucun commentaire sur la relation avec le Covid Long. Donc « au total, la symptomatologie semble fonctionnelle ». Alors, sur le coup, je ne savais pas ce que cela voulait dire « fonctionnel », mais en fait c'est ce qu'on appelle « les troubles somato-fonctionnels », donc c'est psychosomatique. Il dit « qu'il y a très peu d'arguments pour que [j'ai] été infecté par le SARS-CoV-2 » et, en plus, il se permet de rajouter : « Quant à l'entité du Covid Long, l'existence de cette dernière est débattue. Il vaudrait mieux parler de symptômes post-Covid, car il n'y a aucune affection active. ». C'est quand même énorme qu'il écrive ça !

A.G. : Surtout venant d'une unité spécifique.

S. : Ben il travaille dans une unité Covid Long et il n'y croit pas du tout quoi. Pour lui, c'était ça, troubles somato-fonctionnels… Psychosomatique… Bon. Après, j'ai attendu de voir le neurologue, en janvier 2022. Il m'a dit qu'en effet, il y avait quelques légers petits troubles niveau concentration/mémoire. Et il m'a renvoyé vers une neuropsychologue pour faire un bilan cognitif. Donc, le temps d'avoir rendez-vous, cela a pris six mois, on était en juillet 2022. Ben voilà, cela prend un temps fou quoi. Et donc j'ai fait le bilan. J'ai eu le résultat du bilan trois mois après. […] J'avais fait un crash, un malaise post-effort terrible après le bilan. Cela avait duré une heure et demie. Cela m'avait pris tellement d'énergie, on sollicite la mémoire dans tous les sens. C'est intéressant si on veut, mais pour un Covid Long, qui est sujet aux malaises post-effort c'est l'horreur… Il ne faut jamais faire ça. Le lendemain, ou deux jours après, j'ai rappelé la neuropsychologue pour lui dire que ça n'allait pas du tout, que j'avais fait un malaise post-effort… « Un quoi ? » Elle ne savait pas ce que c'était. Et là, elle a pris note et elle m'a rappelé un quart d'heure après. Visiblement elle avait dû se renseigner. Ou tout au moins, chercher sur Internet ce que c'était le malaise post-effort chez les « Covid Longs ». Et elle m'a dit d'aller voir une autre unité Covid Long. J'ai dit : « Mais il y en a une plus près. », « Non, non, allez dans l'autre. » Donc je me suis renseigné par le biais de mon association. J'ai pu être en contact avec un malade qui était accompagné dans cette fameuse unité spécifique. Il m'a dit : « Ne viens pas, ils sont sur le psychosomatique ». C'était une tendance. Et donc, elle m'a conseillé de trouver une orthophoniste pour faire de la rééducation cognitive. Je suis donc allé voir mon médecin, qui a complètement lâché-prise sur le sujet. Il se contentait de suivre ce que je lui disais : séances de kiné respiratoire, orthophoniste OK… Mais sans plus quoi, sans chercher à comprendre où j'en étais… Une fois, je lui ai demandé s'il avait d'autres « Covid Longs » : « Non, non, vous êtes le seul ». Et il me dit : « Le Covid, maintenant, je l'ai eu deux fois, trois fois… J'ai arrêté de les compter. Ce n'est rien. » Déjà, ce n'est pas très sympa pour quelqu'un qui est Covid Long. […] J'ai demandé aussi à voir un autre neurologue. Donc, là, pareil, il m'a fait le courrier sans problème. Et donc, en mai 2022, j'ai vu un autre neurologue. Un champion aussi celui-là. Alors, pour lui, le Covid Long était clairement psychosomatique. […]

Ah j'ai oublié, avant, j'avais réussi à trouver un médecin spécialiste du Covid Long et qui y croyait vraiment. Elle avait essayé de me prendre en charge avec différents traitements : oxygénothérapie, Aspirine, Colchicine... Et puis après, elle parlait d'autres choses, comme la Naltrexone… Et puis aussi les IRS, donc les inhibiteurs de recapture de la sérotonine, qui sont en fait un antidépresseur, mais comme les « Covid Longs » ont souvent des taux de sérotonine qui sont faibles en fait, car il y aurait une persistance virale dans les intestins qui empêcherait finalement une bonne absorption d'un acide aminé, le tryptophane, qui est justement précurseur de la sérotonine. Et ça engendrerait en fait un dysfonctionnement au niveau du nerf vague, qui pourrait créer des symptômes cognitifs. Ce sont des hypothèses. Et moi, j'ai bien senti quelque chose au niveau du nerf vague, car à chaque fois que je vais me baigner ou que je prends une douche froide, cela me fait un bien énorme, mais énorme quoi. Bon cela ne dure pas, mais pendant une demi-heure, une heure, cela me fait un bien colossal. Donc, pour moi, le nerf vague, il y a vraiment quelque chose là-dessous.

Donc, j'ai vu le fameux neurologue, je lui ai parlé de ma réaction au vaccin : « Ah, mais vous étiez peut-être stressé avant de vous faire vacciner ? » Alors que pas du tout, on disait que cela pouvait même guérir le Covid Long, donc j'y allais plutôt optimiste ! Mais là, c'était vraiment… Psychosomatique. Et donc, dans la prescription du médecin spécialiste, la seule chose que le neurologue a vue, c'est : la prescription des inhibiteurs de la recapture de la sérotonine… Antidépresseur quoi. Mais pas du tout par rapport à la persistance virale telle que je l'ai expliqué plus haut… Non ! C'est parce que, pour lui, on était dépressifs quoi. IRS — dépression — Covid Long : PAF ! C'était ça quoi. Et quand j'ai récupéré auprès du médecin son compte-rendu, c'était bourré d'erreurs. […] Je lui ai demandé de corriger, mais je n'ai pas eu de réponse. […]

Mais voilà, un bon nombre de médecins sont encore sur le Covid Long psychosomatique quoi. C'est leur discours. Et mon médecin est toujours là-dessus. Quand je l'ai revu et que je lui ai demandé de faire un dossier pour une ALD (Affection Longue Durée), il a parlé de mon traitement, mais en insistant bien sur le fait qu'on pourrait mettre en place des IRS, comme si c'était le truc qu'il avait en tête… Pour moi, je me demande s'il ne croit pas encore que c'est psychosomatique. Et pareil, quand j'ai fait un dossier RQTH (Reconnaissance de la Qualité de Travailleur Handicapé), il a écrit qu'il n'y avait aucun examen qui me reliait au Covid Long ! Et c'est moi qui ai dû lui réécrire, lui envoyer les études, les publications… Et lui dire : « Si ! J'ai un TEP scan cérébral qui montre un hypométabolisme au niveau du bulbe olfactif, c'est caractéristique du Covid long. » Mais dans ce dossier pour le RQTH, il n'a pas voulu prendre la responsabilité d'écrire ça. Il a dit que c'était moi qui indiquais que c'était caractéristique du Covid Long, que j'allais fournir dans ma partie les éléments avec l'étude.

A.G. : Aujourd'hui, comment allez-vous ?

S. : Aujourd'hui, alors c'est vrai que la Naltrexone m'a fait du bien. Je vais un peu mieux. J'ai commencé au mois d'octobre, on commence toujours avec une dose très légère et qui augmente progressivement. Je suis arrivé début janvier à la dose max, en plateau. Et j'ai trouvé fin décembre que j'allais un peu mieux au niveau cognitif. Par contre, j'ai eu un souci après, c'est que je faisais des malaises post-effort après avoir été courir, que je ne faisais absolument pas avant. Et j'ai fini par mettre le doigt sur le problème, c'est que la Naltrexone ça bloque les récepteurs d'endorphine dans le corps. Du coup, le corps produit beaucoup plus d'endorphines, et ça joue sur la production de lymphocytes qui régulent le système immunitaire. Et là, quand on court, au bout de trente-cinq à quarante minutes, on se met à produire des endorphines aussi. Et c'est ça qui donne la sensation de bien-être après le sport. Mais moi, quand j'allais courir sans laisser assez de temps entre la prise de Naltrexone et le footing, ça se passait très mal après. Le corps essayait de produire de l'endorphine pour l'effort physique et, avec les récepteurs bloqués, il s'épuisait quoi. Donc, là, ça m'a bien perturbé pendant tout le mois de février. Et je dois dire que, depuis, je n'ai pas récupéré au niveau respiratoire. Après, niveau cognitif, ça reste dur aussi. Je ne peux pas retrouver le niveau que j'avais avant. Depuis les malaises post-footing, je n'arrive pas à récupérer. Ah c'est compliqué.

A.G. : Et au travail, comment cela se passe ?

S. : Je suis à temps plein. J'ai essayé l'année dernière un mi-temps, au début j'ai essayé pendant trois mois de travailler le matin et repos l'après-midi. C'était très agréable de pouvoir me reposer l'après-midi. Par contre, je me suis rendu compte que, globalement cela ne m'aidait pas car le matin, je travaillais comme un fou. J'en faisais trop. À l'automne dernier, j'ai testé en prenant juste le mercredi pendant deux mois. Pareil, ça fait du bien de couper la semaine. Maintenant, la charge de travail, on ne l'adapte pas en entreprise. Donc, en quatre jours, le travail de cinq… Le mieux, finalement, c'est de travailler plus tranquillement tout en restant à temps plein. Et encore, le médecin du travail était très bien car il m'a dit de prendre un jour en télétravail. Et donc, maintenant, je le prends le mercredi. Et cela me fait vraiment du bien. Cela coupe la semaine et cela a un côté très reposant aussi parce que je me rends compte que rien que la présence de gens autour de moi, ça me bouffe de l'énergie. Même si les gens sont silencieux, rien que la présence.

A.G. : Cela sollicite cognitivement.

S. : Oui, c'est comme quand je conduis seul, je suis beaucoup moins fatigué que quand j'ai quelqu'un à côté de moi, même s'il ne parle pas. C'est étonnant, hein, mais rien que de savoir qu'il y a quelqu'un à côté… Cela tire plus sur le corps.

A.G. : Et par rapport à votre environnement de travail, hiérarchie ou collègues, est-ce que c'est quelque chose qui est compris ?

S. : Certains ne croient pas du tout du tout au Covid Long. Ils considèrent c'est clair que c'est moi qui psychote. C'est très

très clair dans leur discours. J'ai déjà entendu que le Covid c'est une maladie de vieux ou de personnes déjà malades. D'obèses aussi. Merci ! Et quand j'ai passé mon entretien annuel, on m'a fait une remarque sur le temps partiel thérapeutique. Et sur le fait que le médecin du travail m'avait interdit les déplacements. Parce que c'est pareil, partir en déplacement… Aller prendre l'avion ou le train à six heures du matin et revenir le soir à 21 h… Après une journée, je suis mort… Clairement je ne pouvais pas faire ça. Et pareil, on a pu me le reprocher. […]

A.G. : Cela impacte toutes les sphères.

S. : Oui, oui, au niveau professionnel… Et le plus terrible, c'est que je peux expliquer à certains collègues ce qu'est le Covid Long, ils ont l'air d'y croire, mais si je les croise quelque temps après, ils me parlent comme s'ils avaient oublié.

A.G. : Et au niveau familial, amical ?

S. : Ben c'est mieux compris, mais, par exemple, ils ne vont pas toujours comprendre pourquoi je cherche à tout prix à éviter un nouveau Covid. Et donc, certains ne comprennent pas que je prenne des précautions. […] Pour tout ce qui est invisible, les gens ne se rendent pas compte.

A.G. : Avant cette expérience du Covid Long, est-ce que vous aviez déjà eu des expériences de cet ordre-là ou non ?

S. : Ah non. Je n'avais jamais eu de problème. Je n'allais pas souvent voir le médecin… Juste pour le certificat médical, une fois par an. […]

A.G. : Nous nous demandions s'il y avait une différence entre les hommes et les femmes, mais pour le Covid Long, j'ai l'impression que non.

S. : Covid Long, j'ai l'impression que, systématiquement, ils vont repartir sur le psychosomatique quoi. Pour le coup, je trouve ça triste, ils ne recherchent pas l'information. Ils ne se rencontrent pas. Et donc, ils restent finalement sur ce qu'ils ont entendu à la télévision. Le discours à la télévision c'était ça quoi, déconditionnement à l'effort physique et psychosomatique.

A.G. : Idéalement, comment auriez-vous aimé que l'on vous accompagne ?

S. : Ben ce que j'aurais compris de la part des médecins face à une maladie complètement nouvelle, c'est qu'ils me disent : « Voilà, c'est nouveau, on ne connaît pas, donc, pour l'instant, on n'a pas de traitement. Mais on vous croit quand vous dites qu'il y a quelque chose. Et on va tout faire, on va vous prendre en charge d'une façon ou d'une autre pour essayer d'alléger vos symptômes ». Voilà ce que j'aurais attendu comme discours. Cela ne m'aurait pas gêné qu'un médecin me dise qu'il ne sait pas. Mais ça, c'est quelque chose qu'un médecin ne peut pas dire, je crois… Et justement, quand ils ne savent pas, ils ont tendance à partir tout de suite sur le psychosomatique. C'est leur excuse… C'est ça quoi. Je ne trouve pas ça bien. Pour le Covid Long, c'était d'autant plus facile à dire, à reconnaître qu'on ne savait pas, parce que c'était totalement nouveau. Mais non. Ils ne peuvent pas. […]

L'orthophoniste, par contre, super ! Ah vraiment, elle, elle a cru au Covid Long sans problème. Elle s'est renseignée sur ce que c'était. Elle s'est inscrite dans un groupe d'orthophonistes qui justement échangeaient sur le Covid Long. Là, c'est vraiment la prise en charge rêvée quoi. Elle a joué le rôle d'orthophoniste, mais aussi de psychologue dans l'accompagnement. Parce que vraiment très à l'écoute, comprenant parfaitement les symptômes… Vraiment très bien.

A.G. : Y a-t-il eu d'autres professionnels qui vous ont fait du bien ?

S. : Après, j'ai eu la kiné respiratoire, lui, il s'est renseigné aussi. Parce qu'au début, j'avais vu un kiné qui ne savait pas du tout y faire avec moi. Et je me suis renseigné par le biais de l'association, qui connaissait un kiné qui semblait bien, et qui a pris des informations sur les exercices à faire pour les « Covid Longs ».

A.G. : Comment avez-vous connu cette association ? Et qu'est-ce que cela vous a apporté ?

S. : Alors, l'association, comme beaucoup, au printemps 2020, voyant les symptômes qui ne cessaient de revenir, j'ai cherché sur Internet. Et comme beaucoup de « Covid Longs », finalement, on a fait nos débuts sur les réseaux sociaux, sur Twitter à ce moment-là. On a créé notre compte, qu'on n'avait pas avant. Pour échanger avec d'autres personnes, tout simplement. Pour ne pas rester seuls par rapport à ça. À la fois, c'était malheureux de voir autant de gens touchés aussi, et en même temps, c'était réconfortant de voir qu'on n'était pas seuls. [...] J'ai réécrit au neurologue et à la neuropsychologue quand j'ai participé à certains articles sur le malaise post-effort, je n'ai jamais eu de retour... À un moment, j'ai demandé à avoir accès à mon dossier médical, et j'ai découvert que j'étais positif, bon juste au niveau du seuil, à des auto-anticorps, et à priori, ça semble aussi caractéristique du Covid Long. Mais ça, cela paraissait dans le compte-rendu du médecin et on ne m'en parlait pas du tout. Parce que, voilà, c'était des « troubles somato-fonctionnels » quoi. Mon taux de lymphocytes était faiblard aussi, mais ça, on n'a pas voulu le prendre en compte non plus. Parce que cela allait dans l'idée de mon médecin de « troubles somato-fonctionnels », donc tout ce qui n'allait pas dans ce sens-là... Déjà, il ne m'a pas transmis tous les résultats. Qu'une partie. Et quand je suis allé voir ce qui manquait, j'ai découvert certaines choses...

A.G. : D'un point de vue psychologique, quel effet cela fait d'avoir ce type de réponse par le corps médical ?

S. : Ben, quelque part il y a une sorte de rupture de confiance. Parce qu'on se rend compte que.... On sait très bien que les médecins ne peuvent pas tout savoir. Ce d'autant plus sur le Covid Long qui est nouveau. Mais qu'ils persistent sur ce genre de caractérisation somato-fonctionnelle, alors que, parallèlement, il y avait quand même des articles, des publications qui paraissaient à travers le monde et qui allaient plutôt dans le sens inverse... Et eux, non, ils ne voulaient pas du tout entendre parler de ça. Ils rejetaient complètement ça. Et quand on en sait plus qu'eux sur un sujet, ils détestent ça. Je comprends qu'un médecin qui ne s'est pas intéressé au Covid Long ne sache pas qu'un hypométabolisme du bulbe olfactif est caractéristique. Mais qu'il aille au moins se renseigner après ! Et qu'il ne persiste pas à le nier. Là, ça, je ne trouve pas normal du tout.

N° 7 : Témoignage d'Isobel, 52 ans

Anaïs Guilbaud : Bonjour, je m'appelle Isobel et j'ai 52 ans. J'ai deux enfants. Je suis quelqu'un de plutôt dynamique, sportif et je me suis toujours battue pour évoluer professionnellement. Très investie au niveau de mon travail, à changer plusieurs fois d'entreprise et de région pour avoir une meilleure vie et pouvoir offrir un bon cadre à mes enfants. J'ai commencé à avoir des problèmes de santé en 2010.

Isobel : Vous travaillez dans quel domaine ?

A.G. : Je travaille dans l'industrie. J'ai travaillé dans l'industrie dans différents domaines. J'aidais, je gérais les services qualité-sécurité-environnement-cheffe de projet... Je m'occupais aussi bien de la sécurité des bâtiments, du personnel, cheffe de projet transversal, accompagnement de jeunes cadres dans le management... Voilà. J'ai managé des équipes de deux jusqu'à quarante-huit personnes, plutôt dans un milieu d'hommes. Voilà. Et je me suis toujours battue pour concilier ma vie professionnelle et ma vie familiale pour élever mes enfants. Avec un gros investissement quand même professionnel. Donc, en 2009, 2010, j'ai commencé à avoir des problèmes de santé, avec des maux de ventre. Cela a traîné pendant un an, et puis un gynécologue m'a dit que j'avais des polypes, ou des lipomes, enfin... au niveau de l'utérus. Il m'a opérée. Il m'a un peu charcutée, l'opération ne s'est pas très bien passée... Je lui avais demandé de me stériliser à l'époque parce que je savais que je ne voulais plus d'enfants : au réveil, il ne l'avait pas fait, parce qu'il était contre... Et en fait, mon état a continué à se dégrader après avec des hémorragies à répétition, vraiment pendant dix-huit mois... Et au final, sur une émission que j'ai vue à la télévision, j'ai entendu parler d'endométriose. Et j'ai cherché, par moi-même, où il y avait un spécialiste. Je suis allée consulter, et quand elle a vu mon dossier, elle m'a dit : « Mais là, je ne peux plus rien faire pour vous. Vous êtes à un tel stade. Il faut vous opérer au plus vite. » Et du coup, quinze jours après, ils m'ont enlevé l'utérus... Et c'est certainement... Parce qu'en fait j'avais des problèmes hémorragiques depuis toute jeune. Donc, ce n'est pas possible qu'il ne l'ait pas vu à l'opération deux ans avant. Elle m'a dit : « C'est impossible. » Donc, déjà, ça commençait bien... ! Donc je me fais opérée, nickel, et tout. Pour fêter mes « un an » après l'opération, j'étais tellement heureuse parce que ça m'a libérée ! Vraiment libérée…

I. : Vous deviez avoir très très mal !

A.G. : Ben en fait, chaque mois j'en tombais dans les pommes quoi. C'était hémorragie sur hémorragie et une ou deux fois je suis allée à l'hôpital… En fait on me disait : « Oui, bon, la dame, elle a des règles douloureuses… On va lui donner un Doliprane et elle rentre chez elle » et puis voilà quoi. Cela m'a vraiment changé la vie. Du coup, je me suis mise au triathlon, et un an après, je faisais un triathlon. Et j'avais récrit à ma chirurgienne pour la remercier, car elle m'a vraiment… Cela a été une nouvelle vie quoi.

Un an après, je commence à avoir des problèmes urinaires, et je commence à faire des infections et des pyélonéphrites. Donc j'en fais une, j'en fais deux, j'en fais trois… Au bout de la troisième, on m'envoie voir un urologue. Sur la première, j'avais fait une septicémie, donc voilà, quatre jours d'hospitalisation. La deuxième a été prise à temps. La troisième, de nouveau les urgences… On me conseille un spécialiste. Donc, je vais le voir. Mes analyses étaient très particulières, à chaque fois, cela faisait comme s'il y avait eu un mauvais prélèvement. C'est-à-dire que les analyses n'étaient pas caractéristiques de l'infection urinaire. Du coup, ils ne me traitaient pas assez vite. Et à chaque fois, c'était la pyélonéphrite… Cela remontait dans le rein. Et donc, lui, il ne voyait pas, il ne voyait pas… J'en ai fait… J'ai dû en faire six ou sept en un an. En sachant que les douleurs, c'est comme un accouchement. Et je confirme, parce que je sais ce que c'est qu'un accouchement sans péridurale. Et là, ils m'ont fait des examens où j'ai souffert le martyre, mais vraiment le martyr. Où j'ai un ami qui a dû me porter pour me ramener chez moi tellement je ne pouvais pas marcher après. Et puis, ils ne savaient pas, il n'y avait rien… Donc j'ai commencé à faire des recherches sur Internet, car c'était hyper invalidant. Et puis à l'époque, j'étais responsable sur plusieurs sites, donc je ne pouvais pas me permettre un matin toutes les deux semaines de dire… Je ne pouvais pas marcher tellement j'avais mal à la vessie ou au rein quoi.

Et je trouve une opération, enfin, je trouve des cas comme moi, et une opération en test. Je me suis renseignée sur les meilleurs services d'urologie en France et j'ai écrit par mail. Je leur ai expliqué ce qui m'arrivait et je leur ai demandé s'ils faisaient cette opération. Et là ils m'ont proposé un rendez-vous. Le médecin m'a déconseillé cette opération, car j'étais encore jeune et ils n'avaient pas encore assez de retours. Il m'a proposé de m'hospitaliser pendant deux jours pour faire des examens. Super bonne organisation. Bon, quand il m'a parlé des examens, j'ai un peu pâli parce que c'était les mêmes examens que ceux que j'avais déjà passés et où j'avais énormément souffert. Je lui explique, et là, en fait, il était outré de savoir que l'on m'avait fait ces examens sans m'anesthésier, sans m'endormir. En fait, ils m'ont fait les examens à vif. Donc, là, il m'a proposé une rachianesthésie, comme ça je pouvais ne rester que 48h et rentrer chez moi. Je suis ressortie, j'étais bien. Il m'a revu un mois après, et il m'a dit qu'il avait une solution à me proposer. J'avais une malformation. Alors… Pourquoi elle s'est révélée à ce moment-là ? Pourquoi cela a dysfonctionné ? Est-ce que cela était des suites de l'endométriose ? On ne sait pas. Ou des suites de la première opération ? On ne sait pas. Mais du coup, il m'a dit : « Je peux vous proposer une intervention invasive en vous injectant un produit. » C'est comme mettre du botox à l'intérieur pour refaire les courbures et tout. Le produit tient entre six mois et cinq à six ans. Il me dit alors : « Si ça marche, on pourra soit faire l'intervention en dur, mais c'est neuves heures d'opération, ou si cela dure cinq ou six ans, cela vaut peut-être le coup de refaire des injections tous les cinq ou six ans. » Donc j'ai fait ça. Cela s'est super bien passé. Et je n'ai plus eu de problèmes pendant des années. Sauf là récemment, il y a deux trois ans, j'ai refait une infection, je me posais des questions. Et ici, ils ont fait un contrôle à la caméra, et, en fait non, le produit est toujours en place. Cela fait dix ans maintenant. Et donc, cela fait dix ans, je sais que si cela se reproduit, si je fais deux infections au rein à gauche, j'ai juste à appeler. Ils ont mon dossier. Donc j'ai juste à dire ça et ils me refont les injections. Et comme là ça a tenu dix ans, je suis vraiment tranquille. Le seul truc, c'est qu'il faudra que je me batte pour faire comprendre au médecin, moi je sais analyser les résultats, et je sais voir en fonction des… même s'ils me disent que non, les résultats sont faux et que c'est un mauvais prélèvement… Alors que non, j'ai l'expérience, et je sais qu'avec des résultats comme ça et une douleur comme ça, si je ne suis pas traitée en antibios dans les 24 h, je vais faire une pyélonéphrite, je vais me retrouver aux urgences quoi. Mais ce n'est pas facile vis-à-vis des médecins… Maintenant, j'ai tellement eu de problèmes de santé, je connais mon corps. Je ne suis pas du style à rester dans mon canapé, ou à me plaindre ou quoi que ce soit. Quand je dis : « Non, là ça ne va pas, il me faut un traitement. » Ben ce n'est pas facile de se faire entendre quoi. C'est pas facile. Déjà ce n'est pas facile d'avoir un généraliste. Si on arrive à en avoir un, mais qu'on ne s'entend pas et qu'il ne s'intéresse pas à qui on est. Ben, quand on a des problèmes de santé, il n'y a pas de communication quoi. On a l'impression d'aller juste acheter une baguette de pain…

Donc, après ça, impeccable. Et puis, en 2017, je ne me suis pas fait vacciner cette année là contre la grippe, ce qui était assez exceptionnel. D'habitude je me fais vacciner tous les ans, mais il y a eu un loupé au boulot. Ils ont annulé la vaccination et ils ne m'ont pas prévenue. Je suis partie en déplacement à l'étranger. J'y suis restée la semaine. Et quand je suis rentrée, je ne me sentais pas bien. Je me suis reposée tout le week-end. Le lundi, pas bien du tout, je ne suis pas allée bosser. Je consulte le médecin, qui me met un peu de médicaments comme ça, et j'avais une très grosse réunion le jeudi. Donc, le mercredi, j'étais de plus en plus mal, comme une très grosse grippe, mais avec beaucoup de mal à respirer, le cœur pas bien. Je ne tenais vraiment pas debout. Je la rappelle. Et là, elle constate que mon état s'était dégradé très très fortement, et décide de ne pas m'envoyer à l'hôpital, de me mettre une infirmière à domicile et de me faire des piqûres de Solumedrol. Je ne sais pas ce que c'est comme médicament, mais ce que j'ai compris c'est que les doses qu'elle m'a prescrites, à l'hôpital, je n'aurais jamais eu de doses comme ça.

A.G. : C'était trop fort ?

I. : Beaucoup trop fort. Les doses que j'ai eues étaient beaucoup trop fortes. Et là, mon état s'est dégradé, dégradé, dégradé… Donc, ça, c'était en janvier. En juin, j'étais l'ombre de moi-même. Je ne tenais plus du tout debout. Je n'arrivais pas à respirer.

A.G. : Donc, de janvier à juin, cela fait six mois ?

I. : Oui. J'ai vu quatre, cinq pneumologues. J'ai passé des tas d'examens. Rien. Ils ne trouvaient rien. Les pneumos disaient : « C'est cardio », les cardios disaient : « C'est pneumo ». Il y a quand même une fois où un pneumo a appelé dans un autre centre. C'est mon médecin qui m'a prise en urgence, il me voit : je n'arrivais pas du tout à respirer, j'étais vraiment très mal. Il appelle les urgences. On me fait transporter aux Urgences. Là-bas, tout le monde disait : « La dame, elle respire par la bouche. Elle ne sait pas respirer par le nez. » Parce que j'étais en dyspnée permanente. Et « la dame, elle a un gros rhume » (…) Et on m'a jetée dehors à deux heures du matin, sans rien. Je suis rentrée chez moi. Ensuite, je suis allée en médecine interne dans une grande ville, où on m'a dit d'aller voir un cardio. Je ne pouvais plus conduire. Je ne pouvais même pas me faire un thé en remplissant ma bouilloire. Il fallait que je fasse juste chauffer l'eau, parce que c'était trop lourd. Je ne pouvais plus me faire à manger. J'arrivais à peine à m'habiller. Je ne pouvais plus conduire. Rien.

A.G. : Cela devait être très inquiétant ?

I. : Ben oui, parce qu'en fait on ne savait pas ce que j'avais, et j'étais seule. Mes enfants faisaient leurs études. Je vivais seule, et je ne connaissais personne, car je venais d'arriver dans la région depuis environ deux ans. Et finalement, un soir, cela allait trop mal, j'appelle l'hôpital. Parce que le cardio devait me rappeler et me voir. Donc j'appelle et là, on me répond qu'elle est partie en vacances. Je leur ai dit que là j'étais trop mal et que cela ne pouvait pas attendre. Donc je prends une ambulance et j'y vais. Là-bas, on m'a dit : « Bah non, votre cœur va bien, rentrez chez vous. ». Ils m'ont mis dehors à mes frais à trois heures du matin. Je suis rentrée en taxi. Cela m'a coûté une blinde. Ensuite, je suis tombée sur un autre cardio, qui lui a compris que quelque chose n'allait pas. Quand il m'a vue, il m'a dit : « Demain matin, je vous prends au bloc, on va faire une coronarographie. ». Là, il a vu, il m'a dit : « Votre cœur est en souffrance, mais ce n'est pas cardiaque. C'est quelque chose dans votre corps qui fatigue votre cœur. » Mais à un point que j'étais classée, je ne sais plus comment… En fait j'étais en insuffisance cardiaque, mais un truc de malade.

A.G. : À cause d'autre chose ?

I. : D'autre chose que le cœur. Alors, lui, il a été sympa, il a commencé à faire des recherches… Maladie de Lyme… Enfin plein plein plein plein de trucs. Pendant cette période-là, c'est le seul qui a lancé des analyses et qui a arrêté de dire… Alors, j'avais pris du poids, alors que je ne mangeais pratiquement rien. De toute façon, je n'arrivais pas à me faire à manger, donc je mangeais des yaourts, je ne mangeais pratiquement rien. J'avais pris douze kilos !

A.G. : Vous faisiez de l'œdème ?

I. : Ben… Finalement, en septembre, sur une analyse, ils trouvent une TSH à zéro. Septembre. Depuis janvier. Et, en fait j'étais en hyperthyroïdie. Et du coup, cela peut créer plein de problèmes, mais, comme j'avais pris du poids, pour eux, ce n'était pas compatible avec l'hyperthyroïdie. C'est pour ça qu'ils n'avaient pas testé la TSH. Et, en fait, moi c'est toujours l'inverse des autres gens : quand je suis en hyperthyroïdie, je ne perds pas de poids, j'en prends.

A.G. : Alors ça, ce n'est pas de chance !

I. : Mais moi, c'est tout comme ça ! Mais en fait, c'est tout comme ça ! Et je sais… Là j'essaie de leur expliquer en ce moment qu'il faut peut-être chercher ailleurs, car je ne fais pas obligatoirement les bons trucs comme tout le monde. Mais c'est un truc de malade. Et du coup, première endocrino. Elle me fait tester les anticorps, et elle me dit : « Vous avez la maladie de Basedow. Vous avez une maladie auto-immune. » Et tout ça. Et elle me donne un traitement. Et en fait, je n'arrivais pas à remonter. Un an après, j'avais repris le travail deux jours par semaine, au bout d'un an. C'était deux jours qui n'étaient pas consécutifs et j'étais au bout de ma vie quoi.

A.G. : Donc au final, ce n'était pas un virus.

I. : Ben… On ne sait pas vraiment. Et en fait, ce qui est hallucinant, c'est qu'au moment du Covid, quand on parlait du Covid à la télévision, vous auriez dit exactement ce que j'avais eu en janvier 2017. À l'étranger. Parce que : insuffisance cardiaque, dyspnée, des chutes de tension… J'avais des maux de tête, des nausées permanentes… J'avais tout le temps, tout le temps, envie de vomir… Jamais faim.

A.G. : Mais tous ces symptômes, pas pendant six mois ?

I. : Ah si si, tout le temps ! C'était l'horreur quoi. Des fois, j'étais là, je n'arrivais pas à remonter dans ma chambre, je dormais là dans le canapé. Je n'arrivais pas à remonter à l'étage pour dormir. Et pas d'aide. Personne quoi. Vous savez, vous ne savez pas à qui vous adresser. Et je n'ai pas de famille. Mes enfants sont loin pour leurs études.

A.G. : Donc thyroïde ?

I. : Thyroïde, du coup. Et là, toujours en insuffisance cardiaque. Donc je vois le cardiologue, qui me donne un traitement. Il s'énervait parce qu'il me disait : « Ce n'est pas normal ! Elle doit régler votre TSH, vous ne devez pas être en insuffisance cardiaque. » Et j'avais deux nodules aussi, mais elle m'avait dit que cela n'était pas grave. Et puis, au bout d'un an et demi, je dis à ma généraliste : « Mais moi, je veux un autre avis. Ce n'est pas possible. OK, on me dit que la thyroïde c'est dur, mais là, je n'ai pas de vie. Je travaille deux jours par semaine. Le reste, je passe mon temps à me reposer. Et puis, je prends des cachets pour le cœur. Le cardiologue n'est pas… » Donc, je me dis, je vais me trouver une endocrino ailleurs, une jeune, dans un centre hospitalier. Parce que celle que j'avais ici me disait : « Oui, il va peut-être falloir bouger de votre canapé et perdre du poids. ». Et je lui disais ! En fait, comme je travaillais deux jours par semaine, j'allais à la salle tous les jours. Je faisais une heure à une heure et demie de sport tous les jours. Cela m'épuisait. Je comptais toutes mes calories. J'étais à 1200 calories par jour, c'était largement en dessous de ce qu'il me fallait. Et je continuais à prendre du poids quoi ! Et en fait, à part me faire culpabiliser… Et elle ne voulait absolument pas augmenter mes doses de cachets. Elle ne voulait pas changer mes dosages. Du coup, je suis allée voir une autre endocrinologue, et là, elle regarde et elle me demande ma dernière échographie. Je lui dis : « C'est celle-là ». Elle me dit : « Ben non, celle-là, elle date d'il y a trois ans. » ; je lui réponds que je n'en ai pas d'autres. Elle me dit : « Mais vous ne faites pas une échographie de contrôle tous les ans ? ». Je réponds non. Elle me dit : « Ben, donnez-moi la scintigraphie. » La quoi ? Je n'avais jamais fait. Elle me répond : « Comment ça, vous n'avez jamais fait de scintigraphie ? Ben là, ça ne va pas. » Elle décroche le téléphone et elle me dit : « Dans deux jours : échographie, scintigraphie. Et je vous revois pour les résultats. ». Elle me revoit pour les résultats et elle me dit : « Écoutez, je suis désolée, mais vous avez des nodules toxiques. Il faut vous faire opérer tout de suite, c'est un cancer. » Donc elle a appelé : chirurgien.

A.G. : En fait, ces symptômes, c'était un cancer ?

I. : Oui. En fait, les nodules que j'avais étaient toxiques, c'est-à-dire qu'ils produisaient des hormones contre mon corps, et des anticorps qui attaquaient mon corps.

A.G. : Mais cela durait depuis des mois.

I. : Oui, du coup, j'en avais beaucoup plus qu'avant. Donc, bien sûr que les dosages ne marchaient pas. Puisque j'avais créé des nodules qui combattaient mon corps. Et en fait j'ai appris récemment que cela n'était certainement pas une maladie auto-immune parce qu'apparemment mes dosages de je–ne–sais–pas–trop–quoi n'étaient pas assez forts pour que ça soit une vraie maladie auto-immune. Alors que, pendant des années, on m'a dit : « Vous avez Basedow. Vous avez juste une maladie auto-immune... Voilà. C'est comme tout le monde. Faut arrêter... » Et du coup, chirurgie en urgence. Voilà. Alors, super sympa l'endocrino, elle m'a dit que j'en bavais depuis des années, et que donc elle allait tout faire pour me trouver un chirurgien qui faisait de belles cicatrices : « Un qui est beau et qui fait de belles cicatrices ». On a bien rigolé et franchement ça... En fait, du jour où je l'ai vue, un mois après, elle m'a changé mes dosages et tout. Parce qu'en fait, il y avait un traitement de trois mois préparatoire à l'opération. Je ne pouvais pas me faire opérer en un claquement de doigts comme ça. Il fallait absolument, et notamment pour le cœur. Eh bien, elle, un mois après, je n'étais plus en insuffisance cardiaque quoi. Alors que cela faisait trois ans que je me trainais dans mon insuffisance cardiaque.

A.G. : Comme quoi, parfois, il ne faut pas hésiter à changer de spécialiste.

I. : C'est clair. Elle, elle m'a sauvée quoi. Parce que, entre trois et cinq ans, cela se serait métastasé quoi. Et là, cela faisait dix-huit mois que tout roulait dans ma vie... Mes enfants finissent leurs études, ça y est... ont leurs CDI. J'ai rencontré un chéri. C'était prévu pour cet été qu'il vienne habiter à la maison et tout. J'avais eu un nouveau poste. Du coup, j'avais repris, après l'opération, à quatre jours par semaine. Parce que j'ai tendance quand même à fatiguer vite, mais on a un peu usé mon cœur aussi pendant trois ans. Et puis la Sécu, comme j'étais en arrêt depuis X temps, ils n'ont pas tergiversé : ils m'ont mise en... parce que je n'ai pas travaillé à plein temps pendant quatre ans.

Et au bout de quatre ans, ils m'ont mise en invalidité catégorie 1. Du coup, je travaillais à 80 %. Et mon boss, super, m'a mise à un nouveau poste. Il m'a fait un poste sur mesure, en travaillant du lundi au jeudi soir. Donc mon boulot super bien, les enfants, le chéri... J'ai une belle maison. Tout roulait. Et au mois d'octobre, un samedi, j'étais un peu fatiguée. L'après-midi, je me mets dans le canapé. Vers 18 h, je me lève et là... C'est comme si j'étais bourrée quoi. Je me suis rattrapée limite à la porte. Bon... J'ai des maux de tête. Je ne m'inquiète pas trop. Je me dis que c'est la fatigue. Que j'ai peut-être un peu trop tiré sur la corde cette semaine au boulot. Qu'il faut que je me repose. Que j'en fais peut-être trop ! Je suis dynamique. Je fais du sport. Le boulot. Les amis à droite à gauche. Et puis, la nuit, j'ai quand même eu très très mal à la tête, mais vraiment... Je n'avais jamais eu mal à la tête comme ça. Et puis, même avec les médicaments, cela ne passait pas trop. Je suis allée un ou deux jours bosser. Et puis je devais partir en déplacement à l'étranger, donc je me suis dit : « Bon... Je me repose et je pars à l'étranger. ». Je suis partie excitée parce que j'avais un super truc à faire pour le boulot, c'était hyper challengeant, donc je suis partie un peu fatiguée. Je me suis dit que je ne sortirais pas le soir, que je resterais à l'hôtel.

À l'hôtel, j'ai commencé à avoir des problèmes de centre de gravité. Donc, en me brossant les dents, je n'ai pas su retenir ma tête, je me suis pris le lavabo en pleine tête. En voulant faire mes lacets, je me suis baissée en avant, je n'ai pas réussi à me retenir, je suis tombée la tête la première par terre. Et sans avoir eu le réflexe de mettre mes mains devant. Donc j'appelle ma fille en pleine nuit pour lui demander conseil, comme elle est interne en médecine, qui me dit d'appeler mon médecin dès que je rentre. Et elle me dit : « Si tu as une vision double ou quoi que ce soit, tu demandes à ce qu'ils appellent les secours. ». Donc, je termine mon voyage comme ça, je prends l'avion et je rentre. Le lendemain matin, je ne tenais vraiment pas debout. J'appelle le médecin. Là, ils ont tout de suite pensé à un AVC donc IRM en urgence. Donc non, pas AVC, mais des hyper signaux.

A.G. : C'est quoi un hyper signal ?

I. : Ben je ne sais pas. Il y a des tâches dans la substance blanche, mais tout le monde en a. Sauf que moi j'en ai comme une personne très très très très âgée. C'est ce que j'ai compris. Il y en a un qui m'a expliqué un peu comme ça. Et puis après, je ne sais plus comment cela s'est fait. En fait, mon état s'est dégradé quoi. J'ai commencé à avoir des problèmes moteurs, cognitifs… Mon médecin s'est aperçu que je sentais moins une jambe, au toucher. Que je ne sentais pas pareil à droite et à gauche. Elle m'a dit, le neurologue ici, il y a neuf mois d'attente. J'en ai trouvé un sur une plus grande ville. Il m'a dit qu'on allait passer une IRM de la moelle épinière et qu'il me ferait une ponction lombaire. IRM de la moelle épinière : bah grosse tumeur à la moelle épinière, et là il me dit : « Oui, mais non, cela n'a rien à voir ». Et ponction lombaire nickel. Tous les autres examens, re IRM cérébrale… Toujours pareil, pas d'amélioration. En fait, ils parlent d'inflammation du cerveau, mais sans marqueurs inflammatoires. Je n'ai pas tout compris. J'ai vu je ne sais combien de spécialistes parce qu'au départ ils m'ont dit que les pertes d'équilibre étaient juste liées à un problème vestibulaire. Donc, trucs vestibulaires, j'en ai passé trois examens complets. On a fait contrôler les yeux, les dents, les oreilles trois fois… plein de trucs. Ils ne savent pas expliquer. J'ai vu le cardio aussi. Et après moult examens, ils ont dit : « Ben… On ne sait pas. Il n'y a rien dans les résultats. On ne voit rien. Donc, cela doit être un trouble neuro-fonctionnel. ». Et on me dit : « Ben faut voir un psy. Un psychiatre ». Donc je suis ressortie au bout de deux mois avec une ordonnance pour un psychiatre. C'est moi qui ai réclamé une ordonnance pour de la kiné. Et entre-temps, j'ai l'ORL qui a détecté que j'avais une névralgie d'Arnold.

A.G. : Qu'est-ce que c'est ?

I. : C'est le nerf qui entoure le cerveau qui est enflammé. Donc ça part de là, c'est toutes les nuits en fait quand je suis couchée, déjà je ne peux plus me coucher sur le dos ; je ne peux pas rester le dos sur quelque chose de dur. La tête, je ne peux rien toucher. Donc, je me suis acheté un oreiller… Je me suis trouvé une solution pour pouvoir dormir, quelque chose qui n'appuie que sur la joue, et qu'il n'y ait rien qui touche ma tête. Autrement, cela me déclenche des douleurs, qui me compriment le cerveau et qui reviennent derrière l'œil. Donc, cela englobe tout.

Donc, ça, le neurologue ne s'en est pas occupé. Pour lui, cela n'avait rien à voir avec mes symptômes. De toute façon, à chaque fois que je le voyais : « c'est une découverte fortuite, ça n'a rien à voir. » Les hypersignaux, c'est une découverte fortuite. La tumeur, c'est une découverte fortuite. La névralgie d'Arnold, ça n'a rien à voir. Donc, lui, il ne m'a rien proposé. Et c'est mon médecin qui me dit : « Ah, mais quand je faisais mes études, je connaissais un médecin qui travaille dans un centre antidouleur maintenant. Qui fait des injections dans le nerf pour l'anesthésier. » Donc je suis allée le voir et il a dit : « On va déjà essayer les traitements médicamenteux. », que je n'ai pas supporté. Cela n'a pas du tout marché. Après, il m'a dit qu'on allait passer à l'électrostimulation. Et là, l'électrostimulation, ça marche bien. Mais cela veut dire que, tous les jours, des fois trois fois par jour, je suis obligée de me mettre des électrodes sur la tête, et de me traiter par électrostimulation pour endormir le nerf.

Alors, j'ai le nerf d'Arnold, et puis je leur ai dit que j'avais pareil dans les sinus et dans la mâchoire. Que c'était vraiment très très douloureux ! Et en fait c'est moi qui ai cherché et j'ai trouvé que c'était sans doute une névralgie du trijumeau. C'est moi qui ai trouvé, j'ai rappelé le centre antidouleur, mais je me suis fait envoyer bouler. Et du coup, en cherchant, j'ai trouvé comment mettre les électrodes pour me soulager quand c'est au niveau facial. Et voilà. Et là, ben, ça va faire bientôt un an… Et en gros, j'ai deux heures de kiné par semaine. J'ai fait un bilan psychomoteur qui dit bien que j'ai un déficit moteur côté gauche. J'ai fait un bilan neuropsy qui dit que j'ai un ralentissement cognitif très marqué. Il y a pas mal d'examens où j'ai un score qui est faible. Il n'est pas catastrophique, mais il est très faible. Et voilà, je n'ai rien d'autre. Donc j'ai contacté un autre neurochirurgien pour avoir un avis, parce que le neurologue que je voyais avait demandé un avis à un autre neurochirurgien, mais sans qu'il ne me voie, par téléphone.

J'avais demandé un autre avis dans une clinique spécialisée, ils m'avaient dit que la tumeur étant trop grosse, ils ne toucheraient pas. Ils ne me prendraient pas en charge parce que la tumeur que j'ai : gros c'est onze à quinze millimètres, la mienne, elle fait vingt-quatre. Donc la mienne, elle est énorme, elle n'est pas grosse, elle est énorme. Et donc, je me suis rendue compte de ça, je me suis dit qu'il fallait que j'aille dans un truc qui tienne un peu la route, donc j'ai cherché. Et il y avait un neurochir spécialisé dans les schwannomes, c'est le nom de ma tumeur. Je l'ai vu, et lui… Parce que moi, je pensais que peut-être la compression de la moelle épinière était à l'origine de tous mes maux… Et lui m'a dit : « Ah non, non, cela n'a rien à voir. Vous êtes en train de développer une maladie neurologique, mais il faut que vous ayez quelqu'un qui vous prenne en charge et qui cherche. », ça, c'était au mois de mars. En sachant que l'autre neurologue ne m'avait pas donné de rendez-vous et n'avait pas prévu de me revoir. Et qu'il avait posé un diagnostic de TNF (trouble neuro-fonctionnel) et à voir avec mon médecin traitant… Démerde-toi. C'est mon médecin qui a fait l'ordonnance pour la kiné. Lui, il m'a fait juste l'ordonnance pour le psychiatre. C'est elle qui a demandé le bilan psychomoteur, psychoneuro et compagnie. Et du coup, le dernier neurochir que j'ai vu m'a dit : « C'est quand même fou, je vais vous orienter vers un confrère ».

Donc ça, j'ai été orientée au mois d'avril, j'ai été mise sur liste d'attente, et j'ai été appelée il y a dix jours en me disant que j'avais rendez-vous dans dix jours. Et comme dans ma famille, il y a des antécédents de sclérose en plaques, ils m'ont envoyée avec un neuro spécialisé en sclérose plaques, qui m'a confirmé que ce n'était pas une sclérose en plaques, qui ne sait pas ce que j'ai, qui ne sait pas si ça vaut le coup de me prendre en charge dans sa région. Et qui veut bien à la rigueur, d'ici quelque temps, m'hospitaliser deux ou trois jours pour faire des examens.

Mais là, depuis octobre, au bout de onze mois, je vois que ma généraliste est pleine de bonne volonté, mais entre être dans un désert médical où je suis sur liste d'attente pour le psychiatre et pour l'orthophoniste depuis avril. Et on est mi-septembre, je n'ai pas de date. Même pas pour une première consultation, j'ai rien. Là je vais repointer demain et rappeler. J'avais rappelé la première quinzaine de juillet, on m'avait dit qu'il n'y avait pas de place pour l'instant. J'ai rappelé début août, tout était fermé, ils étaient tous en vacances, on m'a dit de rappeler en septembre. Donc voilà.

Mais j'ai un diagnostic qu'on ne m'a pas expliqué, qui est un peu un diagnostic, j'ai l'impression, fourre-tout, qui regroupe plein de trucs complètement différents. Donc, chercher, ben… Moi, je veux bien, je me suis mise sur des groupes de discussion pour essayer de comprendre. Je suis allée voir les recherches et tout ça, mais c'est tellement disparate… Qu'en fait, je n'ai pas d'interlocuteur, je n'ai personne à qui parler, je ne sais pas ce que je dois faire pour améliorer mon état… J'ai l'impression que c'est moi qui me bats, pour obtenir des choses, pour essayer d'avancer et tout. Et voilà, je trouve qu'on n'a pas d'aide quoi. Faut se battre pour expliquer qui on est… Et que je ne suis pas une feignasse qui reste le cul dans mon canapé… Voilà que moi j'ai envie de m'en sortir, que je fais mon maximum, mais… Quand je dis que je ne peux pas, que je n'y arrive, ben je n'y arrive pas quoi…

A.G. : C'était ma question justement : comment vous vivez les choses émotionnellement, parce que c'est très dur. Toutes ces années… Plus cela maintenant.

I. : Ben, en fait je me suis… C'est… Je dirais que, déjà j'ai eu une enfance où on ne m'a pas vraiment choyée, mise en avant. Je me suis toujours battue pour m'en sortir. Donc, cela a été peut-être ma revanche… C'est peut-être ça… Le fait qu'on m'ait dit que j'étais nulle à l'école, que je ne ferais jamais rien et tout. J'ai travaillé deux fois plus que les autres et au final, ben j'ai quand même fait un master à 38 ans. J'ai fait une belle carrière, je suis passée cadre à 27 ans. J'ai eu des supers postes. Mes deux dernières sociétés, j'ai été débauchée. Donc je suis vraiment quelqu'un d'hyper battant et tout ça. Et je ne me laisse pas… Même si là ma vie, ce n'est pas du tout ce qu'on avait prévu avec mon chéri. On n'avait pas du tout prévu que cela se passe comme ça. Mais on s'adapte et je ne me laisse pas… J'essaie de vivre le plus normalement possible. Donc on va marcher, on marche à mon rythme, on fait des pauses quand j'ai besoin. Mais ce n'est pas dès que je vais avoir un petit peu mal, c'est quand j'arrête, c'est que vraiment je… Je me dis : « Il faut que tu essayes. Il faut que tu fasses le maximum. ». Donc, je ne me pose pas trop de questions. C'est juste… C'est plus : comment je vais faire pour obtenir de l'aide et pour savoir ce que j'ai à faire. Après, quand je sais ce que j'ai à faire… Là, par exemple, j'avais un problème avec les soustractions, les additions, les multiplications et tout : j'ai trouvé une application qui m'oblige à faire des calculs. Le niveau facile, je n'y arrivais pas il y a trois mois. Je n'y arrivais pas, je mettais deux jours à faire une grille facile. Là je suis rendue, sur quatre niveaux, expert j'arrive à la faire dans la journée. Donc le niveau le plus haut, en cherchant dans la journée… Alors, quand j'ai très mal à la tête, j'ai du mal, mais… Je m'entraine quoi. L'orientation, c'est pareil, j'ai travaillé. Alors, ça s'améliore. Bon là… C'est sûr que, depuis trois semaines, j'ai de nouveau des problèmes avec tout ce qui est hauteur, et je suis de nouveau « bourrée le matin ».

A.G. : Avec tout ce qui est quoi ?

I. : Avec tout ce qui est en hauteur. En fait, je ne peux pas regarder quand je marche dans la rue. Alors, avant, je tournais la tête pour parler à quelqu'un et je marchais en travers. Vous voyez, quand je parlais avec une amie, il fallait me mettre du bon côté du trottoir, autrement je tombais sur la rue. Cela va mieux de ce côté-là. Mais si je dois regarder en hauteur, si je suis debout, je vais vaciller tout de suite. Donc là, on était dans une grande ville, il y a des bâtiments en hauteur, il ne faut pas trop que je lève la tête. Il ne faut pas que je regarde les bâtiments, moi qui adore l'architecture, c'est une grosse punition. Mais ça, ça c'était amélioré, et là ça s'est re dégradé, et je sais que je vais devoir en parler à la kiné, on va devoir retravailler... Et que ça va peut-être reprendre encore deux mois avant de récupérer. Donc je suis un peu... Là c'est le truc dont je me suis rendue compte la semaine dernière... Et je suis un peu déçue, mais bon, je me dis que je vais travailler. Après, je fais que ça en fait, toutes mes journées... Le neuro me demandait ce que je faisais de mes journées... Je lui ai dit : « Ben rien, enfin, je ne fais que de la rééducation. » Je ne fais que ça quoi. Je ne fais que ça. Après, comme je suis lente, ben tout me prend un peu du temps. Donc, je ne m'ennuie jamais. Je ne reste jamais... Je crois que, depuis octobre, si j'ai regardé trois films à la télé, c'est le max. Alors, je ne suis pas très télé hein, mais voilà. Je ne peux pas dire que je reste dans le canapé à regarder la télé.

A.G. : Comment vous vivez le fait qu'on vous ait parlé de troubles neuro-fonctionnels et qu'on vous envoie voir un psychiatre ?

I. : Ben, d'après ce que j'ai compris, les troubles neuro-fonctionnels, il y a 30 % qui arrivent après des chocs traumatiques. Donc, pour eux, ils veulent s'assurer que ce n'est pas... Enfin, validé, ou je ne sais pas... Il faut que j'en passe par là. Mais pour moi, d'aller voir un psychiatre... Ben, je veux bien aller voir hein... Mais je ne vois pas ce que ça va... en quoi cela va m'aider quoi. Je ne suis pas quelqu'un d'angoissé. Je ne suis pas quelqu'un de dépressif. Les épreuves que j'ai eues dans ma vie, ben j'ai travaillé sur moi, j'ai bouquiné... Une fois je suis allée voir une psy, au bout de la deuxième séance, elle m'a dit : « Ben non, c'est bon... » Voilà, elle m'a donné un bouquin et elle m'a dit : « Voilà, si ça peut vous aider, mais vous n'avez pas besoin ». J'avais juste besoin de comprendre.

BIBLIOGRAPHIE

– A –

(1) ACADÉMIE DE MÉDECINE. (2024). Dictionnaire médical, Compliance.
https://www.academie-medecine.fr/le-dictionnaire/index.php?q=compliance

(2) ADMD, Association pour le Droit de Mourir Dans la Dignité.
https://www.admd.net/

(3) AFA, AFA Crohn RCH France : les malades de Crohn et de rectocolite hémorragique.
https://www.afa.asso.fr/

(4) AFPric.
https://www.polyarthrite.org/

(5) AFVD, Association Francophone Vaincre les Douleurs.
https://www.association-afvd.com/l-afvd/lassociation

(6) ALLIANCE MALADIES RARES.
https://alliance-maladies-rares.org/nos-combats/

(7) AMBROSELLI, C. (1987). Apport de l'anthropologie historique et de l'histoire des sciences dans l'étude des politiques de santé : la représentation de la peste à la fin du Moyen-Âge dans l'Occident chrétien. *Étiologie et perception de la maladie dans les sociétés modernes et traditionnelle*, coordonné par Retel-Laurentin, A. (Coll. Connaissance des hommes), pp. 13,16. L'Harmattan.

(8) ANDRIEU, B. (2016). *Sentir son corps vivant. Émersiologie 1* (Coll. Moments philosophiques). Vrin.

(9) ANZIEU, D. (2000). Le *Moi-Peau* (Coll. Psychismes). Dunod.

(10) AP-HM, Hôpitaux universitaire de Marseille.

– (2021). COVID long : Le vécu des patients corroboré par l'imagerie cérébrale. *Ap-hm.fr.*
http://fr.ap-hm.fr/actu/covid-long-le-vecu-des-patients-corrobore-par-l-imagerie-cerebrale

– **GUEDJ, E., CAMPION, J.-Y., HOROWITZ, T., BARTHÉLÉMY, F., KHALFA, S., EL-HAGE, W.** (2025, 10 juin). Emotional stress during the COVID-19 lockdown: how negative X/Twitter posts correlated with changes in the brain's fear network, Sec. PET and SPECT, *Frontiers in Nuclear Medicine,* 5.
https://doi.org/10.3389/fnume.2025.1575026

(11) #APRESJ20, #AprèsJ20 Association Covid Long France.
Site web : https://www.apresj20.fr/
Témoignages : https://www.apresj20.fr/temoignages
Soins et vécus patients : https://www.apresj20.fr/parcours-de-soins
Chaine Youtube : https://www.youtube.com/@apresj20

(12) #APRESJ20, #AprèsJ20 Association Covid Long France.

– (2022, 26 octobre). *Réponse au premier avis du COVARS.* Apresj20.fr.

https://www.apresj20.fr/_files/ugd/9a4913_94ced44fe4284bcdac33ea7d6aa616cc.pdf

– (2023, 13 novembre). *Avis du COVARS : De la reconnaissance à la mise en place urgente d'actions pour les malades du Covid Long.* Apresj20.fr.

https://www.apresj20.fr/_files/ugd/9a4913_464e17f2bc3749e68a73defdf9f8a326.pdf

(13) #APRESJ20, #AprèsJ20 Association Covid Long France. (2022, 07 juin). *Partage des données de recherche, le prochain défi de la démocratie sanitaire*. Apresj20.fr.

https://www.apresj20.fr/_files/ugd/9a4913_8c7cc56e23bb4cb3b4ad05a57f68757f.pdf

(14) #APRESJ20, #AprèsJ20 Association Covid Long France. (2022, 12 novembre). *Point de vue. Covid long : Les patients réclament une mobilisation* (Tribune). Ouest-France.fr.

https://www.ouest-france.fr/sante/virus/coronavirus/point-de-vue-covid-long-les-patients-reclament-une-mobilisation-b401e1f6-619e-11ed-80dd-16ff5f0ae27e

(15) ARENDT, H. (2006). *La crise de la culture* (Coll. Folio essais, pp. 198, 222). Gallimard.

(16) ARRIEN, S.-J. (2017). *Ricœur et l'identité narrative.* Lepoint.fr.

https://www.lepoint.fr/culture/ricoeur-et-l-identite-narrative-21-07-2017-2144946_3.php#11

(17) ASSURANCE MALADIE.

– (2021, juillet). *Rapport Charges et produits - Propositions de l'Assurance Maladie pour 2022.* Ameli.fr.

https://www.assurance-maladie.ameli.fr/sites/default/files/2021-07_rapport-propositions-pour-2022_assurance-maladie_3.pdf

– (2023, 27 novembre). *Comprendre la dépression.* Ameli.fr.

https://www.ameli.fr/assure/sante/themes/depression-troubles-depressifs/comprendre-depression

(18) ATD QUART MONDE. (2022).
https://www.atd-quartmonde.fr/professionnels-de-sante-et-patients-construire-ensemble-au-dela-des-incomprehensions/?highlight=parcours%20de%20sant%C3%A9
(19) ATD QUART MONDE. Le croisement des savoirs et des pratiques.
https://www.atd-quartmonde.fr/nos-actions/action-pour-lacces-a-la-parole/le-croisement-des-savoirs-et-des-pratiques-3/
(20) AYERS, J. W., POLIAK, A., DREDZE, M. et al. (2023). Comparing physician and artificial intelligence chatbot responses to patient questions posted to a public social media forum *JAMA Intern Med, 183* (6), pp. 589-596.
DOI : 10.1001/jamainternmed.2023.1838

– B –

(21) BAEZA, C., VERHEYE, J.-C., CROZET, C., DE ANDRADE, V., SANNIE, T., LAMBERT, T., & D'IVERNOIS, J.-F. (2014). Perception des signes précoces d'hémarthrose : vers une sémiologie personnelle issue des patients hémophiles sentinelles. Laboratoire Éducations et Pratiques de Santé, EA 3412, Université Paris 13, Sorbonne Paris Cité, France, *6*, n° 2. *Educ Ther Patient/Ther Patient Educ*.
(22) BALEIGE, A., & GUERNUT, M. (2024). Analyse participative et critique des politiques de santé publique : les parcours de santé des personnes transgenres. *Santé publique*, *36*, p. 43.
(23) BALEZ, E., & BLOCH, H. (2015). *Patient expert, mon témoignage face à la maladie chronique*. Odile Jacob.
(24) BARTHES, R. (1977). *Leçon inaugurale au collège de France* (Coll. Essais). Points.
(25) BARTER, D. *Cercles restauratifs*. Wikipédia.
(26) BASZANGER, I. (1986). Les maladies chroniques et leur ordre négocié. *Revue française de sociologie, 27-1*, pp. 3-27.
(27) BAUDRY, J. -F. (2019). Déontologie, care et vertus : l'éthique du soin au vu de l'invisible douceur. *Revue Française d'éthique appliquée,* 2019/2, n° 8, pp. 129-141. *À quoi nos croyances nous engagent-elles ?* Érès.
DOI:10.3917/rfeap.008.0129
(28) BAUMAN, Z. (2013). *La vie liquide* (p. 266). Pluriel.

(29) BEAUCHAMP, T., & CHILDRESS, J. (2008). *Les principes de l'éthique médicale* (Coll. Médecines et sciences humaines). Les Belles Lettres.

(30) BEAUCHESNE, H. (1986). *Histoire de la psychopathologie* (Coll. Le psychologue). Presses universitaires de France.

(31) BEAUVOIR, S. (1986). *Le deuxième sexe* (Coll. Essais). Folio.

(32) BEAUVOIR, S. (1972). *Une mort très douce* (Coll. Folio). Gallimard.

(33) BECHTEL, G. (1994). La femme cause de tous les maux. *La chair, le diable et le confesseur* (Coll. Le doigt de Dieu, pp. 52-57). Plon.

(34) BELHADDAD, S., & PICARDAT, M. (Rapporteures). (2025, février). De la banalisation de la violence verbale au discours de haine. Décrypter, mieux agir pour restaurer le lien sociale (Avis). *Conseil économique social et environnemental (CESE).*
https://www.lecese.fr/sites/default/files/pdf/Avis/2025/2025_05_BVVDH_restaurer_lien_social.pdf

(35) BELOTTI, E. G. (1973). *Du côté des petites filles*. Des femmes.

(36) BENSAÏD, N. (1978). Autrement le même. *Nouvelle Revue de Psychanalyse, L'idée de guérison*, n° 17, 27-40. Gallimard.

(37) BENZ, S. (2023, 8 novembre). *Covid long : « Arrêtons de dire aux patients que c'est dans leur tête, soignons-les !* L'Express.
https://www.lexpress.fr/sciences-sante/covid-long-arretons-de-dire-aux-patients-que-cest-dans-leur-tete-soignons-les-4VLTAO6AYRBTBM2IXYIDKXWGKM/

(38) BERGERON, H., & CASTEL, P. (2018). *Sociologie politique de la santé* (Coll. Quadrige Manuels). Presses de Sciences Po.

(39) BERGERON, H. (2010). Chapitre 3 : Les politiques de santé publique, pp. 79-111. *Politiques publiques 2. Changer la société*, sous la direction de Borraz, O. & Guiraudon V. (Coll. Académique). Presses de Sciences Po.

(40) BERGERON, H., & NATHANSON, C. (2014). Faire une loi, pour faire la loi. La loi de Santé publique d'août 2004. *Sciences sociales et santé, 32 (4)*, pp. 5-32.

(41) BERIAC, F. (1992). La vision chrétienne des maladies fléaux au Moyen âge : punition et rédemption divine. *L'Homme et la santé* (pp. 47-55). Seuil.

(42) BIBLE, A.T. (1968). Version établie par les moines de Maredsous et d'Hautecombe, *3*-1286 p. Brepols Paris Tunrhout.

(43) BLANC, G. (2011). L'expérience de la vie malade. *La philosophie du soin, Éthique, médecine et société* dirigé par Benaroyo, L., Lefève C., Mino J-C., Worms F., pp. 301-317. Presses universitaires de France.

(44) BODY POLITIC, Patient-Led cared centered historically informed. Wearebodypolitic.com.
https://www.wearebodypolitic.com/

(45) BONNIOT, J. (1877). Le plaisir et la douleur. *Etudes religieuses philosophiques, historiques et littéraires*, pp. 91-122. Bureaux.

(46) BUONSENSO, D., CAMPORESI, A., MORELLO, R., DE ROSE, C., FRACASSO, M., CHIEFFO, D. P. R., & VALENTINI P. (2023). Social Stigma in Children with Long COVID. *Children, 10* (9), 1518.
DOI : 10.3390/children10091518

(47) BOUZNAH, S., & LEWERTOWSKI, C. (2013). *Quand les esprits viennent aux médecins, 7 récits pour soigner*. In Press.

(48) BRATANOV, C., VERCUEIL L., & HOT P. (2023, mai 23). *Troubles psychosomatiques : qu'en dit la science ?* L'actualité.
https://lactualite.com/sante-et-science/troubles-psychosomatiques-quen-dit-la-science/

(49) BRATANOV, C., VERCUEIL, L., & HOT, P. (2023, 30 mars). *Troubles psychosomatiques : Qu'en dit la science* ? The Conversation.
https://theconversation.com/troubles-psychosomatiques-quen-dit-la-science-200135

(50) BRIAN D. EARP, MSC, PHIL, M., MONRAD, J-T., LAFRANCE, M., BARGH, J. A., COHEN, L. L., & RICHESON, J. A. (2019). Yale psychologists find that adults take girls' pain less seriously. *Journal of Pediatric Psychology, Yale University, 44*(4), pp. 403-414. Peer-Reviewed Publication.
DOI : 10.1093/jpepsy/jsy104

(51) BRUGÈRE, F. (2011). L'éthique du care. *La philosophie du soin, Éthique, médecine et société*, dirigé par Benaroyo L., Lefève C., Mino J-C., Worms F. (pp. 69-87). Presses universitaires de France.

(52) BRUGÈRE, F. (2020). Pour une société du care, retour sur dix ans de combat. *Etudes,* n° 4273, pp. 61-72.

(53) BUTLER, J. (2021). *La force de la non-violence. Une obligation éthico-politique* (Série À venir, p. 126.). Fayard.

(54) BUTLER, R.-N. (1969). Age-ism: another form of bigotry. *Gerontologist*, Winter, *9*(4), pp. 243-6.
DOI : 10.1093/geront/9.4_part_1.243

– C –

(55) CALLARD, F., & PEREGO, E. (2021). How and why patients made Long Covid. *Social Science & Medicine*, *268*, 113426).
https://doi.org/10.1016/j.socscimed.2020.113426

(56) CANGUILHEM, G. (2013). *Le normal et le pathologique* (Coll. Quadrige). Presses universitaires de France.

(57) CAP SANTÉ. Extrait de la brochure dédiée à la médiation en santé de Cap Santé et de la Clinique Saint Jean Sud de France.
https://www.capsante.fr/wp-content/uploads/2021/06/Brochure-mediation-Saint-Jean.pdf

(58) CASR, Centre d'Apprentissage Santé et Rétablissement.
https://casr.uqtr.ca/

(59) CESE, Conseil Économique, Social et Environnemental. (s. d.). *Les autres acteurs de la Convention. Convention Citoyenne sur la fin de vie.* Lecese.fr.
https://conventioncitoyennesurlafindevie.lecese.fr/l-organisation/les-autres-acteurs-de-la-convention

(60) CHAMPIGNOUX, F. (1992). la victoire en souffrant. *Le corps surnaturé* (Série Sciences en société, n° 4, pp. 102-110). Autrement.

(61) CHANCEAULME JOUBERT, J. (1990). *Mourir, ultime tendresse*. Pierre Mardaga.

(62) CHARTE OTTAWA. (1986).
https://www.euro.who.int/__data/assets/pdf_file/0003/129675/Ottawa_Charter_F.pdf

(63) CHATTON, M. (2019). Corps et âmes le retour. *Actes du colloque « Santé mentale et maladies chroniques »*, pp. 27-30. France Assos Santé.

(64) CLAUSE-VERDREAU, A.-C., WEIL-DUBUC, P-L. (2022). Pendant la pandémie et après. Vécus et analyses de professionnels du soin et de l'accompagnement, Enquête sur la première vague de la COVID-19, *Espace éthique Île-de-France, Repères et ressources en éthique*.

(65) CNAO, Collectif national des Associations d'Obèses.
https://cnao.fr/

(66) COHEN-SALMON, D. (1994). *En travers de la gorge* (Coll. Transmettre). InterEditions.
https://cnao.fr/surpoids-et-obesite/

(67) COLLECTIF SCHIZOPHRÉNIE, Schizophrénie et imagerie cérébrale. *Revue de presse.*
https://www.collectif-schizophrenies.com/la-schizophrenie/schizophrenie-et-imagerie-cerebrale

(68) COMITÉ CONSULTATIF NATIONAL D'ÉTHIQUE. (2005). *Refus de traitement et autonomie de la personne* (Avis n° 87).

(69) COMITÉ CONSULTATIF NATIONAL D'ÉTHIQUE. (2021). *Éthique et Santé publique* (Avis 137).
https://www.ccne-ethique.fr/sites/default/files/2021-07/Avis%20137.pdf

(70) COMITÉ NATIONAL PILOTE D'ÉTHIQUE DU NUMÉRIQUE. (Sous l'égide du CCNE). (2022). Diagnostic Médical et Intelligence Artificielle, Enjeux Ethiques (Avis commun 141 CCNE/Avis 4 CNPEN).

(71) CNIL, Commission Nationale de l'Informatique et des Libertés. (2021, 9 juin). *Recommandation 4 : Rechercher le consentement d'un parent pour les mineurs de moins de 15 ans.* Cnil.fr.
https://www.cnil.fr/fr/recommandation-4-rechercher-le-consentement-dun-parent-pour-les-mineurs-de-moins-de-15-ans

(72) CORIAT, B. (2015). *Le retour des communs : La crise de l'idéologie propriétaire.* Les Liens qui libèrent.

(73) CONSTANTINIDES, Y. (2017). *L'empathie dangereuse.* (Texte non publié).

(74) CONSTANTINIDES, Y. (2021-2022). Intervention auprès des étudiants de l'Espace éthique Île-de-France. (Texte non publié).

(75) CORDELL, C. (2017). L'indignation entre pitié et dégoût : les ambiguïtés d'une émotion morale. *Raisons politiques* 2017/1, n° 65, pp. 67-90. Presses de Sciences Po.

(76) COUCHARD, F. (1988). *Le fantasme de séduction chez les femmes de culture musulmane, séduction maternelle et paternelle, influence des processus culturels sur la fantasmatique originaire,* (Doctorat d'état sous la direction de Monsieur le professeur Anzieu D., Tome 1).

(77) COVARS, Comité de Veille et d'Anticipation des Risques Sanitaires. (2022, 20 octobre). *Avis suite à la saisine du 29 septembre 2022 de Mme Sylvie RETAILLEAU, ministre de l'Enseignement supérieur et de la Recherche M. François BRAUN, ministre de la Santé et de la Prévention sur la COVID-19.*
https://www.enseignementsup-recherche.gouv.fr/sites/default/files/2022-10/avis-du-covars-sur-la-covid-19-20-octobre-2022-24728.pdf

(78) COVARS. (2023, 7 novembre). *Avis sur le syndrome post-covid, ses enjeux médicaux, sociaux et économiques et les perspectives d'amélioration de sa prise en charge.*
https://www.enseignementsup-recherche.gouv.fr/sites/default/files/2023-11/avis-du-covars-du-7-novembre-2023---syndrome-post-covid-29943.pdf

(79) CROZET, C., & D'IVERNOIS, J.-F. (2010, septembre). L'apprentissage de la perception des symptômes fins par des patients diabétiques : compétences utiles pour la gestion de leur maladie. *Recherches et éducations*, *3*, pp. 196-217.
https://doi.org/10.4000/rechercheseducations.566

(80) CROZET, C., GLAY, A., & D'IVERNOIS, J.-F. (2018, décembre). Le patient sentinelle : une anticipation des crises dans les maladies chroniques. *Médecine des maladies Métaboliques*, *12*(8).
https://www.hug.ch/sites/interhug/files/structures/endocrinologie_diabetologie_hypertension_et_nutrition/le_patient_sentinelle_une_anticipation_des_crises_dans_les_maladies_chroniques.pdf

(81) CYRULNIK, B. (2024). Intervention promotionnelle du livre *Les deux visages de la résilience. Contre la récupération d'un concept.* LCI.
https://www.youtube.com/watch?v=2ka2tHOpxwc

– D –

(82) DANTZER, R. (2001). *L'illusion psychosomatique.* Odile Jacob.

(83) DARCOURT, G. (2011). L'inégalité d'accès aux soins, les besoins et la demande. *Dossier ADSP, Éthique et soins*, coordonné par Grimaud D. et Erny I., n° 77, pp. 39-40.

(84) DARDOT, P., & LAVAL, C. (2010). 13. La fabrique du sujet néolibéral. *La nouvelle raison du monde. Essai sur la société* *néolibérale* (Coll. Poche-Sciences humaines et sociales, pp. 402-456). La Découverte.

(85) DAVIS, H. E., McCORKELL, L., VOGEL, J. M., & TOPOL, E. J. (2023). Long COVID: major findings, mechanisms and recommendations. *Nature Reviews Microbiology, 21*, pp. 133 -146. https://doi.org/10.1038/s41579-022-00846-2

(86) DÉCLARATION DES DROITS DE L'HOMME. (1948). https://www.legifrance.gouv.fr/download/securePrint?token=3pfGWRAioxk546B0LppF

(87) DELOURMEL, C. (2010). Les modèles psychanalytiques de la psychosomatique de Claude Smadja. *Revue française de psychanalyse,* 2010/3, *74*, pp. 825-836.

(88) DEMAZEUX, S. (2008). Les catégories psychiatriques sont-elles dépassées ? *Philonsorbonne*, *2*, Article 2. https://doi.org/10.4000/philonsorbonne.166

(89) DEMANGEON, A., CLAUDEL-VALENTIN, S., AUBRY, A., & TAZOUTI, Y. (2023, avril). A meta-analysis of the effects of Montessori education on five fields of development and learning in preschool and school-age children. *Contemporary Educational Psychology*, *73.* ScienceDirect. https://doi.org/10.1016/j.cedpsych.2023.102182

(90) DESCAMPS, M.-A. (1986). *L'invention du corps* (Coll. Psychologie d'aujourd'hui). Presses universitaires de France.

(91) DESCAMPS, M.-A. (1988). *Ce corps haï et adoré* (Coll. Le corps à vivre). Sand.

(92) DESCARTES, R. (2020). *Le discours de la méthode*. Flammarion.

(93) DOCQUIR, C. (2013). Les symptômes médicalement inexpliqués : Précisions terminologiques, données épidémiologiques chez l'adulte et l'enfant, aperçu des contre-attitudes. *Bulletin de psychologie*, *523*(1), pp. 61-75. https://doi.org/10.3917/bupsy.523.0061

(94) DOSTOÏEVSKI, F. (2021). (Éd. de Martinez, L., traduction de Arout, G.), *L'Idiot* (Coll. Classiques). Le livre de poche.

(95) Dr CATTIER. (1953). *Docteur, je souffre* (Coll. Le poids du jour). Le Centurion.

(96) DREES, Direction de la Recherche, des Études, de l'Évaluation et des Statistiques. (2023, 11 juillet). *Mieux connaître et évaluer la prise en charge des maladies chroniques : Lancement de l'enquête PaRIS en septembre 2023.* Drees.solidarites-sante.gouv.fr.
https://drees.solidarites-sante.gouv.fr/communique-de-presse/mieux-connaitre-et-evaluer-la-prise-en-charge-des-maladies-chroniques#:~:text=En%202021%2C%20en%20France%2C%2012,de%20longue%20dur%C3%A9e%20(ALD)
(97) DUBY, G. (1992). Réflexions sur la douleur au Moyen Âge. *La douleur* (pp. 71-79). Archives contemporaines.
(98) DUHAMEL, G. (1918). *Civilisations.* Mercure de France.

– E –

(99) ENDOFRANCE.
https://www.endofrance.org/la-maladie-endometriose/qu-est-ce-que-l-endometriose/
(100) ENDOMIND.
https://www.endomind.org/
(101) ELIADE, M. (1969). *Le mythe de l'éternel retour* (Coll. Folio essais, chap. III, pp. 11-119). Gallimard.
(102) ELIAS, N. (1991). *La société des individus*. Fayard.
(103) ENGELHARDT H. T. (1986), *Les Fondements de la bioéthique*. Les Belles Lettres.
(104) ESPACE ÉTHIQUE ÎLE-DE-FRANCE.
https://www.espace-ethique.org/

– F –

(105) FAINZANG, S. (2007). Note de lecture, Daniel Delanoë, Sexe, croyances et ménopause. *Sciences sociales et santé,* 2007/2, *25*, pp. 107-109. John Libbey Eurotext.
https://doi.org/10.3917/sss.252.0107
(106) FAURE, J., & HANQUET, P. (2009). Souffrance et plainte chez le patient adulte drépanocytaire en crise douloureuse. *Dans Recherche en soins infirmiers,* 2009/2, n° 97, pp. 104-115. Association de Recherche en Soins Infirmiers.

(107) FEDERATION FRANCAISE DES DIABETIQUES. (2018). Les États généraux du diabète et des diabétiques. *Nos 15 propositions pour une médecine fondée sur l'humanisme.*
https://www.federationdesdiabetiques.org/

(108) FENOY, A. (2020, octobre). Au cœur de la pandémie du coronavirus — Vivre, décider, anticiper — La médiation au service de la démocratie sanitaire ? *Les cahiers de l'espace Éthique,* Hors-Série, pp. 82-83.

(109) FFAAIR.
https://ffaair.org/federation/

(110) FHF. (2021). *Territoires de santé, vers une nouvelle organisation pour mieux répondre aux besoins de la population.*
ww.fhf.fr

(111) FIAT, E. (2013). *La dignité* (Cours donné dans le cadre des grandes conférences à l'Espace éthique Île-de-France).
https://www.youtube.com/watch?v=P5G8C8vwBlA&ab_channel=Espace%C3%89thique

(112) FIBROMYALGIE FRANCE.
https://www.fibromyalgie-france.org/

(113) FIBROMYALGIE SOS.
https://fibromyalgiesos.fr/

(114) FLEURY, C. (2018). Intervention pour la Chaire de philosophie à l'hôpital.
https://youtu.be/yLgtuqcb6nl?feature=shared

(115) FLEURY, C. (2023). *La clinique de la dignité*. Seuil.

(116) FORAY, P. (2017). Autonomie. *Le Télémaque*, 2017/1, n° 51, pp. 19-28. Presses Universitaires de Caen.

(117) FOUCART, S., & SANTI, P. (2021, modifié le 12 novembre). *Les manifestations du « Covid long » ne seraient pas forcément liées à l'infection par le SARS-CoV-2*. Lemonde.fr.
https://www.lemonde.fr/planete/article/2021/11/11/les-manifestations-du-covid-long-ne-sont-pas-forcement-liees-a-l-infection-par-le-sars-cov-2_6101765_3244.html

(118) FOUCAULT, M. (1988). « Histoire de la médicalisation », Deuxième conférence prononcée dans le cadre du cours de médecine sociale à l'Université d'État de Rio de Janeiro, octobre 1974. *Hermès*, *2*(2), pp. 11-29. CNRS.

(119) FOUCAULT, M. (2004). *Naissance de la biopolitique. Cours au Collège de France 1978-1979* (Coll. Hautes Etudes). EHESS/Gallimard/Seuil.

(120) FOUCAULT, M. (Par Senellart, M., sous la direction de Ewald, F., Fontana, A.). (2004). *Sécurité, territoire, population. Cours au Collège de France 1977-1978*. Seuil.

(121) FOURNIER, E., FRATTINI, M.-O., & MINO, J.-C. (2008). Pour une médecine de l'incurable. *Prendre soin (*pp. 13-34). ETUDES, Les essentiels.

(122) FOURNIER, T. (2020). *Maladie de Cushing et résilience* (Visio conférence).
https://www.youtube.com/watch?v=0u-EfPyafjo

(123) FOURNIER, T. (2020). *Poisson lune : témoignage sur une maladie rare*. Vent des lettres.

(124) FRANCE ASSOS SANTÉ, Union Nationale des Associations Agréées du Système de Santé.
https://www.france-assos-sante.org/

(125) FRANCE ASSOS SANTÉ. (2021, 12 juillet). *Épuisement et Pacing : Une méthode pour apprendre à économiser et mieux gérer son énergie*. France-assos-sante.org.
https://www.france-assos-sante.org/2021/07/12/epuisement-et-pacing-une-methode-pour-apprendre-a-economiser-et-mieux-gerer-son-energie/

(126) FRANCOIS, P., SELLIER, E., IMBURCHIA, F., & MALLARET, M.-R. (2013). Le comité de retour d'expérience (CREX) : une méthode pour l'amélioration de la sécurité des soins. *Revue d'Epidémiologie et de Santé Publique, 61* n° 2, pp. 155-161.
https://doi.org/10.1016/j.respe.2012.09.001

(127) FRICK, E. (2006). L'accompagnement des malades cancéreux, un défi pour la psychothérapie, *Études*, 2006/11, Tome 405, pp. 485-495. S.E.R.
https://doi.org/10.3917/etu.055.0485

– G –

(128) GAILLARD, G., & JOURNET N. (2022, avril). *L'anthropologie, Objets-Histoire-Courants*. Chapitre : Anthropologie des zoonoses, de Keck, F. (Coll. Ouvrages de synthèse). Sciences humaines.

(129) GATEAU, V. (2020, octobre). Au cœur de la pandémie du coronavirus – Participation citoyenne et pandémie : question de méthode. *Les cahiers de l'espace Éthique,* Hors-Série, pp. 77-79.

(130) GELLY, V. (2009). *Je suis malade, est-ce de ma faute ? (*Témoignage).
https://www.psychologies.com/Bien-etre/Medecines-douces/Se-soigner-autrement/Articles-et-Dossiers/Je-suis-malade-est-ce-de-ma-faute

(131) GIANINI BELOTTI, E. (1994). *Du côté des petites filles.* Des femmes.

(132) GIDDENS, A. (2004). *La transformation de l'intimité : Sexualité, amour et érotisme dans les sociétés modernes.* Le Rouergue-Chambon.

(133) GIL, R. (2022). Revenir aux fondamentaux : le principe de bienfaisance *Sources de l'éthique*, n° 16. Espace de Réflexion Ethique de Nouvelle Aquitaine.

(134) GIL, R. (2023). *Amour et éthique de reliance* (Chronique radio).
https://www.espace-ethique-na.fr/actualites_884/philo-16_3480.html#:~:text=%C2%AB%20La%20bienfaisance%20se%20r%C3%A9f%C3%A8re%20%C3%A0,le%20bien%20d'autrui%20%C2%BB

(135) GIL, R. (2024). Discussion générale. *Colloque « La visite, signe de reliance, source d'humanité* (en présentiel).
https://youtu.be/x2XjPsufmbE?si=KUv19EoD-OS-Q4CL,

(136) GILLIGAN, C. (2024). *Une voix humaine : l'éthique du care revisitée*. Climats.

(137) GISCLARD, V. (2019). Pourquoi ? *Actes du colloque « Santé mentale et maladies chroniques »,* pp. 10-14. France Assos Santé.
https://www.france-assos-sante.org/publication_document/sante-mentale-et-maladie-chroniques-actes-de-la-journee-organisee-par-france-assos-sante-le-7-mars-2019/

(138) GOHIER, C. (2020). Les fondements de l'agir éthique : une hiérarchisation axiologique est-elle possible sans exclusion d'agent ? *Le Télémaque* (pp. 47-59). Presses Universitaires de Caen.

(139) GRODDECK, G. (1917) (Traduction française, 1969). *La maladie, l'art et le symbole* (Coll. Connaissance de l'inconscient). Gallimard.

(140) GROSS, O., & GAGNAYRE, R. (2017). « Caractéristiques des savoirs des patients et liens avec leur pouvoir d'action : implication pour la formation médicale ». *Revue française de pédagogie*, n° *201-4*, pp. 71-82.

(141) GROSS, O., AZOGUI-LEVY, S., BOURDON, O., FOUCAUT, A-M., MARGAT, A., LARTIGUE, C., LASSALE, S., RUELLE, Y., WAGNER, A., & GAGNAYRE, R. (2023). Apprendre en inter-professionnalité à partir de l'expérience de patients-mentors. *Pédagogie Médicale, 23,* n° 1, pp. 7-18.
https://doi.org/10.1051/pmed/2022034

(142) GUEGUEN, C., GASPARD, V., & SCHMIDER, C. (2023). *Développer les compétences psychosociales à l'école : Osons la Communication NonViolente !* (Série Bien vivre l'école, pp. 24-25). Canopé.

(143) GUERIN, A., HÉLIE, F., ROUX, L., & CROZET, C. (2023). *Signes précoces des crises du Covidlong : vers une sémiologie personnelle issue des patients sentinelles* (Congrès SFSP 2023, Saint-Etienne 4-6 octobre 2023).

(144) GUERIN, R. (1982). *Le pus de la plaie.* Le Tout sur le Tout.

(145) GUIBERT, H. (1992). *Cytomégalovirus : journal d'hospitalisation.* Seuil.

(146) GUILLAUME-HAUFNUNG, M. (2019, décembre), *Pourquoi faut-il renforcer la « médiation » dans les établissements de Santé ? La Professeure Michèle GUILLAUME-HOFNUNG nous explique.* ManagerSante.com.
https://managersante.com/2019/12/09/comment-peut-on-definir-et-valoriser-la-mediation-dans-les-etablissements-de-sante-le-pr-michele-guillaume-hofnung-nous-explique/

(147) GZIL, F. (2020, 10 janvier). *Les notions clés de l'éthique : « Autonomie »* (Conférence Espace éthique Île-de-France).
Les notions clés de l'éthique : « Autonomie », par Fabrice Gzil – YouTube

(148) GZIL, F. (2021-2022). Texte non publié issu d'une intervention auprès des étudiants de l'Espace éthique Île-de-France.

– H –

(149) HABERMAS, J. (Traduction de Ladmiral, J.-R.). (2008). *La technique et la science comme idéologie.* Gallimard.

(150) HABERMAS, J. (1999). *Morale et communication : Conscience morale et activité communicationnelle.* Flammarion.

(151) HAS, Haute Autorité de Santé. (2007). *Comment élaborer un programme spécifique d'une maladie chronique ?* Has-sante.fr.
https://www.has-sante.fr/upload/docs/application/pdf/etp_-_comment_elaborer_un_programme_-_recommandations_juin_2007.pdf

(152) HAS. (2014, 19 juin). *Éducation thérapeutique du patient.* Has-sante.fr.
https://www.has-sante.fr/jcms/c_1241714/fr/education-therapeutique-du-patient-etp

(153) HAS, (2015). *Label de la HAS – Comment améliorer la prise en charge somatique des patients ayant une pathologie psychiatrique sévère et chronique, Recommandations de bonnes pratiques*, Promoteur : Fédération Française de Psychiatrie – Conseil National Professionnel de Psychiatrie (FFP-CNPP). Has-sante.fr.
https://www.has-sante.fr/jcms/c_2059048/fr/label-de-la-has-comment-ameliorer-la-prise-en-charge-somatique-des-patients-ayant-une-pathologie-psychiatrique-severe-et-chronique

(154) HAS. (2016). Risque sur la santé des aidants – Ce que je vois, ce qu'ils me disent. *Fiche-repère*, « Repérage des risques de perte d'autonomie ou de son aggravation pour les personnes âgées » (Volet Résidence autonomie).
https://www.has-sante.fr/upload/docs/application/pdf/2018-03/fiche_reperes_aidants_volet_resi_aut_decembre_2016.pdf

(155) HAS. (2020, 22 septembre). *Soutenir et encourager l'engagement des usagers dans les secteurs social, médico-social et sanitaire.* Has-sante.fr.
https://www.has-sante.fr/jcms/p_3201812/fr/soutenir-et-encourager-l-engagement-des-usagers-dans-les-secteurs-social-medico-social-et-sanitaire

(156) HAS. (2022, 13 janvier). *Qualité des soins perçue par le patient – Indicateurs PROMs et PREMs : panorama d'expériences étrangères et principaux enseignements, Etudes et rapports.* Has-sante.fr.
https://www.has-sante.fr/jcms/p_3277049/fr/qualite-des-soins-percue-par-le-patient-indicateurs-proms-et-prems-panorama-d-experiences-etrangeres-et-principaux-enseignements

(157) HAS. (2024, 2 mai). *Parcours de soins de l'adulte avec des symptômes prolongés de la Covid-19. Guide parcours de soins.* Has-sante.fr.

https://www.has-sante.fr/jcms/p_3507843/fr/parcours-de-soins-de-l-adulte-avec-des-symptomes-prolonges-de-la-covid-19

(158) HAS. (2024, 3 octobre). *Bientraitance et gestion des signaux de maltraitance en établissement. Mise en œuvre en milieu sanitaire, médico-social et social, personnes majeures. Guide d'amélioration des pratiques.* Has-sante.fr.

https://www.has-sante.fr/upload/docs/application/pdf/2024-10/guide_bientraitance_maltraitance_etablissement_sanitaire_medico-social_social.pdf

(159) HENNEZEL, M., & MONTIGNY. J. (1997). *L'amour ultime : L'accompagnement des mourants* (Coll. Spiritualités, pp. 162-172). Le livre de poche.

(160) HENRIC, J. (1983). *La peinture et le mal.* Grasset et Fasquelle.

(161) HERMANT, E., & SOLHDJU, K. (2015). Le pari dingdingdong, Coproduire de nouvelles histoires naturelles de la maladie de Huntington avec et pour ses usagers. *Ecologie et politique*, 2015/2, n° 5, pp. 65-79. Presses de Sciences Po.

(162) HIRSCH, E. (2011). Le soin comme engagement éthique. *Dossier ADSP, Éthique et soins*, coordonné par Grimaud, D. et Erny, I., n° 77, pp. 62-64.

(163) HOCQUENGHEM, G. (1987). *Eve.* Albin Michel.

(164) HOULLIER, F., & MERILHOU-GOUDARD, J.-B. (2016). *Les sciences participatives en France* (Rapport élaboré à la demande des ministres en charge de l'Éducation nationale, de l'Enseignement supérieur et de la Recherche).

DOI : 10.15454/1.4606201248693647E 12

(165) HOUPERT-MERLY, D. (2001). Savoir(s) et pouvoir(s). *Expressions, 17*, pp. 11-21).

https://hal.univ-reunion.fr/hal-02406277v1/document

– I –

(166) ICCEC 2014, 10ème Conférence internationale d'éthique clinique. (2014, 25/26 avril). *La voix du patient.*

www.iccec2014.fr

(167) INFIRMIERS.ORG & AFP. (2022, 14 septembre). *Covid long : L'OMS appelle à une meilleure prise en charge.* Infirmiers.com.
https://www.infirmiers.com/profession-ide/actualite-sociale/covid-long-loms-appelle-une-meilleure-prise-en-charge

(168) INSERM. (2020). Expertise collective, Synthèse et recommandations, Fibromyalgie.
https://www.inserm.fr/expertise-collective/fibromyalgie/

(169) INSERM. (2022, février). Effet placebo, effet nocebo, aucun effet, vraiment ? (Salle de presse de l'Inserm).
https://presse.inserm.fr/canal-detox/effet-placebo-effet-nocebo-aucun-effet-vraiment/

– J –

(170) JACOBI, B. (1994, février). La plainte. *Souffrances, corps et âmes, épreuves partagées* (Série mutations, n° 142, pp. 116-126). Autrement.

(171) JACOBSON, L., & ROSENTHAL, R. (1971). *Pygmalion à l'école*. Casterman.

(172) JALMALV Paris-IDF. Jusqu'A la Mort Accompagner la Vie.
https://www.jalmalvparis.com/

(173) JGIM, Journal of General Internal Medicine. (2018, 24 août). *Communication patient : 11 secondes, le droit moyen du patient à la parole ?* Santelog.com.
https://www.santelog.com/actualites/communication-patient-11-secondes-le-droit-moyen-du-patient-la-parole

(174) JOLY, F., PASCAL-CORBIER, I., RODRIGUEZ, M., & GIRARDIER, N. (2024). *Entre corps et psychisme : enjeux cliniques, techniques et théoriques du corps en psychiatrie*. Érès.

(175) JONAS, H. (Traduction de Greisch, J.). (1990). *Le Principe responsabilité : Une éthique pour la civilisation technologique* (Coll. Champs Essais, p. 40). Flammarion.

(176) JOUET, E. GINO FLORA, L., & LAS VERGNAS, O. (2010). Construction et reconnaissance des savoirs expérientiels des patients : Note de synthèse. *Pratiques de Formation – Analyses,* (Université Paris 8, p. 58-59).
https://hal.archives-ouvertes.fr/hal-00645113

(177) JOUET, E. (2015). Le « MONTREAL MODEL » : enjeux du partenariat relationnel entre patients et professionnels de la santé. *SFSP, Santé publique,* pp. 41-50).

(178) JOURNÉE DES FATIGUES. (2021).

https://www.france-assos-sante.org/communique_presse/la-journee-des-fatigues-lancement-de-la-1ere-edition-dimanche-21-novembre/#:~:text=Chaque%20ann%C3%A9e%2C%20le%2021%20novembre,%2C%20chercheurs%2C%20m%C3%A9decins%2C%20etc

(179) JULLIEN, F. (2014). *De l'intime : Loin du bruyant amour* (Coll. Biblio essais, p. 26). Le livre de poche. Editeur d'origine Grasset.

– K –

(180) KAFKA, F. (2011). *Lettres à Max Brod.* Rivages.

(181) KAFKA, F. (2021). *Journal : Édition intégrale, douze cahiers (1909-1923).* Folio.

(182) KANT (1785). *Fondements métaphysiques des mœurs.* Le livre de poche.

(183) KARINTHY, F. (1936). *Voyage autour de mon crâne.* Denoël.

(184) KLEIN, E. (2020). *Le goût du vrai.* Gallimard.

– L –

(185) LACAN, J. (2006). *Le séminaire, d'un Autre à l'autre.* Seuil.

(186) LAMBOY, B., FRATTINI, M.-O., GUÉVEL, M.-R., MANSOUR, Z., SOUDIER, B., VILLEVAL, M., & ARWIDSON, P. (2021). Santé des populations : conjuguer données scientifiques et savoirs issus de l'expérience. *Santé en actions, Santé des populations : conjuguer données scientifiques et savoirs issus de l'expérience*, n° 456, pp. 4-5.

(187) LAMBOY, B., SHANKLAND, R., & WILLIAMSON, M.-O. (2021). *Les compétences psychosociales.* De Boeck Supérieur.

(188) LA PAIR AIDANCE. (2016). Ministère du logement et de l'habitat durable.

https://www.gouvernement.fr/sites/default/files/contenu/piece-jointe/2016/09/note_pair_aidance.pdf

(189) LEBRUMENT, N. (2012). Les qualités essentielles du chercheur qualitatif. *Recherches qualitatives*, Hors-Série, n° 12, pp. 55-70.
http://www.recherche-qualitative.qc.ca/documents/files/revue/hors_serie/hors_serie_v12/hs-12-numero-complet_corr.pdf

(190) LE COADIC, R. (2006). L'autonomie, Illusion ou projet de société ? *Cahiers internationaux de sociologie*, 2006/2, n° 121, pp. 317-340. Presses universitaires de France.

(191) LE CORRE, J. (2024). *L'effet Zeigarnik : quand les tâches inachevées obsèdent notre esprit.* Lepoint.fr.
https://www.lepoint.fr/eureka/l-effet-zeigarnik-quand-les-taches-inachevees-obsedent-notre-esprit-13-06-2024-2562880_4706.php#11

(192) LE COZ, P. (2020). Éthique : pourquoi respecter l'autonomie du patient ? *Cancer(s) et psy(s)*, n° 5, pp. 147-158. Érès.

(193) LEGENDRE, C. (2019). La douleur chronique corps et esprit à l'épreuve. *Actes du colloque « Santé mentale et maladies chroniques »*, pp. 3-7. France Assos Santé.
https://www.france-assos-sante.org/publication_document/sante-mentale-et-maladie-chroniques-actes-de-la-journee-organisee-par-france-assos-sante-le-7-mars-2019/

(194) LEGROS, C. (2020, 25 septembre). *La démocratie en santé, victime oubliée du Covid-19*. Lemonde.fr.
https://www.lemonde.fr/idees/article/2020/09/25/la-democratie-en-sante-victime-oubliee-du-covid-19_6053545_3232.html

(195) LEIRIS, M. (1939). *L'âge d'homme* (Coll. Folio). Gallimard.

(196) LE MONDE. (2020, 25 avril). L'OMS met en garde contre les « passeports immunitaires », faute de données suffisantes sur les risques de réinfection. Lemonde.fr.
https://www.lemonde.fr/planete/article/2020/04/25/l-oms-met-en-garde-contre-les-passeports-immunitaires-faute-de-donnees-suffisantes-sur-les-risques-de-reinfection_6037775_3244.html

(197) LE MONDE. (2021, 23 novembre). *Le Covid long est-il vraiment une maladie imaginaire ?* Lemonde.fr.
https://www.lemonde.fr/planete/article/2021/11/23/le-covid-long-est-il-vraiment-une-maladie-imaginaire_6103320_3244.html

(198) LEPASTIER, S. (Sous la direction de). (2013). *L'Incommunication* (Revue les Essentiels d'Hermès, pp. 28,165). CNRS.

(199) LES PETITS FRÈRES DES PAUVRES.
https://www.petitsfreresdespauvres.fr/

(200) LEVINAS, E. (1994, février). Une éthique de la souffrance. *Souffrances, corps et âmes, épreuves partagées* (Série mutations, n° 142, pp. 127-137). Autrement.
https://doi.org/10.3917/eres.legar.2021.01.0053

(201) LOI N° 2002-303 du 4 mars 2002 relative aux droits des malades et à la qualité du système de santé.
https://www.legifrance.gouv.fr

(202) LOI du 11 février 2005 pour l'égalité des droits et des chances.
https://handicap.gouv.fr/la-loi-du-11-fevrier-2005-pour-legalite-des-droits-et-des-chances

(203) LOI HPST du 16 juillet 2009.
https://www.legifrance.gouv.fr/loda/id/JORFTEXT000020879475

(204) LOI du 26 janvier 2016 de modernisation de notre système de santé.
https://www.legifrance.gouv.fr/loda/id/JORFTEXT000031912641

(205) LOWENSTEIN, F. (13 avril 2020). Opinion. *We Need to Talk About What Coronavirus Recoveries Look Like.* Nytimes.com.
https://www.nytimes.com/2020/04/13/opinion/coronavirus-recovery.html

– M –

(206) MARIN, C. (2014). *La maladie, catastrophe intime* (pp. 37-59,60-75,76). Presses universitaires de France.

(207) MARIN, C. (2022). *Hors de moi*. Allia.

(208) MARTY, P. (1990). *La psychosomatique de l'adulte* (Réédité par les Presses Universitaires de France/Humensis en 2021 pour la 8ème édition.

(209) MATTA, J., WIERNIK, E., ROBINEAU, O. et al. (2021, novembre). Association of Self-reported COVID-19 Infection and SARS-CoV-2 Serology Test Results With Persistent Physical Symptoms Among French Adults During the COVID-19 Pandemic. *JAMA Internal Medicine.*
https://jamanetwork.com/journals/jamainternalmedicine/fullarticle/2785832

(210) MÉLIHAN-CHEININ, P. (Dossier coordonné par). (2023, mars). « Démocratie participative en santé ». *Revue du Haut conseil de*

la santé publique, ADSP, n° 121. RUSCH E., AUBRY J.-D., DENIS F., *Participation et démocratie en santé : cadre, concepts et enjeux*, pp. 19-35.
https://www.hcsp.fr/explore.cgi/Adsp?clef=1182

(211) MEMMI, A. (1979). *La dépendance* (Coll. Folio essais). Gallimard.

(212) MESURE, S. (2017). Dignité et société. Approche sociologique et critique. *Raisons politiques*, 2017/2, n° 66, pp. 211-224. Presses de Sciences Po.
https://doi.org/10.3917/rai.066.0211

(213) MINISTÈRES (COMMUNICATION).

– MINISTÈRE DE LA SANTÉ, DE LA JEUNESSE, DES SPORTS ET DE LA VIE ASSOCIATIVE. (2007, avril). *Plan 2007-2011 pour l'amélioration de la qualité de vie des personnes atteintes de maladies chroniques – 15 mesures.* Sante.gouv.fr.
https://sante.gouv.fr/IMG/pdf/plan2007_2011.pdf

– MINISTÈRE DE L'ÉDUCATION NATIONALE, DE L'ENSEIGNEMENT SUPÉRIEUR ET DE LA RECHERCHE. (2014). *Pour une justice en milieu scolaire préventive et restaurative dans les collèges et lycées* (Guide second degré).
https://www.declic-cnveducation.org/assets/userfiles/19/guide_justice_scolaire.pdf

(214) MON PARCOURS HANDICAP. (modifié 2024, 5 novembre). *Quelles solutions de répit pour les aidants ? | Mon Parcours Handicap.* Monparcourshandicap.gouv.fr.
https://www.monparcourshandicap.gouv.fr/aidant/les-solutions-de-repit-pour-les-aidants

(215) MOUKHEIBER, A. (2020). *Votre cerveau vous joue des tours.* Allary.

(216) MOUKHEIBER, A. (2025, mars). *La santé mentale, c'est pas que dans la tête ?* Lecrayonmedia.
https://www.instagram.com/share/reel/_dhZnEW6s

(217) MUNERO, L., CAMBON, L., & ALLA, F. (2013). Le courtage en connaissances, définition et mise en œuvre : Une revue de la littérature. *Santé Publique*, *25*(5), pp. 587-597.
https://doi.org/10.3917/spub.135.0587

– N –

(218) NATHAN, T. (2001). *L'influence qui guérit.* Odile Jacob.

(219) NATIONS UNIS. (2006, 13 décembre). *Convention relative aux droits des personnes handicapées.* Ohchr.org. https://www.ohchr.org/fr/instruments-mechanisms/instruments/convention-rights-persons-disabilities

(220) NICHTER, M. (1991). Ethnomedecine, Diverse trends, Common linkages, Commentary. *Medical Anthropology, 13*, pp.137-171.

(221) NUROCK, V. (2010). *Carol Gilligan et l'éthique du care* (Débats philosophiques). Presses universitaires de France.

– O –

(222) OMS, Organisation Mondiale de la Santé. (1952). Comité d'experts de l'administration de la santé publique : premier rapport [d'une réunion tenue à Genève du 3 au 7 décembre 1951]. *Organisation mondiale de la Santé* (Série de rapports techniques, n° 55).

(223) OMS. (2021, 29 janvier) *Chronologie de l'action de l'OMS face à la COVID-19* (Déclaration). Who.int/fr. https://www.who.int/fr/news/item/29-06-2020-covidtimeline

(224) OMS. (2022, 9 août). *Une vie changée par la COVID longue– l'histoire de Susan* (Communiqué de presse). Who.int/europe/fr. https://www.who.int/europe/fr/news/item/09-08-2022-a-life-altered-by-long-covid---susan-s-experience

(225) OMS, (2020, 09 décembre). *L'OMS lève le voile sur les principales causes de mortalité et d'incapacité dans le monde : 2000-2019.* Who.int/fr. https://www.who.int/fr/news/item/09-12-2020-who-reveals-leading-causes-of-death-and-disability-worldwide-2000-2019

(226) OSTROM, E. (Révision scientifique de Baeschle, L.). (2010). *Gouvernance des biens communs : Pour une nouvelle approche des ressources naturelles.* De Boeck Supérieur.

– P –

(227) PAGES, M., & LEFEBVRE, M. (2006). Éducateurs et soignants : le risque d'un désengagement. *Empan, «* Management et idéologie managériale », *1,* n° 61, pp. 92-96. https://doi.org/10.3917/empa.061.96

(228) PARLEBAS, P. (1986). *Éléments de sociologie du sport*. Presses universitaires de France.

(229) PERRINEAU, P., & ROUBAN, L. (Sous la direction de). (2017). *La démocratie de l'entre-soi.* Chapitre 7 – L'expérience démocratique au prisme de l'intime (De Muxel A.), (Coll. Académique, pp. 103 à 118). Presses de Sciences Po.

(230) PICHOT, A. (1995). De la natura medicatrix à l'organisme en panne, *La Recherche*, n° 281, pp. 12-15. Société d'éditions scientifiques.

(231) POLIQUIN, H. (2015). Analyse critique et dimensionnelle du concept de santéisation. *Aporia*, *7*(1), pp. 17-29.
https://www.researchgate.net/publication/282301099_Analyse_critique_et_dimensionnelle_du_concept_de_santeisation

(232) PROMOSANTE IDF. (2020, août). Les savoirs des personnes concernées (Entretien avec Olivia Gross et illustration par Promosanté IDF).
https://www.promosante-idf.fr/

– Q –

(233) QUENEAU, P., & OSTERMANN, G. (1994). Comment aborder le malade souffrant ? *Le médecin, le patient et sa douleur* (Chap. 6, pp. 45-49). Masson.

– R –

(234) RAINER MARIA, RILKE. (1903). *Le livre de la pauvreté et de la mort*. Actes Sud.

(235) RAMEIX, S. (1996). *Fondements philosophiques de l'éthique médicale*. Ellipses.

(236) RAMEIX, S. (2021). Intervention à l'Espace éthique Île-de-France.

(237) REACH, G., & JAURY P. (2024). Rapport 24-08, Patients partenaires. *Bulletin de l'Académie National de Médecine*, pp. 1-10.
https://doi.org/10.1016/j.banm.2024.06.002

(238) RESEAU LCD.
https://www.reseau-lcd.org/

(239) REY, R. (1993). *Histoire de la douleur*. La Découverte.

(240) RICŒUR, P. (1985). *Temps et récit III*. Seuil.

(241) RICŒUR P. (1994). La souffrance n'est pas la douleur. *Souffrances, corps et âmes, épreuves partagées* (Série mutations, n° 142, pp. 58-69). Autrement.

(242) RICŒUR, P. (1994). *Soi-même comme un autre* (Série mutations, n° 142). Autrement.

(243) ROBERT, C. (2019). Fibromyalgie et dépression : une fatalité ? *Actes du colloque « Santé mentale et maladies chroniques »*, pp. 3-7. France Assos Santé. https://www.france-assos-sante.org/publication_document/sante-mentale-et-maladie-chroniques-actes-de-la-journee-organisee-par-france-assos-sante-le-7-mars-2019/

(244) ROBERT-OUVRAY, S. B. (2010). *Intégration motrice et développement psychique. Une théorie de la psychomotr*icité. Desclée De Brouwer.

(245) ROGERET, C. (2020, 29 février). *Maladie rare : Quand l'errance diagnostique isole et déchire.* Informations.handicap.fr. https://informations.handicap.fr/a-maladie-rare-errance-diagnostique-12662.php

(246) ROUSTANG, F. (2001). *La fin de la plainte*. Odile Jacob.

(247) RUSHORFTH, A., LADDS, E., WEIRINGA, S., TAYLOR, S., HUSAIN, L., & GREENHALGH, T. (2021). Long Covid The illness narratives. *Social Science & Medicine*, *286*, 114326. https://doi.org/10.1016/j.socscimed.2021.114326

– S –

(248) SACK, B. (2020, 25 août). *COVID Is Making Younger, Healthy People Debilitatingly Sick For Months. Now They're Fighting For Recognition.* Buzzfeednews.com https://www.buzzfeednews.com/article/briannasacks/covid-long-haulers-who-coronavirus

(249) SACKS, O. (1986). *La migraine*. Seuil.

(250) SANSON, R. P. (1933). *La souffrance et nous.* Flammarion.

(251) SARAVANE, D. (2019). Les comorbidités somatiques et la santé mentale, utopie ou réalité ? *Actes du colloque « Santé mentale et maladies chroniques »*, pp. 15-16. France Assos Santé.

(252) SAUNDERS, C., & BAINES, M. (1983). *La vie aidant la mort, thérapeutiques antalgiques et soins palliatifs en phase terminale.* Arnette.

(253) SCHAERER, R. (2014). Le « principe d'autonomie », ses ambiguïtés et ses illusions. *Jusqu'à la mort accompagner la vie*, 2014/1, n° 116, pp. 37-45. Presses universitaires de Grenoble.

(254) SCHMIDER, C. (2023, 28 mars). La communication NonViolente et les Systèmes et Cercles restauratifs. *L'impasse de la punition à l'école* (Sous la direction de Debardieux E., pp. 185-225). Armand Colin.
https://doi.org/10.3917/arco.debar.2022.01.0185

(255) SEBIRE, C. (2019). Douleurs chroniques et ETP. *Actes du colloque « Santé mentale et maladies chroniques »*, pp. 27-30. France Assos Santé.
https://www.france-assos-sante.org/publication_document/sante-mentale-et-maladie-chroniques-actes-de-la-journee-organisee-par-france-assos-sante-le-7-mars-2019/

(256) SEN, A. (2003). *Un nouveau modèle économique, Développement, Justice, Liberté*. Odile Jacob.

(257) SERRIE, A. (2015). La prise en charge de la douleur chronique : un problème de société. *Bulletin de l'Académie* de *médecine*, *199*, Issues 4-5, pp. 555-565.

(258) SICARD, D. (1989). Corps et image du corps. *L'hôpital à vif* (Série Mutations, n° 109, pp. 210-215). Autrement.

(259) SIMMEL, G. (Traduction de Muller, S.). (1995). *Le conflit* (pp. 8-9). Circé.

(260) SIMPSON, S. H. (2015). L'intégration des nouvelles données probantes dans la pratique et la nécessité de l'application des connaissances. *The Canadian Journal of Hospital Pharmacy.*
https://pmc.ncbi.nlm.nih.gov/articles/PMC4414070/

(261) SINDING, C. (1995). Un modèle en morceaux. *La Recherche*, n° 281, pp. 4-7. Société d'Editions scientifiques.

(262) SOCIETE FRANCAISE D'EVALUATION. (2013). *Outil d'évaluation des parcours de santé*. Groupe évaluation en santé de la Société Française d'Évaluation.
https://www.sfe-asso.fr/?s=outil+d%27%C3%A9valuation+des+parcours+de+sant%C3%A9

(263) SOLJENITSINE, A. (1956). *Le pavillon des cancéreux*. Robert Laffont.

(264) SONTAG, S. (2021). *La maladie comme métaphore*. C. Bourgeois.

(265) SPIRE, A. (2000). Entretien avec Miguel Benasayag. *Éthique de la souffrance* (pp. 151-157). Ellipses.

– T –

(266) TCHUNG-MING, M., & VERDIER, E. (2021, février). *Violence et justice restaurative à l'école*. Dunod.

(267) TIGA. (2020). *Le projet TIGA*. https://www.france-assos-sante.org/2020/09/01/projet-tiga-lutter-contre-la-douleur/

(268) TISSERON, S. (2024). *L'empathie*. Que sais-je ?

(269) TOURETTE-TURGIS, C. (2013). L'université des patients : une reconnaissance institutionnelle des savoirs des malades. *Le sujet dans la cité*, 2013/2, n° 4, pp. 173-185. L'Harmattan.

(270) TOURETTE-TURGIS, C. (2018). Se rétablir, se mettre en rémission, se reconstruire : Le rétablissement comme impensé dans le parcours de soins en cancérologie. *Le sujet dans la cité*, *8*(2), pp. 223-238. https://doi.org/10.3917/lsdlc.008.0223

(271) TOURETTE-TURGIS, C. (2024, avril 11). Webinaire #8 – Un bilan de compétences sensible aux épreuves de santé :de quoi parle-t-on ? Université des Patients. https://universitedespatients-sorbonne.fr/webinaire-8-un-bilan-de-competences-sensible-aux-epreuves-de-sante-de-quoi-parle-t-on/

(272) TOURETTE-TURGIS, C., SALMON, D., OUSTRIC, P., HÉLIE, F., & DAMAMME, M. (2021, juillet). Expérience patient, autorité épistémique et enjeux sanitaires : l'exemple du Covid long. *Soins*, *66*(857), pp. 48-51. https://www.apresj20.fr/_files/ugd/9a4913_9a93a36b97bb41f497d1d475fc36d338.pdf?index=true

(273) TOURETTE-TURGIS, C., SALMON, D., OUSTRIC, P., HÉLIE, F., & DAMAMME, M. Reconnaître l'expertise des malades du Covid long. *Gestions hospitalières*. https://gestions-hospitalieres.fr/reconnaitre-lexpertise-des-malades-du-covid-long/

(274) TOURNIER, M. (1977). *Le vent Paraclet* (Coll. Folio). Gallimard.

(275) TROCQUENET-LOPEZ, F. (2020, février). La démocratie ou le régime politique de l'incertitude. *Revue française d'éthique appliquée*,*10*(2), pp. 113-120. Érès.

(276) TROUILLOUD, D., & SARRAZIN, P. (2003). Les connaissances actuelles sur l'effet Pygmalion : Processus, poids et modulateurs. *Revue Française de Pédagogie*, *145*, pp. 89-119.
https://hal.science/hal-00388839/document
(277) TURCOT, L. (2019). *Hans Selye, le père du concept de stress, Les avant-gardistes – S01E04.* Savoir média
https://youtube.com/watch?v=msAeQ-mr-2c&feature=shared

– U –

(278) UNAFAM, Union nationale de familles et amis de personnes malades et/ou handicapées psychiques.
https://www.unafam.org/
(279) UNICEF. (s.d.). *Convention on the Rights of the Child. For every child, every right*. Unicef.org.
https://www.unicef.org/child-rights-convention
(280) UNIVERSITÉ DE GENÈVE. (2007, 20 avril). Le cerveau sous le coup de l'émotion. *Le magazine scientifique de l'UNIGE*, Campus n° 129.
https://www.unige.ch/campus/numeros/129/dossier5/
(281) UNSED.
https://unsed.org/

– V –

(282) VANNOTTI, M. (2002). L 'empathie dans la relation médecin – patient. *Cahiers critiques de thérapie familiale et de pratiques de réseaux*, 2, n° 29, pp. 213-237.
https://doi.org/10.3917/ctf.029.0213
(283) VIE PUBLIQUE. (2023, 22 mars). *Psychotropes : Hausse préoccupante de la consommation chez les enfants.* Vie-publique.fr.
https://www.vie-publique.fr/en-bref/288736-psychotropes-hausse-preoccupante-de-la-consommation-chez-les-enfants
(284) VON STADEN, H. (1995). Don des Dieux ou responsabilité des hommes ? *La recherche* (n° 281, pp. 10-11). Société d'Editions Scientifiques.

– W –

(285) WRESINSKI, J. (2005). Culture et grande pauvreté. *Revue d'éthique et de théologie morale* (2005/3, n° 235, pp. 9-26). Cerf.

– Z –

(286) ZIAUDDEEN, N., PANTELIC, M., O'HARA, M. E., HASTIE, C., & ALAWAN, N. A. (2023). Impact of long COVID-19 on work : A co-produced survey (402-S98). *The Lancet*.
DOI : 10.1016/S0140-6736(23)02157-8

(287) ZIELINSKI, A. (2010, décembre). *L'éthique du care. Une nouvelle façon de prendre soin* (Coll. Études, n° 4136, pp. 631-641). Essai.

(288) ZORN, F. (1982). *Mars*. Folio.

Structures éditoriales du groupe L'Harmattan

L'Harmattan Italie
Via degli Artisti, 15
10124 Torino
harmattan.italia@gmail.com

L'Harmattan Hongrie
Kossuth l. u. 14-16.
1053 Budapest
harmattan@harmattan.hu

L'Harmattan Sénégal
10 VDN SICAP AMITIE 3
BP 45034 Dakar-Fann
direction@senharmattan.com

L'Harmattan Cameroun
Tsinga/Derrière polyclinique FECAFOOT
BP 11486 Yaoundé
Jacques.koukam@harmattan.fr

L'Harmattan Burkina Faso
Villa 281, secteur 23 623, rue 14.32
Ouagadougou
zagbie@outlook.fr

L'Harmattan Guinée
Almamya, rue KA 028 OKB Agency
BP 3470 Conakry
harmattanguinee@yahoo.fr

L'Harmattan RDC
185, avenue Nyangwe
Commune de Lingwala – Kinshasa
matangilamusadila@yahoo.fr

L'Harmattan Congo
219, avenue Nelson Mandela
BP 2874 Brazzaville
deunovmikhael@gmail.com

L'Harmattan Mali
Immeuble Mgr Jean Marie Cissé
Aci Hamadallaye
BP 145 Bamako
syllaka@yahoo.fr

L'Harmattan Togo
Djidjole – Maison Amela
face EPP BATOME
02 BP 20680 Lomé
didieramela11@gmail.com

L'Harmattan Côte d'Ivoire
Résidence Karl – Cité des Arts
Abidjan-Cocody
03 BP 1588 Abidjan
harmattan.ivoire@gmail.com

L'Harmattan Bénin
Rue 604, (Immeuble à l'entrée
de la rue UCAO- Cite de Saint-Jean)
Cotonou
stepcorpus@gmail.com

Nos librairies en France

Librairie internationale
16, rue des Écoles
75005 Paris
librairie.internationale@harmattan.fr
01 40 46 79 11
www.librairieharmattan.com

Librairie des savoirs
21, rue des Écoles
75005 Paris
librairie.sh@harmattan.fr
01 46 34 13 71
www.librairieharmattansh.com

www.ingramcontent.com/pod-product-compliance
Lightning Source LLC
LaVergne TN
LVHW011139061026
849535LV00003B/535

* 9 7 8 2 3 3 6 5 5 1 6 6 1 *